高等职业教育安全类专业系列教材

职业卫生与健康

主　编　王会琼　张丽珍
副主编　幸文宬　吴江杰　蒋明府
参　编　张倬熙　鲁子冬　刘水仙　孙华富

西南交通大学出版社
·成　都·

图书在版编目（CIP）数据

职业卫生与健康 / 王会琼，张丽珍主编. -- 成都：西南交通大学出版社，2024.10. -- ISBN 978-7-5774-0116-4

Ⅰ. R13

中国国家版本馆 CIP 数据核字第 2024RT4176 号

高等职业教育安全类专业系列教材

Zhiye Weisheng yu Jiankang
职业卫生与健康

主　编 / 王会琼　张丽珍	策划编辑 / 吴　迪　黄庆斌　郑丽娟　韩　林　周　杨
	责任编辑 / 周媛媛
	责任校对 / 张地木
	封面设计 / 吴　兵

西南交通大学出版社出版发行
（四川省成都市金牛区二环路北一段 111 号西南交通大学创新大厦 21 楼　610031）
营销部电话：028-87600564　　028-87600533
网址：http://www.xnjdcbs.com
印刷：四川森林印务有限责任公司

成品尺寸　185 mm × 260 mm
印张　14　　字数　317 千
版次　2024 年 10 月第 1 版　　印次　2024 年 10 月第 1 次

书号　ISBN 978-7-5774-0116-4
定价　40.00 元

课件咨询电话：028-81435775
图书如有印装质量问题　本社负责退换
版权所有　盗版必究　举报电话：028-87600562

前言 PREFACE

习近平总书记在二十大报告中指出"推进健康中国建设。人民健康是民族昌盛和国家强盛的重要标志。把保障人民健康放在优先发展的战略位置"。2022 年国家卫生健康委在全国首次开展重点人群职业健康素养监测，监测发现部分地区、行业的劳动者职业健康素养水平较低，缺乏职业健康知识和防护技能。本书在总结前辈编写的教材基础上，结合多年的教学和生产实践经验，以增强劳动者的健康防护意识和技能为核心，重点讲解各类职业危害因素，突出职业危害的防护方法和技能，以期在未来的生产中筑牢健康的屏障。

《职业卫生与健康》共七个模块，主要内容包括：职业卫生与健康综述、粉尘的危害与防护、高温与中暑的危害与防护、噪声的危害与防护、化学毒物的危害与防护、个体防护和职业心理健康。通过七个模块的学习，学生能够初步掌握各类职业危害因素及其防护方法，提高学生在生产作业中的安全和健康意识。

全书由王会琼、张丽珍任主编，幸文成、吴江杰、蒋明府任副主编，张倬熙、鲁子冬、刘水仙、孙华富参编。模块一由重庆安全技术职业学院张丽珍老师编写；模块二由云南能源职业技术学院王会琼老师编写；模块三由云南能源职业技术学院幸文成老师编写；模块四由云南能源职业技术学院鲁子冬老师编写；模块五由云南能源职业技术学院张倬熙老师编写；模块六由云南能源职业技术学院蒋明府老师编写；模块七和附录由云南能源职业技术学院吴江杰、刘水仙老师编写和整理。云南省煤炭产业集团有限公司孙华富工程师从企业行业角度对教材实践部分进行梳理。

本书主要作为高职高专类院校及中等专业学校安全技术与管理专业的教学用书，建议讲授学时为 72 学时。本书也可作为安全生产技术人员、管理人员的参考用书。

本书的编审、出版，得到多个单位和专家的支持和帮助，以及西南交通大学出版社的大力支持。同时，本书还参考和引用了专家学者的专著、教材和论文等文献，在此表示衷心的感谢！

由于作者水平有限，书中难免存在不足之处，敬请读者批评指正。

编 者

2024 年 6 月

目录 CONTENTS

模块 1　职业卫生与健康综述 ······ 001
- 任务 1　职业卫生与健康概述 ······ 001
- 任务 2　职业病与职业病危害因素 ······ 012
- 任务 3　职业卫生与健康管理 ······ 026

模块 2　粉尘的危害与防护 ······ 041
- 任务 1　生产性粉尘的来源与分类 ······ 041
- 任务 2　生产性粉尘的防护 ······ 051
- 任务 3　尘肺病 ······ 056

模块 3　高温与中暑的危害与防护 ······ 064
- 任务 1　认识高温作业 ······ 064
- 任务 2　高温作业的防护措施 ······ 070

模块 4　噪声的危害与防护 ······ 080
- 任务 1　噪声的危害 ······ 080
- 任务 2　噪声的防护 ······ 087

模块 5　化学毒物的危害与防护 ······ 109
- 任务 1　化学毒物的危害 ······ 109
- 任务 2　化学毒物的防护 ······ 115

模块 6　个体防护 ······ 126
- 任务 1　劳动防护用品类型 ······ 126
- 任务 2　劳动防护用品的选择 ······ 144

模块 7　职业心理健康 ······ 159
- 任务 1　职业心理健康概述 ······ 159
- 任务 2　职业心理健康管理 ······ 164

附录 1 中华人民共和国职业病防治法 …………………………… 173
附录 2 职业病诊断与鉴定管理办法 …………………………… 187
附录 3 职业病分类和目录 …………………………… 196
附录 4 职业病危害因素分类目录 …………………………… 201

参考文献 …………………………… 217

模块 1　职业卫生与健康综述

我国是世界上劳动人口最多的国家，加强职业卫生与健康管理，全面开展职业健康保护行动，对于有效预防和控制职业病危害，提高劳动者健康水平至关重要。近年来，我国职业病防治工作取得明显成效，但还需要采取一系列务实举措，维护全体劳动者身体健康、促进经济社会持续健康发展。

知识目标

1. 了解职业卫生的发展历史及其范围。
2. 掌握职业卫生相关术语及典型职业病症状。
3. 掌握职业病预防和控制措施。
4. 掌握工作场所职业病危害因素控制措施。

能力目标

1. 能够根据症状初步识别典型职业病。
2. 能够根据职业卫生工作的三级预防原则进行企业职业病预防与控制。
3. 具备工作场所职业病危害因素管理的能力。
4. 具备作业人员健康管理的能力。

素质目标

1. 坚定为我国职业卫生事业服务的理想信念。
2. 培养保障员工身体健康的职业责任感。

任务 1　职业卫生与健康概述

职业健康是健康中国建设的重要基础和组成部分，事关广大劳动者的健康福祉、经济发展和社会稳定大局。党中央、国务院高度重视职业健康工作。《国家职业病防治规划（2021—2025 年）》实施以来，各地区、各有关部门和单位认真贯彻落实习近平总书记关于职业病防治工作的重要指示精神，贯彻落实党中央、国务院关于职业健康工作的一系列决策部署，深入实施健康中国行动，大力推进尘肺病防治攻坚行动。源头治理力度进一步加大，防治服务能力显著增强，职业病及危害因素监测范围逐步扩大，救治救助和工伤保险保障水平不断提高，职业病防治法规标准体系不断完善，劳动者的职业健康权益得到进一步保障。

截至 2022 年年底，我国 16～59 岁劳动年龄人口为 8.8 亿，我国是世界上劳动人口最多的国家，我国的劳动人口占 14.2 亿总人口的 62%。[①]多数劳动者的职业生涯超过其生命周期的二分之一。所以职业健康不仅关系到劳动者的身体健康和家庭福祉，同时也关系着我国人口高质量发展的水平，做好职业病防治工作意义重大。国家卫生健康委认真贯彻落实习近平总书记关于职业病防治工作的重要指示精神，以及党中央、国务院关于职业病防治工作的重大决策部署。党的十八大以来，在有关部门和单位、地方各级人民政府的密切配合和共同努力下，我国不断完善职业病防治法律法规、标准体系和监管体制机制，推动职业病危害专项治理，提升技术服务和支撑保障能力，加强职业病及危害因素风险监测，全面开展职业健康保护行动。职业病防治工作近十年来取得了显著成效。一个明显标志是全国报告的新发职业病病例数从 2013 年的 26 393 例下降到 2022 年的 11 108 例，降幅达到 58%。总的来看，这十年来我国职业病防治工作取得了显著成效。当然我们也清醒地认识到，我国仍然处于城镇化和工业化快速发展阶段，仍有许多中小微型企业特别是小微型企业对职业病管理不到位，工作场所职业病危害还存在超标现象普遍的问题，如接触职业病危害劳动者防护措施不到位，职业健康检查的比例还比较低，导致报告职业病病例数据不能如实反映我国职业病发病真实现状，也就是说现在报告中职业病率大幅下降的数据虽然标志着我国职业病防治取得重要成效，但这个数字也不能完全反映我国当前职业病防治的工作现状，我国职业病防治形势依然比较严峻。

子任务 1　职业卫生的发展历程与现状

技能点 1　职业病防治工作发展历程

职业病严重危害劳动者健康，职业病防治工作事关我国经济可持续发展和社会和谐稳定，事关健康中国战略和全面建成小康社会宏伟目标的顺利实现。新中国成立 70 多年，我国职业病防治工作也走过 70 多年的发展历程，取得了辉煌的成就。伴随我国社会经济的快速发展，特别是改革开放以来，全球化、工业化、城市化，以及技术进步带来了经济转型发展，使新技术、新材料、新工艺得到广泛应用，新的职业、新的工作方式相继产生，同时也存在劳动力老龄化等问题，这些情况均对职业病防治工作提出了新的问题和挑战。

1. 职业病防治法治化建设日趋完善

我国职业病防治的法治化建设工作起步于新中国成立后，历经 70 余年建设，经过萌芽期（1921—1949 年）、初建期（1949—1966 年）、坚守期（1966—1980 年）、发展期（1980—2002 年）和完善期（2002 年至今）五个阶段，中国特色社会主义职业病防

---

① 该数据来源于全国第 7 次人口普查结果。

治法律体系逐步形成并日渐完善。

1921年，中国共产党第一次全国代表大会通过《中国共产党第一个决议》，提出要建立产业工会，维护劳动健康。1922年8月16日，中国劳动组合书记部拟定了劳动立法四项原则和《劳动法大纲》，其要求工厂合理规定工时、工资及劳动保护，是我国最早与劳动者健康安全相关的法规。1931年，中华苏维埃临时中央政府发布实施了《中华苏维埃共和国劳动法》，规定"工作条件与工作过程特别危害工人身体健康的工厂，需供给工人特别保护衣服和其它保护物"。1942年，陕甘宁边区政府颁布《边区劳动保护条例草案》，规定"各企业各机关必须采取适当设备，以消灭或减少工人危险"。

1949年，中国人民政治协商会议第一届全体会议通过了具有临时宪法性质的《中国人民政治协商会议共同纲领》，明确规定，"保护青工、女工的特殊利益""实行工矿检查制度，以改进工矿的安全和卫生设备"。1954年，新中国第一部《中华人民共和国宪法》明文规定"中华人民共和国公民有劳动的权利。国家通过国民经济有计划的发展，逐步扩大劳动就业，改善劳动条件和工资待遇，以保证公民享受这种权利"。1956年，国家建设委员会和卫生部联合颁布了标准-101-1956《工业企业设计暂行卫生标准》，国务院发布《工厂安全卫生规程》《关于防止厂、矿企业中矽尘危害的决定》，卫生部和劳动部颁布《职业中毒与职业病报告试行办法》。1957年，《职业病范围和职业病患者处理办法的规定》将14种病因明确、危害较大的职业性疾患列为法定职业病。

20世纪60年代，国家经济发展受到影响，职业病防治的法治化进程受阻，但职业病防治工作并未停滞，职业病防治现场控制和科研工作的开展仍在继续，为日后职业病防治立法工作的恢复奠定了基础。1975年，为摸清我国化学致癌物的危害情况，卫生部、冶金部、化工部和中华全国总工会共同组织、开展了对焦炉逸散物、氯甲醚、石棉、联苯胺、苯、砷、氯乙烯、铬等8种化学物质对企业职工危害的流行病学调查，初步明确了8种职业病化学物质与职业肿瘤发病的关系。1978年，卫生部、国家劳动总局、中华全国总工会、原国家医药管理总局三硝基甲苯共同下发《关于开展职业病普查工作的通知》，对铅、苯、汞、有机磷农药和等5种毒物进行了全国性普查。基本摸清了当时全国5种职业中毒地区和行业分布情况，以及5种职业中毒主要集中的工种。1979年，卫生部修订颁布《工业企业设计卫生标准》（TJ 36—79）。

1984年，卫生部下达"七·五"重点科研项目，在全国开展尘肺流行病学调查，这次调查基本摸清了我国尘肺病发病现状。1984年，国务院《关于加强防尘防毒工作的决定》要求"对那些工艺落后、尘毒危害严重、经济效益低，在近期又无力进行技术改造的企业，应当下决心关、停、并、转"。1987年，为保护职工健康，消除粉尘危害，防止发生尘肺病，促进生产发展，国务院制定发布了《中华人民共和国尘肺病防治条例》。20世纪80—90年代，全国职业病防治工作的有力开展助推了地方性规定的出台，河北、湖南、广东、四川等省相继颁布了职业病防治管理规定。

经过十余年的调查研究，《中华人民共和国职业病防治法》终于在2002年5月1日起开始实施，成为劳动者职业健康的保护伞，至今有过四次修正，分别是在2011年、

2016 年、2017 年、2018 年。2017 年，党的十九大报告明确指出实施健康中国战略，职业健康工作处于基础性的地位，其与国家整体战略紧密衔接，为推进健康中国建设发挥重要的支撑作用。2019 年，国务院印发《国务院关于实施健康中国行动的意见》，其第九项主要任务是实施职业健康保护行动。

"健康中国战略之职业健康保护行动"的颁布实施，为做好新时代职业健康工作指明了方向，开拓了思路，创新了方法。在全面建设社会主义现代化国家新征程中，我国职业健康工作将迈向新的、更高的台阶。

2. 国家职业卫生标准体系初步建立

新中国成立后，在引进国外标准（主要以苏联为主）的基础上，开始研制适合我国国情的职业卫生与职业病诊断标准。1956 年，国务院发布《工厂安全卫生规程》《建筑安装工程安全技术规程》及《工人、职员伤亡事故报告规程》（简称"三大规程"），使工业卫生管理工作有章可循。1957 年，卫生部颁布《职业病范围和职业病患者处理办法的规定》。1958 年卫生部、劳动部、中华全国总工会颁布了《矿山防止矽尘危害技术措施暂行办法》《工厂防止矽尘危害技术措施暂行办法》《矽尘作业工人医疗预防措施暂行办法》《产生矽尘的厂矿企业防痨工作暂行办法》。同一时期卫生部、劳动部等部门也发布了一系列部门规章。1987 年，国务院颁布了第一部与职业病防治相关的行政法规《中华人民共和国尘肺病防治条例》。同时，我国还推出了一系列的职业卫生标准。1956 年颁布的《工业企业设计暂行卫生标准》，是我国首次颁布的劳动卫生方面的国家标准。1962 年颁布 GBJ1—62《工业企业设计卫生标准》，并在 1979 年与国家计委、建委、经委、劳动总局共同对该标准进行修订后重新颁布（TJ 36—79《工业企业设计卫生标准》）。1981 年，卫生部成立全国卫生标准技术委员会，下设劳动卫生和职业病诊断标准委员会，加强了职业卫生标准的制修订工作。截至 2000 年年底，我国已制定颁布了 232 项职业卫生标准，273 项职业卫生检测检验标准，80 项职业病诊断标准。这些法规和标准的颁布，极大地促进了职业卫生工作的开展，拓宽了职业卫生的范围，进一步健全了我国职业卫生制度。

3. 建立完善重点职业病监测和报告体系

职业病报告是职业病统计的基础性工作。1956 年 5 月 25 日，国务院全体会议第 29 次会议审议通过《工人职员伤亡事故报告规程》，开始以纸质形式上报汇总数据；1997 年卫生部启用《全国劳动卫生职业病信息管理系统》，采用单机版结合电子邮件形式，实行职业病和农药中毒病例个案报告，建立了国家级和省级的职业病例个案数据库。

2006 年起，卫生部在全国范围内启用了职业病网络直报，通过"中国疾病预防控制信息系统"子系统"健康危害监测信息系统"实现。目前，职业病与职业卫生信息监测系统已覆盖全国 31 个省、自治区、直辖市和新疆生产建设兵团，涉及约 2 000 多个区县，报告的职业病包括《职业病分类和目录》中的 9 大类 121 种职业病。

2009 年，根据《财政部、卫生部关于下达公共卫生专项资金的通知》要求，卫生部监督局组织在中央补助地方公共卫生专项职业病项目的 22 个中西部省（区、市）中设立45个重点职业病监测哨点，开展9种重点职业病的监测工作，包括煤工尘肺、硅肺或硅肺（矽肺）、石棉肺、苯及苯系物中毒、正己烷中毒、铅中毒、镉中毒、锰中毒、汞中毒等。2010、2011、2014年，重点职业病监测哨点分别扩增至72、119和123个。其中，2014年对全国134个县3 600多家企业重点职业病进行了监测，覆盖人群近17万。2015年，随着《重点职业病监测与职业健康风险评估工作方案》的修订实施，重点职业病监测工作覆盖有关地市级行政区所辖的所有县级行政区；监测病种采用"7+3"模式，各辖区监测7种职业病危害因素所致的10种职业病，即煤尘（煤矽尘）、矽尘、石棉、苯、铅、噪声、布鲁氏菌所致的煤工尘肺、矽肺、石棉肺及石棉所致肺癌和间皮瘤、苯中毒及苯所致白血病、铅中毒、噪声聋和布鲁氏菌病，并根据当地实际情况监测3种自选的其他职业病。

按照国务院职业病防治的工作部署，从2019年开始我国加大了职业病及危害因素的监测工作力度。从2019年到2023年，职业病及危害因素的监测工作主要成效如下：一是建立并完善了职业病及危害因素监测体系。监测县区覆盖率达到95%以上，监测行业覆盖了职业病危害严重的绝大多数行业，监测的病种、范围，覆盖了全部职业病危害因素以及上岗前、在岗期间、离岗时，应急健康体检等全部职业健康检查类型。同时实现了工作场所职业病危害因素监测和重点职业病监测两者结果的有机衔接，这样为我国职业病防治政策的制定提供了非常好的工作基础。二是全面掌握了我国重点行业职业病危害现状。2019—2023年，我国共监测用人单位24.7万家，覆盖劳动者4 263万人（次），其中接触职业病危害因素的劳动者1 889万人（次），全面掌握了重点行业企业中煤尘、矽尘、苯、铅、噪声等主要职业病危害因素的浓度（强度）水平，为重点行业开展劳动者的职业健康风险评估奠定了非常好的数据基础。三是基本摸清了尘肺病发病和患病情况。四年来，在全国500个粉尘危害严重或者尘肺病患者比较集中的县区，开展小微型企业监测，主要是指免费职业健康体检，为劳动者免费开展职业健康体检达到52万余人次。结果发现，劳动者的尘肺样的改变率约为1%，在150家医院开展呼吸疾病就诊患者尘肺病筛查当中，总共筛查就诊患者1 063万人，其中拍摄的DR、X光片或CT的患者达到302万人，每年筛查患者中尘肺样的改变率大概为0.6%~0.7%。这样的监测工作积累了大量数据，也促进了尘肺病人的早发现、早诊断、早治疗。同时，这项工作也帮扶了一大批小微企业，通过指导提高了他们职业卫生管理水平。四是基本掌握了新中国成立以来已知职业性尘肺病患者的生存现状、工伤保险和新农合等保障情况。通过开展职业性尘肺病患者随访调查，在本底数据掌握清楚之后，这些数据为我国职业性尘肺病存活患者实行分类保障以及推进尘肺病康复站的建设提供了非常好的参考。五是利用监测数据开展风险评估工作，建立了监测监督的联动机制。

4. 持续开展职业病危害专项调查（普查）

新中国成立后，为掌握不同时期的职业病危害形势，我国相继开展了多次职业病危害专项调查和普查工作。1957—1958年，对全国13个省份的10万余名粉尘作业工人开展了矽肺普查。1979—1981年，在全国范围内开展了铅、苯、汞、有机磷农药和三硝基甲苯（以下简称"五毒"）职业危害普查，共调查 5 万多个厂矿企业，测定 10 万多个作业点、近 20 万个空气样品，对 100 万名接触"五毒"作业的工人进行了健康检查，初步摸清了上述 5 种毒物发病情况和地区、行业分布等情况。1982—1984 年，在全国 17 个行业、456 个企业、近 10 万名接触职业病危害因素的工人中开展了重点职业肿瘤流行病学调查，重点对石棉、联苯胺、无机砷、焦炉逸散物、氯甲醚、铬酸盐、氯乙烯、苯这 8 种主要致癌物进行调查。1987—1990 年，为摸清我国尘肺发病、患病情况及其分布规律，组织开展了全国尘肺流行病学调查。经调查，初步掌握了我国冶金、煤炭、建材等重点行业尘肺病发病和患病情况。为贯彻落实《中华人民共和国职业病防治法》《国家职业病防治规划（2009—2015 年）》，全面了解我国职业病危害现状，2010—2012 年，卫生部、国家安监总局等 9 个部门联合组织开展了全国职业健康状况调查。此次调查共对全国 31 个省份、429 个地市、2 965 个县区的 224 万家工业企业中 30 万家存在职业病危害企业的职业健康基本情况开展了摸底调查，并对 65 个基本职业卫生服务试点县（区）、32 万名劳动者进行了重点调查。2019 年以来，国家卫生健康委按照国务院职业病防治工作推进会的要求，建立完善了国家职业病及危害因素监测和职业病报告体系，监测病种由原来的 10 种职业病扩大到所有的职业病病种。重点职业病监测范围向县（区）延伸，监测病种和范围已逐步扩大至全因素和上岗前、在岗期间、离岗时和应急健康检查等全部职业健康检查类型。国家卫生健康委在 560 个重点县（区）开展中小微企业工作场所职业病危害因素监测，基本掌握了我国重点行业职业病危害现状和接触粉尘、化学毒物、噪声等职业病危害劳动者的健康状况。职业病报告系统覆盖 31 个省、自治区、直辖市和新疆生产建设兵团，涉及约 2000 多个县（区）。上述全国性调查（普查）工作，为准确评估不同时期我国的职业病危害情况，制定预防控制职业病危害法律法规标准提供了有力的科学依据。

5. 职业卫生监管体系调整建设

我国的职业卫生监管体系经过了几次重大调整，职业病防治监管责任更加落实到位。1998 年前工作场所职业卫生监管工作分别由劳动部门和卫生部门负责，2003 年机构改革将卫生部承担的作业场所职业卫生监督检查职能移交至原国家安全生产监督管理局。国家安全生产监督管理总局担负起职业卫生监督管理职能后，先后颁发了《作业场所职业卫生管理规定（现已废止）》《建设项目职业病防护设施"三同时"监督管理办法》等上百个职业卫生相关管理法规，同时加强了监管力度，例如国家安全生产监督管理总局职业安全健康监督管理司 2008 年监督检查用人单位 11.5 万家，2014 年组织开展职业卫生监督执法年活动，共监督检查企业 25.8 万家；2016 年各级安全生产监管部门共监督检查用人单位 39.5 万家，下达执法文书 28.4 万份，并开展了建设项目职业病防护设施"三同时"制度情况专项检查，发现问题 358 项，监督检查力度呈逐年加强态势。

2018 年 3 月新一轮的机构改革将职业安全健康监督管理职责划归国家卫生健康委员会，组建了职业健康司，主要负责职业卫生相关政策、标准制定，职业健康监督工作由综合监督局及各级卫生监督所负责,我国职业卫生监管工作进入新的历史时期，出台的职业卫生管理新规有《关于启用新版"职业病危害项目申报系统"的通知》(国家卫生健康委职业健康司公告,2019年8月16日)、《工作场所职业卫生管理规定》(国家卫健委令〔2021〕第5号)、《建设项目职业病危害风险分类管理目录(2021年版)》(国卫办职健发〔2021〕5号)。

技能点 2　职业卫生发展现状

2019年是国际劳工组织(International Labor Organization,ILO)成立100周年。ILO未来工作全球委员会发表了系列战略报告,从多角度和多维度探讨未来工作。根据ILO最新公布的数据,全球每天有7 500人死于职业相关疾病和职业事故,其中6 500人死于工作相关疾病,1 000人死于工伤事故;每年有278万人死于工伤事故和工作相关疾病,其中死于工作相关疾病的劳动者240万人;据估计,循环系统疾病(占31.0%)、职业肿瘤(占26.0%)和呼吸系统疾病(占17.0%)共占工作相关死亡总数的近四分之三;工作导致的死亡人数总体上有所增加,从2014年的233万人增加至2017年的278万人。更有研究指出,在死于工伤事故和工作相关疾病的劳动者中,因工作相关疾病死亡者占86.3%,致命性职业事故死亡者仅占13.7%;因工作相关的死亡人数占全球死亡人数的5.0%~7.0%;因工作相关疾病造成的疾病负担占全球疾病负担的2.7%。同时,最新研究数据表明,各类职业危害因素导致疾病负担的相对贡献率正在发生变化。在2016年全球疾病负担调查中测量的18种职业病危害因素中,只有职业接触石棉的比率在1990—2016年期间有所下降,而所有其他职业病危害因素增加了近7.0%;全球约20.0%的腰背痛和25.0%的成年人听力丧失由职业接触导致。上述数据说明,包括化学、物理、生物等传统职业病危害因素在全球范围内仍然大规模流行,想要在全球范围内扭转传统的职业病危害因素接触导致的健康风险不断增加的趋势仍有一段很长的路要走。

中华人民共和国国家统计局《中华人民共和国2018年国民经济和社会发展统计公报》的数据显示,2018年全国就业人口约7.76亿人,其中,农民工2.88亿人;多数劳动者职业生涯超过其生命周期的二分之一。当前,工作场所接触各类危害因素引发的职业健康问题依然严重,前几十年粗放发展积累的职业病问题集中显现,已进入职业病高发期和矛盾凸显期,其直接表现为职业病报告病例数居高不下。据统计,目前约有1 200万家企业存在职业病危害,超过2.00亿劳动者接触各类职业病危害。2010年以来,我国年均报告职业病新发病例2.6万~3.2万例,其中尘肺病新发病例占8成以上。截至2021年年底,全国累计报告职业性尘肺病患者91.5万人,现存活的职业性尘肺病患者大概还有45万人,约占报告职业病病例总数的90.0%。由于职业健康检查覆盖率低和用工制度不完善等原因,实际职业病发病人数远高于报告病例数,每年因职业病死亡的人数已超过因安全事故死亡的人数。随着我国经济转型升级,新的职业、工种和劳动方式不断产生,职业病危害因素更为多样、复杂,传统的职业病危害尚未得到根本控制,社会心理因素和不良工效学因素所致精神疾患和肌肉骨骼损伤等工作相关疾病问题日益突出,职业健康工作面临诸多新问题和新挑战，压力重重。从全球范围而言，工作相关的死亡、伤害和疾病模式正在不断变化。这些变化可能是渐进的，也可能是革命性的，将对劳动者的安全、健康和福祉产生深远影响。未来 20 年，影响职业安全健康的因素如技术进步（如人工智能、机器人、无人驾驶技术、3D 打印、云计算、量子计算机等）、社会人口学特征的变化（如劳动力老龄化）、工作方式的变化（如长工时和弹性工作）和环境因素（如气候变化）等，将驱动劳动力从传统的制造业转向新兴的行业，使劳动者脱离与粉尘、噪声和化学毒物等传统的职业病危害因素接触。与此同时，人机工效学、社会心理因素（如从事远程工作带来的孤独感和网络欺凌等）等，将带来新的职业健康问题，亟待研究并提出对策建议。

随着健康中国战略的全面实施和平安中国建设不断深入，保障劳动者健康面临新的形势和要求：

一是新旧职业病危害日益交织叠加，职业病和工作相关疾病防控难度加大，工作压力、肌肉骨骼疾患等问题凸显，新型冠状病毒感染等传染病给职业健康带来新的挑战。

二是职业健康管理和服务人群、领域不断扩展，劳动者日益增长的职业健康需求与职业健康工作发展不平衡不充分的矛盾突出。

三是职业病防治支撑服务和保障能力亟待加强，职业健康信息化建设滞后，职业健康专业人才缺乏，职业健康监管和服务保障能力不适应高质量发展的新要求。

四是职业健康基础需要进一步夯实，部分地方政府监管责任和用人单位主体责任落实不到位，中小微型企业职业健康管理基础薄弱，一些用人单位工作场所粉尘、化学毒物、噪声等危害因素超标严重，劳动者职业健康权益保障存在薄弱环节。

子任务 2　职业健康促进的实施

职业健康促进是指对职业人群进行综合健康教育，对企事业单位经营管理政策、法规、制度和组织进行卫生干预，改变不利于健康的行为和环境条件，加强职业卫生服务等，达到促进劳动者健康，提高工作质量的目的。作业场所健康促进指从企业管理的政策、法规和组织上鼓励职工积极参与改变不利健康的行为和环境，以及加强卫生服务和采取综合性干预措施，以改善作业条件、增进健康生活方式、控制健康危险因素、降低病伤及缺勤率，从而达到促进职工健康、提高工作生命质量和推动经济持续发展的目的。

当前，职业健康工作面临双重挑战。一方面，职业中毒、尘肺病、噪声聋等传统职业病防控压力巨大，同时不良作业方式、工作紧张等新型职业病危害导致的工作相关疾病问题也日益突出，职业人群健康问题已经引起广泛关注。国内外的健康专家们认识到，保护职业人群健康的关键，不在于治疗有病的员工，而在于治疗"有病"的作业场所。1994 年世界卫生组织《关于人享有职业卫生保健的宣言》要求"保证世界上所有工人，不分年龄、性别、民族、职业、就业形式或劳动场所的规模或位置，都能享有职业卫生服务","确保每个劳动者都能有卫生和安全的劳动场所并享有必要的服务"。

2019年健康中国行动实施以来,全国各地采取多种方式积极推进职业健康保护行动,取得明显成效。但各地工作进展不平衡,部分行业劳动者职业健康知识知晓率较低,职业健康培训和科普宣传等工作亟待进一步加强。2022年国家卫生健康委在全国首次开展重点人群职业健康素养监测,监测发现部分地区、行业的劳动者职业健康素养水平较低,缺乏职业健康知识和防护技能,距离《健康中国行动(2019—2030年)》中"重点行业劳动者对本岗位主要危害及防护知识知晓率≥90%",以及《国家职业病防治规划(2021—2025年)》中"重点人群职业健康知识知晓率≥85%"的规划指标仍有较大差距。

技能点1　职业健康促进的研究对象

伴随着我国工业化、城镇化、老龄化进程加快,职业卫生工作面临新的挑战。一方面新技术、新材料、新工艺的发展导致新的职业病危害因素、作业方式和用工制度不断涌现,带来了新的职业健康问题;另一方面特殊职业人群(如流动工人、高龄劳动者、女工)职业健康问题依然亟待解决。根据职业卫生和职业医学新领域的开拓,以及新时期广大劳动者不断增加的职业健康需求,工作场所健康促进的研究对象由传统的第二产业——工矿企业作业人群逐步扩大到种类更多的职业人群,目前已覆盖行政管理人员、教师、医务人员、军人农民工等多种职业人群。针对不同职业人群的工作性质和特点,探索并制定不同版本、有效可行的个性或综合性的工作场所健康促进干预措施,如改善工作环境、调节员工情绪、加强心理辅导、缓解职业紧张、干预不良工作方式和生活方式、创建工作场所健康促进支持环境等,以达到控制或消除职业危害,预防传染病、慢性病等疾病对人群健康的危害的目的,使劳动者保持精神和身体的最优健康状态并发挥最大潜能,让企业和社会实现可持续健康发展。为保证工作场所健康促进的公平、公正、优越和可及性,让越来越多的职业人群享受工作场所健康促进的红利,应进一步扩大工作场所健康促进研究对象范围,直至覆盖职业人群全人群,让工作场所健康促进观念深入人心,最终使所有的职业人群均能够享有职业卫生保健。

技能点2　职业健康促进的研究场所

现阶段,企业仍然是我国职业健康促进的优先研究场所。国内研究机构已在不同行业(钢铁、矿采选、金属冶炼、化工制造、机械制造、电力生产和供应、电子制造、电池制造、汽车、铁路运输、石油、纺织、制鞋、白酒制造、制药、饮料制造等)、不同规模(大型、中型、小型)、不同性质(国营、民营、合资和私营)的企业开展了健康促进项目,积累了大量的宝贵经验,逐步建立了科学的方法和模式,进一步证实了职业健康促进的先进性和社会应用价值。职业健康促进不仅可以满足员工的健康需求和企业的经济需求,还可以有效保障职业人群身心健康,促进企业经济可持续发展。大型国有企业是我国市场经济的主体,职业卫生基础扎实,职业卫生管理模式良好,职业病危害因素控制技术先进，经济实力雄厚，从业人员稳定性高、配合度好，故早期工作场所健康促进主要在产生有毒有害职业病危害因素的大型国有企业开展。进入21世纪，中小型企业逐渐成为我国经济社会发展的重要组成部分，对经济发展起着越来越重要的作用。中小型企业普遍存在职业卫生问题较严重、职业卫生管理模式有限、作业环境复杂多样、从业人员流动性大、专业技术人员匮乏、经济实力薄弱等问题，由此可见，大型企业实施职业健康促进的模式和经验不适用于中小型企业。目前中小型企业开展职业健康促进的比例低于大型企业，职业健康促进干预效果也不够明显。针对中小型企业的特点和难点，发展适合中小型企业的工作场所健康促进的特别策略和模式，以其特有的优势推进职业健康促进的发展，可以弥补传统职业卫生工作方式不能满足的中小型企业工作场所职业卫生安全和员工健康的需求。下一阶段，将进一步贯彻《"健康中国2030"规划纲要》"共建共享、全民健康"战略主题，将职业健康促进的研究场所扩大至全社会工作场所。

技能点3 职业健康促进的实施

1. 推动用人单位落实主体责任，进一步加强职业健康管理

（1）加强用人单位职业健康培训。各地要以职业病危害严重的行业领域为重点，督促用人单位切实落实职业病防治主体责任，及时公布工作场所职业病危害因素检测评价结果，向劳动者书面告知职业健康检查结果，依法依规开展职业健康培训，提高劳动者对职业病危害的重视程度和防护意识。鼓励用人单位开展职业病防治自查。可按照人力资源社会保障部等4部门联合印发的《工伤预防费使用管理暂行办法》要求，开展矿山、机械制造、铁路建设施工等行业重点企业职业病预防相关项目培训，持续提升培训覆盖面和培训效果。

（2）加强健康企业建设，开展争做"职业健康达人"活动。各地要强化部门协调联动，广泛宣传并动员辖区内用人单位和劳动者参与健康企业建设和争做"职业健康达人"活动，联合研究出台支持性政策或激励措施，将健康企业建设与职业健康分级分类监管等措施相衔接，推荐符合条件的健康企业和"职业健康达人"参评五一劳动奖状、奖章等荣誉，推动用人单位提升职业健康管理水平，引导劳动者践行健康工作生活方式。

（3）坚持监管执法与科普宣传相融合。按照"谁执法、谁普法"的原则，地方各级卫生健康行政部门、疾病预防控制主管部门和卫生监督机构要在开展监督执法工作中，同步向用人单位和劳动者宣传职业健康有关法律法规知识，对重点行业用人单位每半年至少组织开展一次以职业病危害事故案件或案例分析为重点的宣讲活动。

2. 充分利用监测结果，加大重点人群职业健康素养干预力度

（1）做好重点人群职业健康素养监测。各省级卫生健康行政部门要主动与教育等有关部门加强协作配合，结合本地实际，科学组织实施教师、医疗卫生人员、工业企业工人、建筑工人、环卫工人、下水道工人、农民工、新就业形态劳动者等重点人群职业健康素养监测，加强监测项目资金管理、质量控制、技术培训指导，确保年度监测任务保质保量完成。

（2）科学有效运用素养监测结果。各地要深入挖掘分析监测数据，分析评估不同行业劳动者的职业健康素养水平，提出针对性提升目标和措施。健全信息共享机制，监测结果及时报告地方政府并通报相关行业主管部门，按照职责分工落实职业健康培训和科普宣传责任，合力提升劳动者的职业健康素养水平。

（3）推进重点人群职业健康素养干预。各地要以第二、第三产业用人单位和劳动者为重点，制定职业健康素养综合干预工作方案。要针对素养水平较低的行业领域以及较为薄弱的职业健康知识和技能，有的放矢进行干预，加大干预的频次和力度，尽早实现辖区内第二、第三产业劳动者职业健康素养干预全覆盖。

3. 发挥专业机构作用，深入开展职业健康知识"五进"活动

（1）推动职业健康知识"进机构"。各级职业病防治院（所）、疾病预防控制中心等专业机构要发挥科普宣传主力军作用，在服务场所设立科普宣传长廊，普及职业健康知识。将职业健康科普宣传融入技术服务全过程，向广大劳动者、职业病患者开展科普宣传。探索建立科普宣传工作激励机制，鼓励将科普宣教工作作为专业技术人员业绩考核、评先选优的重要依据。

（2）推动职业健康知识"进企业"。地方各级卫生健康行政部门、疾病预防控制主管部门要指导专业机构在为企业提供技术服务的同时，结合辖区职业病危害特点，宣传和普及职业健康知识。面向职业病危害风险较高的行业领域，帮助企业开展职业病防治自查，倡导推广中小微型企业职业健康"管家服务""结对帮扶"等经验，指导企业加强职业健康管理。

（3）推动职业健康知识"进学校"。结合大中小学校教师职业特点，鼓励专业机构和职业健康专家走进校园，面向广大教师普及职业健康知识和技能。推动学校在宣传栏、校园网和"两微一端"等平台设立职业健康科普专栏。鼓励职业院校开展健康知识与技能竞赛等活动，鼓励职业病高发领域的相关专业设置职业健康公开讲座或选修课。

（4）推动职业健康知识"进乡村"。面向乡村尤其是外出务工人员集中的乡村，充分利用务工人员返乡、出乡等时间节点，在客运站等场所广泛开展职业健康知识普及活动。要编制务工人员愿意看、看得懂、记得住的科普作品，深入农民工群体集中的高危行业企业、建筑工地等开展知识培训和宣讲，普及职业健康权益保障常识。

（5）推动职业健康知识"进社区"。聚焦工矿企业或第二、第三产业劳动者集中的社区，结合辖区内常见职业病以及心脑血管、肌肉骨骼、精神心理等工作相关疾病特点，通过制作展板、发放手册、播放视频、健康义诊、专家讲座等形式，传播职业病和工作相关疾病防治知识。面向新就业形态劳动者聚集地以及劳动者港湾、工会驿站等场所，开展职业健康科普宣传，实现服务资源共建共享。

4. 创新方式方法，广泛开展形式多样的科普宣传教育

（1）打造职业健康科普宣传品牌。各地要加强部门间协作，动员社会各界积极参

与《中华人民共和国职业病防治法》宣传周活动，普及职业健康知识，营造关心关爱劳动者健康的社会氛围。要聚焦常见职业病和多发工作相关疾病防治，因地制宜开展示范性、创新性科普宣传，着力打造诸如"百名专家千场科普"等职业健康科普宣传活动品牌。

（2）搭建科普宣传培训平台。各地要充分利用职业健康培训网络平台等信息化手段，为辖区用人单位和劳动者提供高质量培训课程。通过设立职业健康科普微信公众号、网站和网络栏目，广泛开展职业健康知识线上线下培训、在线访谈、知识竞赛、网络展览、专栏专刊等活动。鼓励职业健康专家开设科普专栏、撰写科普文章、开通新媒体账号，建设一批科学权威、人民群众喜闻乐见的科普宣传阵地。

（3）开展形式多样的科普宣传。鼓励各地建立职业健康科普专家库，组织专家深入城乡各类机构、企业、社区、学校开展科普宣传。鼓励第二、第三产业劳动者集中的地区依托专业机构建设职业健康体验场馆等科普宣传阵地，为劳动者和社会各界提供触手可及的职业健康科普体验。

（4）建设省级职业健康科普资源库。各省级卫生健康行政部门要依托相关机构建设本地职业健康科普资源库，并免费向社会开放。鼓励当地专业机构、高等院校面向青年职工、女职工、农民工和大龄劳动者，积极编制科普宣传作品，不断丰富职业健康科普资源库。

5. 加强组织领导，为推进职业健康保护行动提供有力保障

（1）形成部门合力。地方各级卫生健康行政部门要积极与教育、人力资源和社会保障、住房和城乡建设、交通运输、应急管理、疾病预防控制、工会等部门和单位加强沟通配合，强化保障支持，共同推进重点行业领域劳动者职业健康科普宣传培训，实现与安全生产、工伤预防等工作的有效联动。

（2）注重融合联动。各地要用活优势资源，将科普宣传培训与职业健康日常业务相结合，与健康中国其他专项行动相结合，与职业病防治各品牌活动相结合，与公众健康促进工作相结合，发挥各地及各有关部门健康教育机构的科普宣传优势，做到联合联动、协同推进，有效促进职业健康保护行动的各项工作。

（3）加强指导评估。各地要结合实际，加大工作指导特别是对资源薄弱地区的指导力度，动态掌握并及时解决科普宣传工作中存在的问题。要建立健全评估机制，做好绩效评估，推动各项措施落地见效。

（4）及时总结宣传。各地要及时调研了解辖区内和有关部门工作开展具体情况，总结推广职业健康科普宣传的好经验、好做法，对效果好、易于推广的经验做法及时进行宣传推广。

任务 2　职业病与职业病危害因素

随着社会的发展和工业的进步，人们的生活水平不断提高，但与此同时，职业病的发生率也在逐年上升。职业病的发生不仅会影响到工作者自身的健康，也会给家庭

和社会带来负担。因此，为了更好地预防和控制职业病，让职工安全健康地工作，我们需要积极开展职业病防治工作。

（1）对个人健康的危害。职业病会导致患者身体机能下降，甚至出现严重的生命危险。部分职业病还可能导致患者失去劳动能力，影响其正常的生活和工作。

（2）对家庭的影响。职业病患者往往需要长期治疗，给家庭带来沉重的经济负担。如果患者的生活质量下降，也会给家庭成员带来经济、精神、心理等各方面的压力。

（3）对企业的影响。职业病人逐年不断累积的医疗和康复费用会给企业带来负担，有可能导致企业破产。

加强职业病防治工作，可以有效降低职业病的发生率，保障广大劳动者的身体健康。预防职业病的发生，有助于提高员工的工作效率，降低企业的生产成本，提高企业的经济效益。通过加强职业病防治工作，减少职业病的发生，可以降低社会医疗保障体系的负担，减轻国家和社会的经济压力。

职业病防治是一项系统工程，需要政府、企业和个人共同努力。只有加强职业病防治工作，才能有效保障广大劳动者的身体健康，促进社会和谐发展。

子任务1 职业病危害基本知识

技能点1 职业病相关术语

1. 职业病

职业病是指企业、事业单位和个体经济组织等用人单位的劳动者在职业活动中，因接触粉尘、放射性物质和其他有毒、有害物质等因素而引起的疾病。广义职业病是指由职业有害因素所致的各种职业性损害，包括职业病、工作相关疾病和职业性外伤。在生产劳动中，接触生产中使用或产生的有毒化学物质粉尘气雾、异常的气象条件、高低气压、噪声、振动、微波、X射线、γ射线、细菌、霉菌，长期强迫体位操作、局部组织器官持续受压等，均可引起职业病。如现代白领阶层长时间伏案工作而引发的颈椎病、肩周炎、痔疮等慢性病。对其中某些危害性较大，诊断标准明确，结合国情，由政府有关部门审定公布的职业病，则称为狭义的职业病，或称法定(规定)职业病。

根据《职业病分类和目录》，职业病共包括十大类132种，包括职业性尘肺病及其他呼吸系统疾病、职业性皮肤病、职业性眼病、职业性耳鼻喉口腔疾病、职业性化学中毒、物理因素所致职业病、职业性放射性疾病、职业性传染病、职业性肿瘤及其他职业病。

《中华人民共和国职业病防治法》规定的职业病，必须具备以下四个条件：

（1）患病主体是企业、事业单位或个体经济组织的劳动者。

（2）必须是在从事职业活动的过程中产生的。

（3）必须是因接触粉尘、放射性物质和其他有毒、有害物质等职业病危害因素引起的。

（4）必须是国家公布的职业病分类和目录所列的职业病。

2. 职业危害因素

工作场所中存在及在作业过程中产生的各种有害的化学、物理、生物等对人体产生健康损害的因素称之为职业危害因素，按其来源可分为生产工艺过程中的有害因素、劳动过程中的有害因素、生产环境中的有害因素。

1）生产工艺过程中的有害因素

（1）化学因素：

① 生产性毒物。如铅、苯、汞、一氧化碳、有机磷农药等。

② 生产性粉尘。如矽尘、煤尘、水泥尘、石棉尘、有机粉尘等。

（2）物理因素：

① 异常气象条件。如高温、高湿、低温等。

② 异常气压。如高气压、低气压。

③ 噪声、振动。

④ 非电离辐射。如紫外线、红外线、射频辐射、微波、激光等。

⑤ 电离辐射。如 α、β、γ、X 射线等。

（3）生物因素：

如炭疽杆菌、布氏杆菌、森林脑炎病毒等传染性病原体。

2）劳动过程中的有害因素

劳动过程是生产中劳动者为完成某项生产任务的各种操作的总和，主要涉及劳动强度、劳动组织及操作方式等，包括：

（1）劳动组织和制度不合理，劳动作息制度不合理等。如劳动时间过长，特别多见于检修期间，有的一天工作 10~12 小时，连续十天半个月，甚至更长时间，如果组织不当则不利于劳动者的健康。

（2）精神（心理）性职业紧张。如机动车驾驶。多见于新员工或新装置投产运行生产不正常时，如重油加氢装置，压力高，硫化氢浓度大，易发生燃烧、爆炸和中毒。不仅新员工紧张，老员工在试运行期间也十分紧张。

（3）劳动强度过大或生产定额不当。如安排的工作与生理状况不相适应；超负荷的加班加点；检修时工作量过大。

（4）个别器官或系统过度紧张。如光线不足使视力紧张和发音器官过度紧张等。

（5）长时间处于不良体位、姿势或使用不合理的工具用具等。如检修过程中的仰焊等。

3）生产环境中的有害因素

生产环境是劳动者操作、观察、管理生产活动所处的外环境，涉及作业场所建筑布局、卫生防护、安全条件和设施有关的因素，常见的有：

（1）自然环境中的因素。如炎热季节的太阳辐射、高原环境的低气压、深井的高温高湿。

（2）厂房建筑或布局不合理。如车间布置不当，有毒与无毒岗位设在同一工作间；厂房矮小、狭窄；设计时没考虑必要的防护设施，如通风、换气不良或采光照明不足等。

（3）由不合理生产过程导致的危害。在实际生产过程中，往往同时存在多种有害因素对劳动者的健康产生联合作用。

（4）工作环境产生的危害。员工所处的外界环境因素十分复杂。自然环境中各种物理、化学因素，除了可以引起有关疾病外，还可以产生工效学的影响。通过对微小气候、噪声、振动、照明、色彩等的研究，提出人的最适宜工作环境，可以提高工作效率、降低废品率、保护人的身心健康。

（5）劳动组织和劳动休息制度安排不合理。如工人的上岗选用和培训、工间休息、轮班作业制度等的安排不合理，使工人不适应于自己所从事的工作岗位，或疲劳作业。

3. 职业病危害因素

职业病危害因素包括职业活动中存在的各种有害的化学、物理、生物等因素，以及在作业过程中产生的其他职业有害因素。

职业病危害因素是造成职业病的原因，根据《职业病危害因素分类目录》，职业病危害因素分为 6 类：

（1）粉尘，包括矽尘（游离 SiO_2 含量 ≥ 10%）、煤尘、石墨粉尘、炭黑粉尘、石棉粉尘、滑石粉尘、水泥粉尘、云母粉尘、陶土粉尘、铝尘、电焊烟尘、铸造粉尘等共 52 种粉尘。

（2）化学因素，包括铅、汞、锰、镉、磷、砷及其化合物、一氧化碳、二氧化碳、氯气、硫酸、硝酸、盐酸、氢氧化钠等 375 种化学因素。

（3）物理因素，包括噪声、高温、低气压、高气压、高原低氧、振动、激光、低温、微波、紫外线、红外线、工频电磁场、高频电磁场、超高频电磁场等。

（4）放射性因素，包括密封放射源产生的电离辐射、非密封放射性物质、X 射线装置（含 CT 机）产生的电离辐射、加速器产生的电离辐射、中子发生器产生的电离辐射、氡及其短寿命子体、铀及其化合物等。

（5）生物因素，包括艾滋病病毒、布鲁氏菌、伯氏疏螺旋体、森林脑炎病毒、炭疽芽孢杆菌等。

（6）其他因素，包括金属烟、井下不良作业条件、刮研作业等。

4. 职业病危害

职业病危害指对从事职业活动的劳动者可能导致职业病的各种危害。

5. 职业禁忌

职业禁忌是指劳动者从事特定职业或者接触特定职业病危害因素时，比一般职业人群更易于遭受职业病危害和罹患职业病或者可能导致原有自身疾病病情加重，或者在从事作业过程中诱发可能导致对他人生命健康构成危险的疾病的个人特殊生理或者病理状态。

6. 职业健康监护

职业健康监护是指以预防为目的，对接触职业病危害因素人员的健康状况进行系统的检查和分析，从而发现早期健康损害的重要措施。职业健康监护包括职业健康检查、职业健康监护档案管理等内容。

7. 职业病诊断

职业病诊断应当由取得医疗机构执业许可证的医疗卫生机构承担。

职业病诊断，应当综合分析下列因素：① 病人的职业史；② 职业病危害接触史和工作场所职业病危害因素情况；③ 临床表现以及辅助检查结果等。没有证据否定职业病危害因素与病人临床表现之间的必然联系的，应当诊断为职业病。

职业病诊断证明书应当由参与诊断的取得职业病诊断资格的执业医师签署，并经承担职业病诊断的医疗卫生机构审核盖章。

8. 职业病待遇

用人单位应当保障职业病病人依法享受国家规定的职业病待遇。用人单位应当按照国家有关规定，安排职业病病人进行治疗、康复和定期检查。用人单位对不适宜继续从事原工作的职业病病人，应当调离原岗位，并妥善安置。用人单位对从事接触职业病危害的作业的劳动者，应当给予适当岗位津贴。

职业病病人的诊疗、康复费用，伤残以及丧失劳动能力的职业病病人的社会保障，按照国家有关工伤保险的规定执行。

职业病病人除依法享有工伤保险外，依照有关民事法律有获得赔偿的权利的，有权向用人单位提出赔偿要求。

劳动者被诊断患有职业病，但用人单位没有依法参加工伤保险的，其医疗和生活保障由该用人单位承担。

职业病病人变动工作单位，其依法享有的待遇不变。用人单位在发生分立、合并、解散、破产等情形时，应当对从事接触职业病危害的作业的劳动者进行健康检查，并按照国家有关规定妥善安置职业病病人。

用人单位已经不存在或者无法确认劳动关系的职业病病人，可以向地方人民政府医疗保障、民政部门申请医疗救助和生活等方面的救助。地方各级人民政府应当根据本地区的实际情况，采取其他措施，使前款规定的职业病病人获得医疗救治。

技能点 2　职业病危害

职业人群接触职业病危害因素，不一定就会产生职业性损害，即发生职业性疾病（包括职业病和工作有关疾病）、伤残或死亡。形成这种结局，必须具备一定的作用条件。职业人群接触职业病危害因素所产生职业性损害的机会和程度，可能有极大差别，受许多因素的影响。

1. 职业病危害因素作用条件

1）接触机会

接触机会指在生产工艺过程中，不断接触或使用职业病危害因素。如油漆工，长期接触并使用含苯、甲苯、二甲苯的油漆，而容易引起相应的职业性中毒。

2）接触方式

接触方式指经呼吸道、皮肤或其他途径可进入人体或由于意外事故造成病伤。如粉尘经呼吸道进入人体，引起尘肺病。苯的氨基硝基化合物经皮肤进入人体，引起中毒。玻璃制品的磨工，由于卫生条件差，玻璃中的铅经消化道进入人体，引起铅中毒。

3）接触水平

接触水平包括接触时间和接触强度。接触时间指每天或一生中累计接触的总时间；接触强度指接触浓度或水平。

接触时间和接触强度是决定机体接受危害剂量的主要因素，与实际接受量有所区别。据此，改善作业条件，控制接触水平，降低进入机体的实际接受量，是预防职业性病损的根本措施。

4）个体危险因素

在同一作业条件下，不同个体发生职业性病损的机会和程度也有一定的差别，这与以下因素有关：

（1）遗传因素。患有某些遗传性疾病或存在遗传缺陷（变异）的人，容易受某些有害因素的作用。

（2）年龄和性别差异。如妇女从事接触对胎儿、乳儿有影响的工作，以及未成年和老年工人对某些有害因素作用的易感性。

（3）营养不良。如不合理膳食结构，可致机体抵抗力降低。

（4）其他疾病。如患有皮肤病的人皮肤防护能力降低，肝病影响人体对毒物的解毒功能等。

（5）文化水平和生活方式。如缺乏卫生及自我保健意识，以及吸烟、酗酒、缺乏体育锻炼、过度精神紧张等，均能增加职业性有害因素的致病机会和程度。

以上这些因素统称个体危险因素（host risk factors），存在这些因素者对职业性有害因素较易感，故称易感者（vulnerable group）或高危人群（high risk group）。

充分识别和评价各种职业性有害因素及其作用条件，以及个体特征，并针对三者之间的内在联系，采取措施，阻断其因果链，才能预防职业性病损的发生。

2. 职业病特点

（1）病因特异性：职业病患者必须具有相应职业史或接触史，这是诊断职业病的最重要前提条件，在停止接触特定有害因素后病情可以控制或消除。

（2）病因可检测性：在职业病患者的劳动环境中能检测到特定的职业性有害因素。职业病的危害程度一般存在剂量—反应（效应）关系。

（3）发病聚集性：经过一定暴露时间出现职业病的多个职业者通常出现在同一职

业性有害因素的接触环境中。但是，因职业者健康状况不同或对有害因素影响的敏感性差异，职业病出现的潜伏期存在差异或病情严重程度不同。

（4）临床表现有一定特征：许多生产性有害因素对机体的危害有一定的特征，如急性一氧化碳中毒，表现为血液碳氧血红蛋白形成，导致缺氧征象；急性有机磷农药中毒，表现为胆碱酯酶抑制，出现胆碱能神经兴奋的症状和体征；矽肺则表现为以肺间质纤维化为特征的胸部 X 线改变等。

（5）疾病可预防性：控制和消除职业性有害因素与采取适当的卫生防护措施可以预防职业病的发生，及早脱离有害因素接触可以减缓或阻碍职业病病情的进一步发展。

职业性疾病可累及各器官、系统，涉及临床医学的各个分科，如内科、外科、神经科、皮肤科、眼科、耳鼻喉科等。所以，需要牢固掌握和充分运用临床多学科的综合知识和技能，处理职业性疾病的早期诊断、治疗、康复，以及就业禁忌证、劳动能力鉴定等问题。从病因学上说，职业病是完全可以预防的，必须强调"预防为主"，着重抓好第一级和第二级预防。

子任务 2　职业病症状及典型案例

根据《职业病分类和目录》，我国法定职业病共分为十大类 132 种，具体包括职业性尘肺病及其他呼吸系统疾病、职业性皮肤病、职业性眼病、职业性耳鼻喉口腔疾病、职业性化学中毒、物理因素所致职业病、职业性放射性疾病、职业性传染病、职业性肿瘤和其他职业病。本节子任务主要讲解其中几种职业病症状及其典型案例，后续模块及相应任务会有详细的介绍。

技能点 1　尘肺病症状及典型案例

尘肺病是由于在职业活动中长期吸入生产性粉尘并在肺内潴留而引起的以肺组织弥漫性纤维化为主的全身性疾病，是职业性疾病中影响面最广、危害最严重的一类疾病。据统计，尘肺病例约占我国职业病总人数的三分之二以上。根据粉尘性质的不同，尘肺的病理学特点不一，其病变过程也不同。

1. 尘肺病典型案例

一间简易厂房里，切割机发出巨大的轰鸣声，白色粉末弥漫整个空间。李某熟练地切割着大理石，毫无防护地大口呼吸着。从 23 岁开始，李某做起了厨房台面加工和安装的个体生意，一做就是近十年。2018 年，李某时不时感觉胸闷、呼吸不畅，但歇会又好了，他就没在意。到了冬天，这种情况愈发频繁，干活力不从心。2019 年冬天，李某感冒了，"以为只是普通小感冒，在小诊所一直没看好，就去了大医院"。李某在当地医院被确诊为气胸，已经压迫到右肺，于是住院做了引流手术。2020 年 4 月，李某又一次发病，入院接受了右肺排气手术。下半年，左肺也出现了漏气状况。同年 12 月，他被确诊为矽肺二级。李某成了医院的"常客"，每月三分之一的时间都在做治疗。2021 年 6 月李某转院，确诊为尘肺病三期，需要做双肺移植手术。

2. 尘肺病症状

早期多无明显症状，随病情进展常有咳嗽、咳痰、气促和全身症状，病程较长。即使脱离粉尘接触环境，病情仍会进展和加重。大多数情况下，症状呈慢性发展。

（1）咳嗽：早期尘肺病人为轻微咳嗽，多为刺激性干咳。随病程发展，患者可出现慢性支气管炎、慢阻肺等并发症，此时咳嗽较前加重。

（2）咳痰：患者最初咳痰不明显，痰量不多，多为灰色稀薄痰；之后痰量增多，多为黑、灰色痰，有时甚至可以直接咳出少量粉尘；当合并肺部感染及慢性支气管炎，痰量较多，且为黄色黏稠的脓痰，不易咳出。

（3）胸痛：患者常常感觉胸痛，疼痛部位不定，但多局限，常表现为隐痛、胀痛，也可是针刺样痛。

（4）呼吸困难：患者早期即可以出现呼吸困难，最初表现为活动后的气短，活动耐力下降，之后出现静息时气短，患者丧失活动能力。

（5）咯血：较为少见，粉尘沉积于肺组织，刺激肺部反复发生炎症，使血管损伤，痰中可带有少量血丝，也可能是大块纤维化病灶的溶解破裂伤及血管，使咯血增多。

并发肺结核可出现低热、盗汗等症状。并发肺部感染可出现发热、咳嗽等。并发气胸可出现呼吸困难加重。并发慢性阻塞性肺疾病可出现慢性咳嗽、食欲下降等。并发恶性肿瘤可出现乏力、消瘦以及肿瘤压迫。

除上述症状外，可有程度不同的全身症状，由于长期存在炎症或合并感染，还会影响患者的总体免疫功能和健康，使患者出现乏力、食欲减退、消瘦、恶心、呕吐等症状。尘肺病极大地危害患者健康，早期识别症状、早期诊断和治疗对患者预后有很大帮助。

技能点 2　棉尘病症状及典型案例

棉尘病是由于长期吸入棉、麻等植物性粉尘所引起的，具有特征性的胸部紧束感和/或胸闷、气短等症状，并有急性通气功能下降的呼吸道阻塞性疾病。

1. 棉尘病典型案例

莫某，47岁，男性，系某棉纺厂工人，有棉尘接触史30年。入院时主要症状为胸闷、气急、咳嗽。近五年来多次误诊为心脏病或肺部疾病，复查心电图、胸片均正常，按心脏病治疗无效。在某市职业病防治院查体未见异常。经严格、反复的肺功能检测，并结合现场劳动卫生情况调查，市职业病防治院职业病诊断小组排除其他原因引起的阻塞性呼吸系统疾病，确诊其为棉尘病Ⅰ级。

2. 棉尘病症状

棉尘病的特征性临床症状是胸部发紧或称胸部紧束感。疾病早期上述症状主要出现于假日或周末休息后，重新上班的第一天工作2~3 h后，出现胸部紧束感、胸闷，伴咳嗽、咳痰，少数人可有发热、畏寒、恶心、无力等症状。肺通气功能下降，程度与症状平行；病情轻者，以上表现第一天即可恢复，重者可持续数天。而不同于职业性哮喘上班后立即发病,可伴有轻度干咳,这种症状可能持续多年无变化,继续接触棉尘,患者可突然发现症状加重,不仅在休息后上班第一天有干咳、胸闷、胸部发紧的感觉,而且工作周内其他天也可有上述症状,且咳嗽可加重,伴有咳痰。以后症状可持续存在而不消失,病人渐出现呼吸困难。体格检查早期患者多无肺部阳性体征,晚期患者肺部可有啰音、呼吸音减弱及肺气肿体征等。合并慢性支气管炎及吸烟者的症状更明显。

技能点 3　苯中毒症状及典型案例

1. 苯中毒典型案例

苯是一种芳香族烃类化合物,为无色透明、具有特殊芳香味的油状液体。沸点80.1℃,在常温下挥发甚速。苯主要以蒸气形式由呼吸道进入人体。可分为急性苯中毒和慢性苯中毒。急性苯中毒是指口服含苯的有机溶剂或吸入高浓度苯蒸气后导致的中毒。慢性苯中毒是指苯及其代谢产物酚类直接抑制了细胞核分裂,导致细胞突变,影响了骨髓的造血功能。临床表现为白细胞计数持续减少,最终发展为再生障碍性贫血或白血病。

在某包装印刷公司从事制版工作的女工周某,由于工作需要,每月有 26 天、每天有 8 小时要接触香蕉水(乙酸异戊酯)。工作 2 年后,在职业健康体检中发现白细胞和中性粒细胞计数均低于正常值。经对其工作现场的空气检测,结果显示空气中苯含量明显超标,且无任何防护设施和个人防护用品,最后被诊断为"职业性慢性中度苯中毒"。

2. 苯中毒症状

短时间吸入高浓度苯蒸气,可导致急性中毒,主要损害中枢神经系统,表现为头晕、头痛、恶心、呕吐、步态不稳等醉酒状态,严重者可出现烦躁不安、昏迷、抽搐、血压下降,极严重者因呼吸中枢麻痹而死亡。

较长时间接触苯可致慢性苯中毒,主要损害造血系统,患者常伴有头晕、头痛、乏力、失眠、记忆力减退等表现。造血系统损害会引起白细胞减少、再生障碍性贫血、骨髓增生异常综合征及各种类型的白血病(即"血癌")。

苯是一种常见而且重要的化工原料,广泛用于制造苯乙烯、染料、药物、农药、炸药,还可用于油漆、油墨、树脂、人造革、黏胶等。从事上述作业的人员都有可能接触苯,应高度预防苯中毒。

技能点 4　正己烷中毒症状及典型案例

1. 正己烷中毒典型案例

正己烷常态下为微有异臭的液体。正己烷属低毒类,且具有高挥发性、高脂溶性,并有蓄积作用。毒作用为对中枢神经系统的抑制作用和对皮肤黏膜的刺激作用。长期接触可致多发性周围神经病变。正己烷中毒可分为急性中毒和慢性中毒。

2011 年,美国苹果公司代工企业——苏州联建公司,该公司模组五课在作业场所使用价钱便宜的正己烷替代酒精等清洗剂进行擦拭显示屏作业，之后车间陆续有员工出现头晕、手脚麻木、站立不稳等中毒现象。经调查发现，模组五课车间是密闭洁净车间，车间内直接接触使用正己烷的员工有 800 余人，该公司没有对正己烷使用的情况进行职业病危害申报、检测，车间也没有相应的通风设施，导致作业现场空气中的正己烷浓度严重超标，同时公司也没给员工配备个人防护用品，导致员工出现中毒症状。据初步统计，联建公司总共发现有 137 名疑似正己烷中毒的员工，经苏州市疾病预防控制中心诊断为正己烷中毒的共 101 人。

2. 正己烷中毒症状

（1）急性中毒症状。正己烷急性中毒是指急性吸入高浓度正己烷，会导致患者眼部与呼吸道出现刺激症状及中枢神经系统麻醉症状。口服中毒可出现急性消化道和上呼吸道刺激症状。

（2）慢性中毒症状。由于正己烷的毒性较低，有蓄积性，因此本病起病隐匿，发病缓慢，病程较长。临床常先约 10 个月的潜伏期，随后表现出食欲不振、头昏、体重下降等前驱症状，继而出现触电样、蚁走样、胀大变厚等感觉异常，后出现感觉障碍、运动障碍。症状较轻者表现为指、趾端麻木，痛觉与触觉、震动感觉减退，并伴有肌肉疼痛、跟腱反射减退。病情较为严重者会出现运动型神经病，具体为下肢远端无力、肌肉痉挛、腱反射减弱至消失。

（3）正己烷中毒主要还会引起周围神经病变，也可以导致脊髓发生病变。

技能点 5　噪声聋症状及典型案例

1. 噪声聋典型案例

职业性噪声聋是指人们在工作过程中长期接触生产性噪声而发生的一种进行性感音性听觉障碍。

近几年，刘先生感觉自己的听力越来越差了。从事噪声作业 16 年，去年 3 月，刘先生来到深圳市职业病防治院进行职业健康检查，发现双耳听力损失符合噪声聋特征。进一步调查发现，刘先生每天噪声作业 10 小时，且在工作期间需要使用气枪，虽然每个工作班使用时间短、次数不多，但气枪吹扫产生的噪声为非稳态强噪声，瞬间噪声强度可达 90 分贝以上。经过职业病诊断程序，刘先生最终被诊断为职业性轻度噪声聋。

2. 噪声聋症状

（1）耳鸣：早期即可出现耳鸣，常出现在听力下降之前，多为双耳持续性高调耳鸣，少数为其他性质的耳鸣。耳鸣的频率常与听力损失最严重的频率相近。

（2）听力减退：为缓慢进行性，初因程度轻，能完全恢复，或因劳累及高频区对语言交流影响不大，未被及时觉察。随着听力损害的加重、语言频率受累致语言交流障碍始被发觉。

（3）前庭功能障碍：长期的噪声，尤其是噪声加震动的刺激，可以引起前庭功能障碍，表现为眩晕、视物摇动、平衡和协调运动障碍、眼球震颤等。

长期接触噪声者还可引起头痛、头晕、易疲劳、情绪不稳定、反应迟钝、记忆力减退、注意力不集中和失眠等神经系统症状。

技能点 6　电光性眼炎症状及典型案例

1. 电光性眼炎典型案例

电光性眼炎，又称雪盲，是紫外线对眼角膜和结膜上皮造成损害引起的炎症。特点是眼睑红肿、结膜充血水肿、有剧烈的异物感和疼痛，症状有怕光、流泪和睁不开眼，发病期间会有视物模糊的情况。

"医生，昨晚 10 时左右，我的眼睛疼痛，怕光，还流泪，不知怎么了？"某日上午 9 时许，一小伙走进某医院急诊室，向接诊医生求助。28 岁的李某，是义乌某企业的一名电焊工。某天，小李嫌麻烦没戴防护眼镜进行电焊作业。晚上 10 时左右，他的眼睛出现了疼痛、惧光、流泪等症状。因为眼睛问题，他一夜没睡好，第二天早上他就赶紧上医院就医。医生仔细检查后，认为李某患上了"电光性眼炎"。随后给予了对症治疗。

2. 电光性眼炎症状

（1）眼部疼痛：电光性眼炎患者会感到明显的眼部疼痛，这是他们前来就诊的主要原因。疼痛的程度和持续时间因个体差异而异，通常在照射后 6～12 小时开始出现。

（2）异物感：患者会感到眼部有异物感，好像有东西进入眼睛一样。

（3）怕光、流泪：电光性眼炎患者通常会感到眼睛怕光，同时会有流泪的症状。

（4）眼睑痉挛：患者的眼睑会不由自主地痉挛，这种痉挛可能会持续数小时甚至数天。

（5）结膜充血：患者的结膜会出现充血，这使得眼睛的外观变得红红的。

（6）角膜点状混浊：在荧光素染色下，可以发现患者的角膜有弥散的点状混浊。

（7）瞳孔痉挛性缩小：电光性眼炎还会导致患者的瞳孔痉挛性缩小。

这些症状可能会在紫外线照射后 6～12 小时开始出现，最短的可能在照射后 0.5 小时就出现。对于电光性眼炎的治疗，主要是通过眼部冷敷、使用人工泪液和止痛药来缓解症状。同时，患者需要避免再次接触紫外线，以免加重病情。

技能点 7　手臂振动病症状及典型案例

手臂振动病是长期从事手传振动作业而引起的以手部末梢循环障碍、手臂神经功能障碍为主的疾病，可引起手臂骨关节-肌肉的损伤，其典型表现为振动性白指手臂振动病，主要是由使用振动性工具引起。

1. 手臂振动病典型案例

小李是某运动器材公司的员工，从事打磨工作。有一天部门里的员工聊天时发现，大家的双手经常出现一些相同的症状，如天冷的时候，手会发白、发紫、发木，"感觉手不是自己的手"。不久，小李被职业病防治院诊断为职业性轻度手臂振动病，发生双上肢远端多发性周围神经损害，不宜继续从事振动作业岗位，还被社保部门认定为工伤。

2. 手臂振动病症状

早期可出现手麻、手胀、手痛、手掌多汗、手臂无力、手指关节疼痛等手部症状，可有手指肿胀、变形，痛觉、振动觉减退等症状体征，典型表现为振动性白指（或称职业性雷诺现象），其发作具有一过性和时相性特点，一般是在受冷后出现患指麻、胀、痛，并由灰白变苍白，由远端向近端发展，界限分明，可持续数分钟至数十分钟，再逐渐由苍白、灰白变为潮红，恢复至常色，严重者还会出现关节变形和手部肌肉萎缩。

技能点 8　外照射慢性放射病症状及典型案例

外照射慢性放射病是指在较长时间内，连续或反复间断地受到超剂量当量限值的全身外照射，达到一定累积剂量当量后引起的以造血组织损伤为主并伴有其他系统改变的全身性疾病，属于职业病范畴。

1. 外照射慢性放射病典型案例

患者赵某，男，77 岁，某院放射科主任医师，实际放射工龄 35 年。因 B 超发现脾占位性病变入院行脾脏切除术，术后病理报告为脾脏错构瘤伴髓外造血。患者自 2021 年后自感乏力、倦怠，血常规检查白细胞减少，分类示中性和淋巴倒置，此后血细胞数在正常值上下波动。脾切除术后 4 个月，外周血白细胞升至 $24.6×10^9/L$，且出现幼稚粒细胞，血小板形态异常，患者消瘦、乏力、持续低热、食欲不振、眼睑和下肢浮肿，于 2022 年 2 月 4 日转入内科病房。家系调查，无类似疾病患者。根据外照射慢性放射病诊断标准及处理原则诊断为"外照射慢性放射病Ⅰ度"。

2. 外照射慢性放射病症状

外照射慢性放射病的早期临床症状主要为无力型神经衰弱综合征。多数患者有疲乏无力、头痛、头昏、睡眠障碍、记忆力减退、心悸、情绪波动、多汗等自主神经系统紊乱的症状。部分患者出现食欲减退，易感冒，脱发、牙龈出血也常见，有的女性患者月经过多，经期延长，周期不规则或伴痛经，男性患者常有性功能减退。据国内统计，59.6%症状出现在工龄 10 年以内。

子任务 3　职业病预防和控制

职业病是可以预防的疾病。通过采取预防措施，可以减少职业病的发生，减轻职业病对劳动者健康的危害程度。有的职业病如尘肺病，一旦发病将不可逆转、难以治愈，伤残死亡率高，但完全可以通过采取有效的预防和控制措施来预防尘肺病的发生。

因此，在职业病防治工作中，预防是前提和基础。

职业病防治工作坚持预防为主、防治结合的方针，建立用人单位负责、行政机关监管、行业自律、职工参与和社会监督的机制，实行分类管理、综合治理。

技能点 1　职业病的三级预防

《中华人民共和国职业病防治法》是预防、控制和消除职业病危害，防治职业病，保护劳动者健康及其相关权益的基本法律。其中，第一章总则第三条中指出，职业病防治工作坚持预防为主，防治结合的方针。在实际实施过程中，职业病的防治应按三级预防措施加以控制，从而保护和促进职业人群的健康。

1. 一级预防

一级预防亦称病因预防，即从根本上消除和控制职业病危害因素，防止职业病的发生。具体措施有：

（1）技术措施：用无毒的物质代替有毒的物质，使用远程操作或自动化、半自动化操作，防止有害物质的跑、冒、滴、漏。另外，还有加强通风、除尘、排毒的措施。

（2）组织措施：通过合理地组织、安排劳动过程，建立健全的劳动制度，贯彻执行国家制定的卫生标准。

（3）卫生保健措施：做好就业前体检，要早发现易感者和职业禁忌证，做好卫生宣传、健康教育，注意平衡膳食和保健食品的供给。另外，要加强锻炼，提高机体的抵抗能力。

2. 二级预防

二级预防是早期检测人体受到职业危害因素所致的疾病。一级预防措施虽然是理想的方法，但实现所需费用较大，有时难以完全达到理想效果，仍然可出现受罹人群，所以二级预防成为必需的措施。其主要手段是定期进行环境中职业危害因素的监测和对接触者的定期体格检查，以早期发现病损，及时预防、处理。此外，还有长期病假或外伤后复工前的检查及退休前的检查。定期体格检查的间隔期可根据下列原则而定：① 疾病的自然演变、发病快慢和严重程度；② 接触的职业危害程度；③ 接触人群的易感性。体格检查项目应鼓励使用特异及敏感的生物检测指标进行评价。

3. 三级预防

三级预防是指在患病之后，予以积极治疗和合理的促进康复处理。三级预防原则，包括：① 对已受损害的接触者应调离原有工作岗位，并予以合理的治疗；② 根据接触者受到损害的原因，对生产环境和工艺过程进行改进，既治病人，又治理环境；③ 促进患者康复，预防并发症。除极少数的职业中毒有特殊的解毒治疗外，大多数职业病主要依据受损的靶器官或系统，用临床治疗原则，给予对症综合处理。特别对接触粉尘所致肺纤维化的病损，目前尚无特效方法予以逆转。所以处理原则还在于全面执行三级预防措施，做到及时预防、早期检测、早期处理，促进康复、预防并发症、改善生活质量。对接触粉尘者应大力劝阻吸烟。

三级预防体系相辅相成、浑然一体。我们应该全面贯彻和落实三级预防措施，做到源头预防、早期检测、早期处理、促进康复、预防并发症、改善生活质量，构成职业卫生与职业医学的完整体系，保护和促进职业人群的健康，让每个劳动者在自己的职业中发挥更大的作用，享受职业带来的快乐和幸福。

技能点 2　职业卫生工作的具体内容

1. 职业卫生监督检查

职业卫生监督检查是强化用人单位职业病危害防治的一项重要工作，是督促用人单位落实各项职业卫生法律、法规和标准，降低职业病危害程度，减少职业病发病率的有效手段。

根据职业卫生相关法律、法规要求，职业卫生监督检查的重点内容主要包括以下几个方面：

（1）用人单位的基本情况。用人单位的一般情况包括行业分类、主要原（辅）材料和产品、工艺流程、职工总数、作业人员人数、接触有害作业人数、主要职业病危害因素种类、用人单位职业病防治工作的开展情况。

（2）重点查看的相关资料内容。职业卫生监督管理部门可重点查看职业卫生管理资料、培训资料、职业健康监护相关资料、职业病危害项目的申报资料、职业病危害因素监测资料、职业病危害因素检测评价等资料。

（3）生产现场重点检查的内容。生产现场重点检查的内容包括职业病危害因素来源、职业病防护设施、个人防护用品、警示标志、中文警示说明、公告栏等。

2. 职业病危害因素检测

《中华人民共和国职业病防治法》第二十六条规定：用人单位应当实施由专人负责的职业病危害因素日常监测，并确保监测系统处于正常运行状态。用人单位应当按照国务院卫生行政部门的规定，定期对工作场所进行职业病危害因素检测、评价。检测、评价结果存入用人单位职业卫生档案，定期向所在地卫生行政部门报告并向劳动者公布。

定期的工作场所职业病危害因素监测，目的在于及时了解职业病有害因素的产生、扩散和变化的规律，对劳动者职业健康的影响程度及对职业病防护设施的效果进行鉴定评价，有效预防和减少职业病发生，保障劳动者健康。

3. 职业病及危害因素监测

按照国务院职业病防治的工作部署，从 2019 年开始我国加大了职业病及危害因素的监测工作力度，建立并完善职业病及危害因素监测体系。监测行业覆盖职业病危害严重的绝大多数行业，监测的病种、范围，覆盖全部职业病危害因素以及上岗前、在岗期间、离岗时，应急健康体检等全部职业健康检查类型，实现工作场所职业病危害因素监测和重点职业病监测两者结果的有机衔接。通过监测全面掌握我国重点行业职业病危害现状，为重点行业开展劳动者的职业健康风险评估奠定数据基础。

4. 职业卫生服务

国家有关职业卫生安全卫生与健康的机构应为企业提供良好、合格的职业卫生服务，包括为用人单位提供职业病危害因素检测、职业病危害现状评价、职业病防护设备设施与防护用品的效果评价等技术服务。

职业卫生技术服务机构应当按照法律法规和《工作场所空气中有害物质监测的采样规范》（GBZ 159—2004）、《电离辐射防护与辐射源安全基本标准》（GB 18871—2002）、《工业企业设计卫生标准》（GBZ 1—2002）、《工作场所有害因素职业接触限值》（GBZ 2.1—2019、GBZ 2.2—2007）等标准规范的要求，开展现场调查、职业病危害因素识别、现场采样、现场检测、样品管理、实验室分析、数据处理及应用、危害程度评价、防护措施及其效果评价、技术报告编制等职业卫生技术服务活动，如实记录技术服务原始信息，确保相关数据信息可溯源，科学、客观、真实地反映技术服务事项，并对出具的职业卫生技术报告承担法律责任。

5. 职业流行病学调查

职业流行病学是研究劳动条件对劳动者健康的影响，研究职业性疾病在职业人群中发生、发展、分布和控制的规律，探讨及确定职业有害因素对人的安全接触水平，为评价和制订卫生标准提供科学依据。职业卫生人员应经常深入生产实际，进行职业卫生现场调查，并运用流行病学方法，建立队列研究和病例对照研究人群，通过统计分析找到接触职业性有害因素与潜在发病之间的联系及一些尚未弄清的问题。

6. 职业健康培训

职业健康培训是提高用人单位职业病防治水平和劳动者职业健康素养的重要手段，是预防职业病危害、保障劳动者职业健康权益的重要举措，也是实现健康中国战略目标的重要基础性工作。既要加强从事职业卫生与职业病防治工作人员自身的培训工作，也要重视对领导层的开发，让企业负责人充分认识职业卫生工作的重要性，并依法开展生产。

任务 3　职业卫生与健康管理

职业病是可防可控的，是一个由量的积累到质的变化过程。控制职业病危害，应优先采用工程技术措施，使生产条件符合职业卫生要求，从根本上改善作业环境，使劳动者与有害因素的接触强度（浓度）控制在职业接触限值之内，必要时辅以个人防护措施。同时采取各项卫生保健措施，加强对劳动者的个人保护，增强对有害因素的抵抗能力。此外，配套各项管理措施，加强生产过程中的职业病防治管理，保障工程措施、个人防护措施和卫生保健措施的有效实施。

根据《中华人民共和国职业病防治法》，用人单位工作场所职业卫生与健康管理包括：指定或设置职业卫生管理机构、配备专（兼）职的职业卫生管理人员负责本单位的职业病防治工作；建立健全职业病防治责任制；建立健全各项职业卫生管理制度和岗位操作规程、职业卫生档案和职业健康监护档案、职业病危害因素监测及评价制度；对劳动者进行职业卫生教育培训，增强职业病危害防护能力；对有害作业场所经常进行检查，督促劳动者遵章守纪，严格执行操作规程和正确使用个人防护用品；制定职业病危害事故应急救援预案，配备救援人员和救援装备。

子任务 1　工作场所职业病危害因素管理

技能点 1　建设项目职业病防护设施"三同时"

建设项目职业病防护设施"三同时"，是指新建、改建、扩建和技术改造、技术引进建设项目（以下统称建设项目）可能产生职业病危害的，其运行过程中可能会存在或产生职业病危害，并可能会导致劳动者发生职业病时，该建设项目的职业病防护设施必须与主体工程同时设计、同时施工、同时投入生产和使用。一般包括职业病危害预评价、职业病防护设施设计、职业病危害控制效果评价及相应的评审。具体如下：

（1）对可能产生职业病危害的建设项目，建设单位应当在建设项目可行性论证阶段进行职业病危害预评价，编制预评价报告。

（2）存在职业病危害的建设项目，建设单位应当在施工前按照职业病防治有关法律、法规、规章和标准的要求，进行职业病防护设施设计。

（3）建设项目完工后，需要进行试运行的，其配套建设的职业病防护设施必须与主体工程同时投入试运行。试运行时间应当不少于30日，最长不得超过180日。建设项目在竣工验收前或者试运行期间，建设单位应当进行职业病危害控制效果评价，编制评价报告。

技能点 2　职业病危害因素的识别

职业病危害因素识别是职业卫生工作的首要环节，也是职业卫生工作者的一项基本工作。其目的是甄别生产过程中存在的职业病危害因素以及其时空分布。

1. 职业病危害因素的识别通则

在实际职业活动中，生产工艺过程复杂，多种物理、化学和生物因素并存及其之间相互作用，劳动过程形式多样，如何将生产工艺过程中可能存在的各种职业性有害因素全面、准确地筛选、识别，需要依据客观确切的证据以及进行一个科学的判断过程，这是一个动态且不断完善的过程，贯穿职业卫生工作的始终。

识别和鉴定某一因素是否是职业病危害因素在于判定该因素是否在职业活动中对职业人群健康、安全和作业能力造成不良影响。职业接触该因素引发、加重、加速了职业危害的发展。职业病危害因素是因，健康损害是果，职业病危害因素与职业危害之间存在因果联系，因而判定职业病危害因素的方法原理来自流行病学研究的因果关系判断。

2. 职业病危害因素的识别方法

1）类比法

类比法是利用与拟建项目类型相同的现有项目的职业病危害因素资料进行类推的识别方法。采用此法时，应重点关注识别对象与类比对象之间的相似性，如：

（1）工程一般特征的相似性，包括工艺路线、生产方法、原辅材料、产品结构等。

（2）职业卫生防护设施的相似性，包括有害因素产生途径、浓度（强度）与防护措施等。

（3）环境特征的相似性，主要包括气象条件、地理条件等。类比法是建设项目职业病危害预评价工作中最常用的识别方法。优点是通过对类比企业进行现场调查和实际检测后，可对职业病危害因素进行直观定性和定量描述。缺点是识别对象与类比对象之间因可能存在的生产规模、工艺路线、生产设备等差别，导致职业病危害因素的种类和危害程度存在差异。

此外在实际工作中，完全相同的类比对象是十分难找的。因此在进行类比定量识别时，应根据生产规模等工程与卫生防护特征、生产管理以及其他因素等实际情况进行必要的修正。

2）资料复用法

资料复用法是利用已完成的同类建设项目或从文献中检索到的同类建设项目的职业病危害资料进行类比分析、定量和定性识别的方法。该法属于文献资料类比的范畴，具有简便易行等优点，但可靠性和准确性难以控制。

3）经验法

经验法是依据其掌握的相关专业知识和实际工作经验，借助自身经验和判断能力对工作场所可能存在的职业病危害因素进行识别的方法。该方法主要适用于一些传统行业中采用传统工艺的工作场所的识别。优点是简便易行。缺点是识别准确性受评价人员知识面、经验和资料的限制，易出现遗漏和偏差。为弥补上述不足，可采用召开专家座谈会的方式交流意见、集思广益，使职业病危害因素识别结果更加全面、可靠。

4）检查表法

为了系统地识别工厂、车间、工段或装置、设备以及生产环境和劳动过程中产生的职业病危害因素，事先将要检查的内容以提问方式编制成表，以便进行系统检查的方法叫检查表法。它的应用可克服其他方法不系统、不全面、重点不突出等缺点，作为一种定性识别的方法有着广泛的用途。缺点是检查表的通用性差，对于不同行业、不同工艺的项目需要编制不同内容的检查表，且编制一张完整有效的检查表技术难度较大。该法适用于对传统行业传统工艺项目的识别，并应结合经验法一同使用。

5）工程分析法

工程分析法是对识别对象的生产工艺流程、生产设备布局、化学反应原理、所选原辅材料及其所含有毒杂质的名称、含量等进行分析，推测可能存在的职业病危害因素。在应用新技术、新工艺的建设项目，找不到类比对象与类比资料时，利用工程分析法来识别职业病危害因素最有说服力。

6）实测法

实测法是采用仪器对工作场所可能存在的职业病危害因素进行现场采样分析的方法。可用于对职业病危害因素的定量识别，用于对职业病危害因素的定性识别，用于建设项目职业病危害控制效果评价和工作场所职业病危害因素的定期监测与评价，同样也可用于建设项目职业病危害预评价。在建设项目职业病危害控制效果评价、工作场所职业病危害因素的定期监测与评价以及建设项目职业病危害预评价类比调查等工作中，通常对已知职业病危害因素进行采样测定，属定量识别范畴。而用先进仪器设备对工作场所可能存在的职业病危害因素进行定性分析，则属于定性识别范畴。如用气相色谱质谱分析仪对工作场所空气中的有害物质进行定性与定量分析，可以识别出来一些工程分析法、经验法等难以发现的有害因素。

实测法所得结果客观真实，往往是建设项目职业病危害评价结论和卫生监督结论的重要依据。缺点是投入的人力、物力大，时间长，测定项目不全或检测结果出现偏差时易导致识别结论的错误或遗漏。

7）理论推算法

理论推算法是一种职业病危害因素定量识别的方法。利用有害物扩散的物理化学原理或噪声、电磁场等物理因素传播与叠加原理定量推算有害物存在浓度（强度）。如利用毒物扩散数学模型可预测与毒物散发源一定距离的某工作地点的毒物浓度，可利用噪声叠加原理预测工房内增加噪声源后噪声强度的变化。

技能点 3　职业病危害因素检测

定期的工作场所职业病危害因素监测，目的在于及时了解职业病有害因素的产生、扩散和变化的规律，对劳动者职业健康的影响程度及对职业病防护设施的效果进行鉴定评价，有效预防和减少职业病发生，保障劳动者健康。

职业病危害因素定期检测是用人单位必须履行的法定义务。开展职业病危害因素定期检测，有利于用人单位及时掌握其工作场所职业病危害因素的种类及危害程度，并据此采取有针对性的防控措施保护劳动者职业健康。各级安全监管部门和相关用人单位要高度重视职业病危害因素定期检测工作，采取行之有效的举措，切实抓好落实。

短期来看，职业病危害因素检测增加了企业支出，但是用人单位做好职业病危害因素检测工作，可以从源头上预防、控制和消除建设项目产生的职业病危害，从而降低职业病风险和成本，直接或间接提高企业的经济效益。因职业病造成的经济损失与职业危害后期治理的投入远远高于职业病危害前期预防的资金投入。据调查分析，职业病造成的经济损失、职业病危害后期治理投入与前期预防职业病的资金投入之间的比例为 7∶4∶1。

1. 检测的要求和规范

《中华人民共和国职业病防治法》及其配套规章已经明确规定需要检测的职业病危害因素种类，同时要求：

（1）用人单位应当实施由专人负责的职业病危害因素日常监测，并确保监测系统处于正常运行状态。用人单位应当按照国务院卫生行政部门的规定，定期对工作场所进行职业病危害因素检测、评价。检测、评价结果存入用人单位职业卫生档案，定期向所在地卫生行政部门报告并向劳动者公布。

（2）职业病危害严重的用人单位，应当委托具有相应资质的职业卫生技术服务机构，每年至少进行一次职业病危害因素检测，每三年至少进行一次职业病危害现状评价。职业病危害一般的用人单位，应当委托具有相应资质的职业卫生技术服务机构，每三年至少进行一次职业病危害因素检测。

（3）用人单位在日常的职业病危害监测或者定期检测、现状评价过程中，发现工作场所职业病危害因素不符合国家职业卫生标准和卫生要求时，应当立即采取相应治理措施，确保其符合职业卫生环境和条件的要求；仍然达不到国家职业卫生标准和卫生要求的，必须停止存在职业病危害因素的作业；职业病危害因素经治理后，符合国家职业卫生标准和卫生要求的，方可重新作业。

（4）职业病危害因素检测，应严格按照国家规定的采样与检测规范与标准进行。对物理性有害因素，如噪声、高温、振动、辐射、紫外线、激光等，有《工作场所有害因素职业接触限值 第2部分：物理因素》和《工作场所物理因素测量》等职业卫生标准；对化学性有害因素，有《工作场所有害因素职业接触限值 第1部分：化学因素》《职业病危害因素分类目录》《工作场所空气有毒物质测定》《工作场所空气中粉尘测定》和《工作场所空气中有害物质监测的采样规范》等一些规范和标准。

企业不仅仅是谋取自身利益最大化的经济体，企业作为社会的细胞，是社会整体财富积累、社会文明进步、环境可持续发展的重要推动者。企业作为职业病防治的责任主体，对此负有不可推卸的责任。对于职业卫生健康安全工作，企业必须加以重视，加强职业卫生管理，定期开展职业病危害因素检测。

2. 工作场所空气中有害物质监测的类型及其采样要求

（1）评价监测。适用于建设项目职业病危害因素预评价、建设项目职业病危害因素控制效果评价和职业病危害因素现状评价等。在评价职业接触限值为时间加权平均容许浓度时，应选定有代表性的采样点，连续采样3个工作日，其中应包括空气中有害物质浓度最高的工作日。

在评价职业接触限值为短时间接触容许浓度或最高容许浓度时，应选定具有代表性的采样点，在一个工作日内空气中有害物质浓度最高的时段进行采样，连续采样3个工作日。

（2）日常监测。适用于对工作场所空气中有害物质浓度进行的日常的定期监测。在评价职业接触限值为时间加权平均容许浓度时，应选定有代表性的采样点，在空气中有害物质浓度最高的工作日采样1个工作班。

在评价职业接触限值为短时间接触容许浓度或最高容许浓度时，应选定具有代表性的采样点，在一个工作班内空气中有害物质浓度最高的时段进行采样。

（3）监督监测。适用于职业卫生监督部门对用人单位进行监督时，对工作场所空气中有害物质浓度进行的监测。在评价职业接触限值为时间加权平均容许浓度时，应选定具有代表性的工作日和采样点进行采样。

在评价职业接触限值为短时间接触容许浓度或最高容许浓度时，应选定具有代表性的采样点，在一个工作班内空气中有害物质浓度最高的时段进行采样。

（4）事故性监测。适用于对工作场所发生职业危害事故时进行的紧急采样监测。该情况应根据现场情况确定采样点。监测至空气中有害物质浓度低于短时间接触容许浓度或最高容许浓度为止。

技能点 4　职业病危害因素评价

职业病危害因素评价是利用现代采样与检验仪器设备，按照《中华人民共和国职业病防治法》及国家职业卫生标准要求，对生产过程中产生的职业病危害因素进行检验、识别与鉴定，调查职业病危害因素对接触人群健康产生的健康损害，评价工作场所作业环境、劳动条件的职业卫生质量，为制定国家职业卫生标准、职业病诊断标准和卫生防护措施，以及改善不良劳动条件、预防控制职业病、保障劳动者健康提供科学依据。职业病危害因素评价的首要任务是识别、评价、预测和控制工作场所、工作过程、劳动条件中存在的职业病危害因素，防止对劳动者健康产生损害。

工作场所职业病危害因素种类繁多，由于生产过程、操作方式及外界环境条件的不同，各种危害因素的浓度（强度）及其在时间、空间的分布状况不尽相同。此外，劳动者通常也只是在劳动时间内接触职业病危害因素，而且在一个工作班内可能不是连续不断接触职业病危害因素。因此，在同一工厂中，不同工作场所、不同工种所接触的职业病危害因素、接触水平及其所受危害程度不尽相同，需要对职业病危害因素进行细致的评价。《工业企业设计卫生标准》（GBZ 1—2010）、《工作场所有害因素职业接触限值》（GBZ 2.1—2019、GBZ 2.2—2007）等国家标准，是职业病危害因素评价的依据。

1. 化学毒物及粉尘接触水平评价

作业环境中职业病危害因素接触水平的评估，是职业病危害因素评价的重要组成部分。目前，多采用定点采样所得的空气中有害物质浓度的平均值及其波动范围作为评价指标。平均值的计算与表达随测定值的分布特征而异，通常可用算术平均数、几何平均数、中位数等表示。进行化学毒物与生产性粉尘的接触水平评价，需要充分理解《工作场所有害因素职业接触限值》及其正确使用说明，正确运用与评价。

2. 物理因素接触水平评价

职业性物理因素大都是以能量的方式作用于机体，这就决定了其对机体损伤程度与人体接受的总能量值有关，使得其卫生标准与化学因素卫生标准的内涵有着本质的区别。目前，化学因素卫生标准在我国应用的是最高允许浓度、时间加权平均允许浓度和短时间接触允许浓度，而物理因素对人体的影响与职业病危害因素的接触时间有直接关系，可以理解为是时间加权平均能量值。这在监测评价工作中应该注意，否则难以得出正确的评价结论。我国目前已公布了噪声、振动、紫外辐射、电磁辐射暴露限值和激光辐射等物理因素卫生标准，其评价指标和方法各不相同，可见相关的职业卫生标准。

子任务 2　作业人员健康管理

技能点 1　职业健康检查

职业健康检查包括上岗前、在岗期间、离岗时和应急的健康检查。用人单位应当建立健全职业健康监护制度，保证职业健康监护工作的落实。用人单位应当组织从事接触职业病危害作业的劳动者进行职业健康检查。劳动者接受职业健康检查应当视同正常出勤。职业健康检查的项目、周期按照《职业健康监护技术规范》（GBZ 188—2014）执行，放射工作人员职业健康检查按照《放射工作人员健康要求及监护规范》（GBZ 98—2020）等规定执行。

1. 上岗前职业健康检查

上岗前职业健康检查是指用人单位应安排将从事接触某种或某些职业病危害作业的人员，包括新招工进厂准备安排从事有害作业的人员、从无害岗位准备调到有害作业岗位的作业人员、从甲种有害作业岗位准备调到乙种有害作业岗位的人员、从事某些特殊作业的人员（如高温作业、潜水作业等）进行上岗前职业健康检查。特别是要对该岗位接触职业病危害因素作业、可能影响人体健康的相关项目进行检查。

根据检查结果，评价劳动者上岗前健康状况，鉴定是否有职业禁忌证，是否适合从事该工种作业，为劳动者上岗的岗位安排提供科学依据。同时，也为劳动者从事职业病危害因素作业之前的健康状况建立基础数据。

2. 在岗期间定期职业健康检查

在岗期间定期职业健康检查是指对已从事接触职业病危害的作业人员，即目前已在有害作业岗位的作业人员进行定期职业健康检查，属于第二级预防，是健康监护的主要内容。

定期健康检查的目的主要是早期发现职业病患者或疑似职业病患者或劳动者的其他健康异常改变，及时发现有职业禁忌证的劳动者。通过动态观察劳动者群体健康变化，评价工作场所职业病危害因素的控制效果。

定期健康检查的周期根据不同职业病危害因素的性质、工作场所有害因素的浓度或强度、目标疾病的潜伏期和防护措施等因素决定。

3. 离岗时的职业健康检查

离岗时的健康检查是指对已从事接触职业病危害的作业人员，即将离开有害作业岗位的人员进行健康检查。其主要目的是确定其在停止接触职业性有害因素时的健康状况，评价劳动者健康变化是否与职业病危害因素有关，明确诊断，对职业病患者依照国家有关规定给予待遇或赔偿。如最后一次在岗期间的健康检查是在离岗前的90日内，可视为离岗时检查。该检查属于第二级预防，也是健康监护的一个重要内容。

4. 应急的职业健康检查

应急的职业健康检查是指在发生急性职业病危害事故时对遭受或可能遭受急性职业病危害的人员进行的检查。其主要目的是了解、确定该事故对作业人员的健康是否遭受损害，一旦发现急性职业病病人或观察对象，应立即抢救治疗和观察。

（1）当发生急性职业病危害事故时，对遭受或者可能遭受急性职业病危害的劳动者，应及时组织健康检查。依据检查结果和现场劳动卫生学调查，确定危害因素，为急救和治疗提供依据，控制职业病危害的继续蔓延和发展。应急健康检查应在事故发生后立即开始。

（2）从事可能产生职业性传染病作业的劳动者，在疫情流行期或近期密切接触传染源者，应及时开展应急健康检查，随时监测疫情动态。

技能点 2　职业健康检查的内容及结果处理

职业健康检查的内容包括：职业健康检查项目、体检周期、职业健康检查报告、职业健康检查结果的处理等。

1. 职业健康检查项目

职业健康检查包括常规医学检查项目和特殊医学检查项目。常规医学检查项目是指作为基本健康检查和大多数职业病有危害因素的健康检查都需要进行的检查项目。特殊医学检查是针对特定的职业病危害因素所做的项目，例如接触噪声的要做听力测试，接触粉尘的要做高千伏X射线胸片等。

职业性健康体检项目具体按照《用人单位职业健康监护监督管理办法》《职业健康监护技术规范》（GBZ 188—2014）、《放射工作人员健康要求及监护规范》（GBZ 98—2020）中有关职工上岗前和在岗期间检查项目的规定执行。如果用人单位有特殊要求，可以协商增加检查项目。

2. 职业健康检查周期

体检周期，即职业健康体检的间隔时间（周期）。职业健康检查的周期由劳动者接触职业病危害因素的性质、工作场所有害因素的浓度或强度、目标疾病的潜伏期和防护措施等因素决定。职业健康检查机构应当依据《职业健康监护技术规范》（GBZ 188—2014）、《放射工作人员健康要求及监护规范》（GBZ 98—2020），结合用人单位提交的资料，来确定用人单位职业健康检查的项目和周期。如噪声作业检查周期：作业场所噪声8 h等效声级≥85 dB，1年1次；作业场所噪声8 h等效声级≥80 dB且<85 dB，2年1次。矽尘作业检查周期：①生产性粉尘作业分级Ⅰ级，2年1次；生产性粉尘作业分级Ⅱ级及以上，1年1次。②X射线胸片表现为观察对象者健康检查每年1次，连续观察5年，若5年内不能确诊为矽肺患者，按①款处理。矽肺患者原则每年检查

1次,或根据病情随时检查。煤尘作业检查周期:①生产性粉尘作业分级Ⅰ级,3年1次;生产性粉尘作业分级Ⅱ级及以上,2年1次。②X射线胸片表现为观察对象者健康检查每年1次,连续观察5年,若5年内不能确诊为煤工尘肺患者,按①款处理。煤工尘肺患者每1~2年检查1次,或根据病情随时检查。接触化学毒物作业如苯作业、汽油作业、氨作业、氮氧化物作业、正己烷作业、焦炉逸散物作业检查周期多为1年。

3. 职业健康检查报告

职业健康检查机构应根据相关规定和与用人单位签订的职业健康检查委托协议书,按时向用人单位提交职业健康检查报告。职业健康检查结果报告分为总结报告、个体结论报告和职业健康监护评价报告三种。职业健康检查报告和评价应遵循法律严肃性、科学严谨性和客观公正性。

(1)职业健康检查总结报告。体检总结报告是健康体检机构给委托单位(用人单位)的书面报告,是对本次体检的全面总结和一般分析,内容应包括:受检单位、职业健康检查种类、应检人数、受检人数、检查时间和地点、体检工作的实施情况,发现的疑似职业病、职业禁忌证和其他疾病的人数和汇总名单、处理建议等。个体体检结果可以一览表的形式列出花名册。

(2)职业健康检查个体结论报告。每个受检对象的体检表,应由主检医师审阅后填写体检结论并签名。体检发现有疑似职业病、职业禁忌证、需要复查者和有其他疾病的劳动者要出具体检结论报告,包括受检者姓名、性别、接触有害因素名称、检查异常所见、本次体检结论和建议等。个体体检结论报告应一式两份,一份给劳动者或受检者指定的人员,一份给用人单位。

根据职业健康检查结果,对劳动者个体的体检结论可分为以下5种:

① 目前未见异常:本次职业健康检查各项检查指标均在正常范围内。

② 复查:检查时发现与目标疾病相关的单项或多项异常,需要复查确定者,应明确复查的内容和时间。

③ 疑似职业病:检查发现疑似职业病或可能患有职业病,需要提交职业病诊断机构进一步明确诊断者。

④ 职业禁忌证:检查发现有职业禁忌的患者,需写明具体疾病名称。

⑤ 其他疾病或异常:除目标疾病之外的其他疾病或某些检查指标的异常。

(3)职业健康监护评价报告。职业健康监护评价报告是根据职业健康检查结果和收集到的历年工作场所监测资料及职业健康监护过程中收集到的相关资料,通过分析劳动者健康损害和职业病危害因素的关系,以及导致发生职业危害的原因,预测健康损害的发展趋势,对用人单位劳动者的职业健康状况做出总体评价,并提出综合改进建议。职业健康检查机构可根据受检单位职业健康监护资料的实际情况及用人单位的委托要求,协商决定是否出具职业健康监护评价报告。

模块 1　职业卫生与健康综述

4. 职业健康检查结果的处理

职业健康检查是用人单位对接触职业病危害因素的作业人员进行的连续动态健康检查，它同一般性体检的最大区别就在于职业健康检查的结果，要依据国家有关卫生法规和职业病诊断标准进行处理。

（1）目前未见异常。表明本次职业健康检查各项检查指标均在正常范围内，用人单位可以继续安排其从事目前岗位工作。

（2）复查。表明检查时发现与目标疾病相关的单项或多项异常，用人单位应当按照职业健康检查机构要求的时间，安排复查和医学观察。

（3）疑似职业病。职业健康检查发现疑似职业病或可能患有职业病，用人单位需要按照职业健康检查机构的建议，安排其进行医学观察或者职业病诊断并承担相关费用。期间，不得解除或终止与其订立的劳动合同。

（4）职业禁忌。有职业禁忌的劳动者，比一般职业人群更易于遭受职业病危害和罹患职业病。因此用人单位应当将其调离或者暂时脱离原工作岗位，不得安排其从事相关接触职业病危害因素的工作。

（5）其他疾病或异常。除目标疾病之外的其他疾病或某些检查指标的异常，与其所接触的职业危害无关，建议劳动者到综合性医院进一步复查诊治。

技能点 3　职业健康监护档案

职业健康监护是为及时发现劳动者的职业性健康损害，根据劳动者的职业接触史，对劳动者进行有针对性的定期或不定期的医学健康检查和健康相关资料的收集，连续性地监测劳动者的健康状况，分析劳动者健康变化与所接触的职业病危害因素的关系，并及时将健康检查和资料分析结果报告给用人单位和劳动者本人，以便及时采取预防和干预措施，保护劳动者健康。

职业健康监护档案是健康监护全过程的客观记录资料，是系统地观察劳动者健康状况的变化，评价个体和群体健康损害的依据，其特征是资料的完整性、连续性。

1. 劳动者职业健康监护档案

劳动者职业健康监护档案包括：
（1）劳动者职业史、既往史和职业病危害接触史。
（2）职业健康检查结果及处理情况。
（3）职业病诊疗等健康资料。

2. 用人单位职业健康监护档案

用人单位职业健康监护档案包括：
（1）用人单位职业卫生管理组织组成、职责。
（2）职业健康监护制度和年度职业健康监护计划。
（3）历次职业健康检查的文书，包括委托协议书、职业健康检查机构的健康检查总结报告和评价报告。

（4）工作场所职业病危害因素监测结果。

（5）职业病诊断证明书和职业病报告卡。

（6）用人单位对职业病患者、患有职业禁忌证者和已出现职业相关健康损害劳动者的处理和安置记录。

（7）用人单位在职业健康监护中提供的其他资料和职业健康检查机构记录整理的相关资料。

（8）卫生行政部门要求的其他资料。

3. 职业健康监护档案管理

用人单位应当依法建立职业健康监护档案，并按规定妥善保存。劳动者或劳动者委托代理人有权查阅劳动者个人的职业健康监护档案，用人单位不得拒绝或者提供虚假档案材料。劳动者离开用人单位时，有权索取本人职业健康监护档案复印件，用人单位应当如实、无偿提供，并在所提供的复印件上签章。职业健康监护档案应有专人管理，管理人员应保证档案只能用于保护劳动者健康的目的，并保证档案的保密性。

技能点 4 特殊人群的健康管理

1. 女职工的健康管理

随着社会的发展，女性职业人群在不断扩大，有些行业，如纺织、制衣、制鞋、电子等女职工的比率甚至高达70%以上。职业女性由于其特殊的生理特点及社会属性，面临更多的压力与健康风险，成为需要特殊关注的群体。

由于女性特殊的生理结构，职业病危害因素对女工生殖健康的影响是女性职业健康的主要问题。

工作场所中存在的众多有毒有害物质，对女工的呼吸、心血管、消化、血液等各系统都有影响。如长期接触高浓度的粉尘，容易造成尘肺、哮喘等；长期从事高噪声作业，可能引起听力系统的损伤；接触有机粘合剂后，对中枢神经系统造成影响；接触镍、镉等造成骨质疏松，患上骨软化症等。

《中国劳动者职业健康素养——基本知识和技能（2022年版）》第六条规定女职工依法享有月经期、孕期、产期、哺乳期等特殊生理时期的职业健康保护。健康是社会蓬勃发展的基础，我们倡导"要工作，也要健康"。我国先后制订或修订了《女职工劳动保护规定》《女职工禁忌劳动范围的规定》《女职工保健工作规定》等，这些重要法规对女职工保健提供了法律保证。

（1）女职工禁忌从事的劳动范围。矿山井下作业；森林业伐木、归楞及流放作业；《体力劳动强度分级》标准中第Ⅳ级体力劳动强度的作业；建筑业脚手架的组装和拆除作业，以及电力、电信行业的高处架线作业；连续负重（指每小时负重次数在6次以上）每次负重超过20 kg，间断负重每次负重超过25 kg的作业。

（2）月经期禁忌从事的劳动范围。食品冷冻库内及冷水等低温作业；《体力劳动强度分级》标准中第Ⅲ级体力劳动强度的作业；《高处作业分级》标准中第Ⅱ级（含Ⅱ级）以上的作业。

（3）备孕期禁忌从事的劳动范围。不得从事铅、汞、苯、镉等工作场所属于《有毒作业分级》标准中第Ⅲ、Ⅳ级的作业。

（4）怀孕期禁忌从事的劳动范围。作业场所空气中铅及其化合物、汞及其化合物、苯、镉、铍、砷、氰化物、氮氧化物、一氧化碳、二硫化碳、氯、己内酰胺、氯丁二烯、氯乙烯、环氧乙烷、苯胺、甲醛等有毒物质浓度超过国家卫生标准的作业；制药行业中从事抗癌药物及己烯雌酚生产的作业；作业场所放射性物质超过《放射防护规定》中规定剂量的作业；人力进行的土方和石方作业；《体力劳动强度分级》标准中第Ⅲ级体力劳动强度的作业；伴有全身强烈振动的作业，如风钻、捣固机、锻造等作业，以及拖拉机驾驶等；工作中需要频繁弯腰、攀高、下蹲的作业，如焊接作业；《高处作业分级》标准所规定的高处作业。

（5）哺乳期禁忌从事的劳动范围。《体力劳动强度分级》标准中第Ⅲ级体力劳动强度的作业；工作场所空气中铅及其化合物、汞及其化合物、苯、镉、铍、砷、氰化物、氮氧化物、一氧化碳、二硫化碳、氯、己内酰胺、氯丁二烯、氯乙烯、环氧乙烷、苯胺、甲醛等有毒物质浓度超过国家职业卫生标准的作业；工作场所空气中锰、氟、溴、甲醇、有机磷化合物、有机氯化合物浓度超过国家职业卫生标准的作业。

2. 未成年工的健康管理

所谓未成年工，是指年满16周岁，未满18周岁的劳动者。未成年工的特殊保护是指针对未成年人处于生长发育期的特点，以及接受义务教育的需要，依法采取的特殊劳动保护措施。对未成年人特殊保护的立法有：《中华人民共和国未成年人保护法》《中华人民共和国劳动法》《未成年工特殊保护规定》等。

（1）未成年工劳动禁忌范围。《中华人民共和国劳动法》第六十四条规定不得安排未成年工从事矿山井下、有毒有害、国家规定的第四级体力劳动强度的劳动和其他禁忌从事的劳动。另外，国家主管劳动保护的有关部门更具体地规定了未成年工劳动禁忌范围：①《生产性粉尘作业危害程度分级（以下用简称粉尘作业）》国家标准中（以下简称国标）第一级以上的粉尘作业（简称：一级以上的粉尘作业）。② 一级以上有毒作业。③ 二级以上的高处作业。④ 二级以上的冷水作业。⑤ 三级以上的高温作业。⑥ 三级以上的低温作业。⑦ 四级体力劳动强度的作业。⑧ 矿山井下及矿山地面采石作业。⑨ 森林业中的伐木、流放及守林作业。⑩ 工作场所接触放射性物质的作业。⑪ 有易燃易爆、化学性烧伤和热烧伤等危险性大的作业。⑫ 地质勘探和资源勘探的野外作业。⑬潜水、涵洞、涵道作业和海拔三千米以上的高原作业（不包括世居高原长期居住者）。⑭ 连续负重每小时在 6 次以上并每次超过 20 kg，间断负重每次超过 25 kg 的作业。⑮ 使用凿岩机、捣固机、气镐、气铲、铆钉机、电锤的作业。⑯ 工作中需要长时间保持低头、弯腰、上举、下蹲等强迫体位和动作频率每分钟大于50次的流水线作业。⑰ 锅炉司炉。

用人单位绝对不能安排其从事禁忌的工作，以保护未成年人的身体和心理健康。

（2）未成年工定期健康检查制度。《中华人民共和国劳动法》第六十五条规定，用人单位应当对未成年工定期进行健康检查。对未成年工的健康检查，在安排工作岗位之前健康检查一次。工作满一年的，健康检查一次。年满18周岁，距前一次体检时间已超过半年的，须健康检查一次。对未成年工的健康检查，应按法定《未成年工健康检查表》列出的项目进行。用人单位应根据未成年工的健康检查结果，安排其从事适合的劳动。对不能胜任原劳动岗位的，予以减轻劳动量或安排其他劳动。

（3）未成年工使用和特殊保护登记。用人单位招收使用未成年工，除符合一般用工要求外，还须向所在地的县级以上劳动行政部门办理登记。劳动行政部门根据《未成年工健康检查表》《未成年工登记表》，核发《未成年工登记证》。各级劳动行政部门须按有关规定，审核体检情况和拟安排的劳动范围。未成年工须持《未成年工登记证》上岗。

3. 视觉显示器终端作业人员的健康管理

视觉显示器终端作业（VDT）是指从事视觉显示器终端作业，包括计算机终端显示器、查对显示器、警戒显示器、读数显示器等。VDT极大地提高了工作效率，但也带来了若干有损健康的问题，如眼睛疲劳、职业性肌肉骨骼慢性疾患、职业性应激等。

（1）健康损害。有关调查表明，有68%～85%的VDT作业人员患有程度不一的眼睛疲劳，这种对眼睛的轻度损害，经过休息就可恢复正常。但累积到一定程度，便会有前额疼痛、鼻梁处不舒服、眼睛胀痛而流泪、视物模糊等症状。

职业性肌肉骨骼慢性疾患多发于打字员、接线员、收费员及编辑等人员。职业性肌肉骨骼疾患主要致因与静态负荷、动态负荷和执行某一操作任务的施力有关。

颈部或支持手臂活动的肌肉长时间不动，会产生静态负荷，到达一定程度时，就会使受累肌肉松弛与疲劳，很容易产生慢性肌肉松弛与疲劳和疼痛。

动态负荷主要作用在前臂、手腕、手和手指头上，当击键速度很快且连续作业时间很长（数小时）时，则可导致相应部位的肌肉疲劳。累及手、腕、颈、肩部肌肉和肌腱的一类职业性肌肉骨骼疾患，称之为重复性紧张劳损（RSI），多见于键盘操作人员。RSI大致包括腱炎、腱鞘炎、腱鞘囊肿、冻结肩等，最明显的特征是患处的紧张、疼痛及活动受限。

由职业活动引起的应激反应，称职业性应激。VDT作业人员中的职业性应激往往能引起一些严重的慢性病，如高血压、冠心病、胃肠炎、神经官能症、内分泌紊乱等。

（2）健康管理。对视觉显示器终端作业人员的健康管理可以从改善工作环境、改善室内微小气候、加强作业组织管理、VDT设备选用、改善作业姿势几个方面进行。例如室内照明及采光不要有明暗差，避免炫目。屏幕上的照度要控制在500 lux以下，文稿及键盘上的照度控制在300 lux到1000 lux之间。应设法减少屏幕、文稿及键盘亮度和周围表面的亮度差。日光可直射而入的明亮窗户，应加装百叶窗或窗帘。设法减少注视屏幕和操作键盘的时间，一般每天击键总时间不应多于4～5小时，击键率不宜超过10 000次/小时。连续作业时间宜取每次1～2小时的上限值，并要求在下次连续作业前有10～15分钟的休息，而且在连续作业时间内要安排1～2次的小休息。操作人员身体要靠椅子靠背，鞋底平放于地板上，上腕部近似垂直下垂，且在肘关节保持90°或以上的角度，手指自然击键。

模块 1　职业卫生与健康综述

作　业

1. 根据《中华人民共和国职业病防治法》，职业病是指企业、事业单位和个体经济组织的劳动者在（　　）中，因接触粉尘、放射性物质和其他有毒、有害物质等因素而引起的疾病。

   A. 生产活动　　　　　　　　　B. 职业活动
   C. 劳动活动　　　　　　　　　D. 工作活动

2. 职业病指（　　）。

   A. 劳动者在工作中所患的疾病
   B. 工人在职业活动中引起的疾病
   C. 工人在劳动过程中因接触粉尘、有毒、有害物质而引起的疾病
   D. 用人单位的劳动者在职业活动中，因接触粉尘、放射性物质和其他有毒、有害物质等因素而引起的疾病

3. 职业活动中存在的各种有害的（　　）以及在作业过程中产生的其他职业有害因素统称职业病危害因素。

   A. 粉尘、物理、化学因素
   B. 粉尘、物理、放射
   C. 物理、化学因素、生物因素
   D. 粉尘、物理、生物因素

4. 职业病危害因素作用于人体时，所产生的危害与接触剂量（强度）有关，也就是说存在（　　）关系。

   A. 剂量　　　　　　　　　　　B. 效应
   C. 对应　　　　　　　　　　　D. 剂量—效应

5. 职业健康监护的目标是（　　）。

   A. 监视职业病及职业健康损害的发生、发展规律
   B. 早期发现职业病、职业相关疾病及职业禁忌证
   C. 评价作业环境与职业危害的关系和危害程度
   D. 评价预防和干预措施的效果

6. 应进行上岗前检查的是（　　）。

   A. 即将从事需要开展强制性职业健康监护的职业病危害因素作业的新录用人员
   B. 变更工作岗位、工作内容人员
   C. 因各种原因较长时期脱离工作又重新返回工作岗位的人员
   D. 以上都是

7. 职业健康检查应当包括（　　）。

   A. 上岗前
   B. 在岗期间
   C. 离岗时和应急的健康检查
   D. 上岗前、在岗期间、离岗时职业健康检查

8. 用人单位不得安排（　　）的女职工从事对本人和胎儿、婴儿有危害的作业。
   A. 月经期　　　　　　　　　　B. 婚期
   C. 孕期　　　　　　　　　　　D. 孕期、哺乳期

9. 劳动者离开用人单位时，（　　）本人的健康档案。
   A. 有权索取　　　　　　　　　B. 无权索取
   C. 有权要求复印　　　　　　　D. 无权要求复印

10. 2013 年 12 月 23 日，国家卫生计生委、人力资源社会保障部、安全监管总局、全国总工会 4 部门联合印发《职业病分类和目录》。该文件将职业病分为 10 大类（　　）种。
    A. 130　　　　B. 131　　　　C. 132　　　　D. 133

11. 对从事接触职业病危害因素作业的劳动者进行职业健康监护是（　　）的职责。
    A. 劳动者　　　　　　　　　　B. 用人单位
    C. 职业健康监护机构　　　　　D. 卫生行政部门

12. 如最后一次在岗期间的健康检查是在离岗前的（　　）日内，可视为离岗时检查。
    A. 30　　　　　B. 60　　　　　C. 90　　　　　D. 120

13. 正己烷的健康检查周期为（　　）。
    A. 1 年　　　　B. 半年　　　　C. 2 年　　　　D. 3 年

14. 苯（接触工业甲苯、二甲苯参照执行）的健康检查周期为（　　）。
    A. 1 年　　　　B. 半年　　　　C. 2 年　　　　D. 3 年

模块 2  粉尘的危害与防护

生产性粉尘的来源很多，几乎所有的工农业生产过程中均可产生粉尘，严重影响职业人群的身体健康。本模块讲述粉尘的危害与防治，主要内容包括生产性粉尘的来源与分类、粉尘的主要危害及其测定；提出生产性粉尘的防治措施；熟悉尘肺病的种类与特点，并提出预防措施。

知识目标

1. 了解生产性粉尘的来源与分类。
2. 了解生产性粉尘的主要危害。
3. 了解生产性粉尘的个体防护。

能力目标

1. 掌握生产性粉尘的测定方法。
2. 掌握生产性粉尘的防治措施。
3. 掌握尘肺病的防治措施。

素质目标

1. 养成良好的个人卫生习惯。
2. 提升粉尘防治的安全意识和自我意识。

任务 1　生产性粉尘的来源与分类

粉尘是指悬浮在空气中的固体微粒，即在人类生产活动中，如矿山开采、粉碎、金属切削、研磨、电焊、铸造等过程中产生的，能够较长时间悬浮在生产环境中的固体颗粒。劳动者如果长期在生产环境中吸入生产性粉尘，就可能产生以肺部纤维组织增生为主要病理转变的全身性疾病，称为尘肺。这类疾病在我国已成为对劳动者危害最大的职业病。

子任务 1　生产性粉尘的来源

技能点 1　生产性粉尘的概念

1. 粉　尘

粉尘（dust）是指悬浮在空气中的固体微粒，可以在自然环境中天然生成，或在生产和生活中由于人为原因而生成。国际标准化组织规定，粒径小于 75 μm 的固体悬浮物定义为粉尘。在大气中粉尘的存在是保持地球温度的主要原因之一，粉尘也是大气环境中涉及面广、危害重的一种污染物，大气中的粉尘过多或过少都会对环境产生灾难性的影响。

2. 生产性粉尘

生产性粉尘（industrial dust）是指在生产中形成的，并能长时间悬浮在空气中的固体微粒。许多生产性粉尘在形成之后，表面往往还能吸附其他的气态或液态有害物质，成为其他有害物质的载体。

3. 总粉尘

我国国标将其定义为"可进入整个呼吸道（鼻、咽和喉、胸腔支气管、细支气管和肺泡）的粉尘"，简称总尘。

4. 呼吸性粉尘

呼吸性粉尘是指沉积在肺泡区的粉尘。

技能点 2　生产性粉尘的来源

1. 存在生产性粉尘的主要行业

（1）矿山开采。金属矿山和煤矿的风钻、爆破。
（2）金属冶炼。矿石粉碎、筛分。
（3）机械制造。铸造、打磨。
（4）建筑材料。各种材料的开采、碾磨。
（5）隧道开凿、爆破、运输等。

我国生产性粉尘危害最严重的行业：煤炭、冶金、有色金属、建材、机械。

新兴的生产性粉尘危害行业：珠宝加工、集装箱电焊、牙齿整形。

2. 生产性粉尘的来源

生产性粉尘的来源很多，几乎所有的工农业生产过程中均可产生粉尘，有些工艺产生的粉尘浓度还很高，严重影响职业人群的身体健康。其主要来源有：

（1）化工行业。维修过的电焊、研磨、树脂、染料等的干燥、包装和储运，橡胶加工中炭黑、滑石粉等。
（2）冶金工业。原料准备、矿石粉碎、筛分、选矿、配料、运输等。

（3）新型材料。新型颗粒和纤维性粉尘，如由碳化硅、硼、碳、氧化锆和氧化铝等制成的高性能陶瓷纤维。

（4）其他行业。耐火材料、玻璃、水泥、陶瓷等工业的原料加工、打磨、包装；皮毛、纺织工业的原料处理；颗粒原料的加工处理、包装等过程。

子任务 2　粉尘的分类

技能点 1　生产性粉尘的分类

1. 按粉尘微粒的粒径大小分类

（1）粗尘。粒径>40 μm，空气中易沉降。

（2）细尘。粒径 10～40 μm，肉眼可见，在静止空气加速沉降。

（3）微尘。粒径 0.25～10 μm，光学显微镜可见，在静止空气等速沉降。

（4）超微尘。粒径<0.25 μm，电子显微镜观察，扩散运动。

2. 按粉尘的粒径组成范围划分

（1）全尘。也叫总粉尘，各种粒径的粉尘之和，粒径 100 μm 以下所有尘粒。

（2）呼吸性粉尘。指粒径在 5 μm 以下的能进入人体肺泡区的颗粒物。

3. 按粉尘的存在状态划分

（1）浮游粉尘。悬浮于空气中。

（2）沉积粉尘。从空气沉降下来的粉尘。

4. 按粉尘的性质及来源分类

（1）无机粉尘。无机粉尘包括：矿物性粉尘，如石英、石棉、滑石、煤等；金属性粉尘，如铁、锡、铝、锰、铅、锌等及其化合物；人工无机粉尘，如金刚砂、水泥、玻璃纤维等。

（2）有机粉尘。有机粉尘包括：动物性粉尘，如毛、丝、骨粉尘等；植物性粉尘，如棉、麻、草、甘蔗、亚麻、谷物、木茶粉尘等；人工有机粉尘，如有机农药、有机染料、合成树脂、合成橡胶、人造有机纤维粉尘等。

（3）混合性粉尘。混合性粉尘是上述各类粉尘，以两种以上物质混合形成的粉尘，在生产中这种粉尘最多见。

5. 按致尘肺类型分类

（1）矽尘：含游离二氧化硅的粉尘。

（2）硅酸盐尘：石棉、滑石、云母、水泥。

（3）炭尘：煤尘、炭黑、石墨、活性炭。

（4）金属尘：铁尘、铝尘。

（5）混合性尘：陶土尘、电焊尘、铸造尘。

6. 按职业病危害因素分类

按照《职业病危害因素分类目录》(国卫疾控发〔2015〕92号),粉尘可分为矽尘(游离 SiO_2,含量≥10%)、煤尘、石墨粉尘、炭黑粉尘、石棉粉尘、滑石粉尘等52种职业病危害因素。

技能点 2　生产性粉尘的理化特性及其卫生学意义

1. 粉尘的化学成分

化学成分不同对人体的作用也不同。据其化学成分不同可分别致纤维化、致癌、中毒和致敏作用。

(1) 致纤维化作用。含有游离二氧化硅的粉尘,可引起矽肺,而且含矽量越高,病变进展越快,危害性就越大。

(2) 致癌作用。石棉尘可引起石棉肺。

(3) 中毒作用。假如粉尘含铅、锰等有毒物质,吸收后可引起相应的全身铅、锰中毒。

(4) 致敏作用。铍、铅粉尘导致过敏性哮喘或肺炎。

2. 粉尘浓度和接触时间

生产环境中的粉尘浓度越高,暴露时间越长,进入人体内的粉尘剂量越大,对人体的危害就越大。

3. 分散度

分散度是指物质被粉碎的程度。常以粉尘粒径大小的数量或质量百分组成表示。较小粒径的颗粒所占百分比越大,分散度越高,对人体的危害越大。

粉尘被吸入机体的概率与粉尘分散度有关。不同直径粉尘在静止空气中沉降时间及侵害部位如表 2-1 所示。

表 2-1　不同直径粉尘在静止空气中的沉降时间及侵害部位

粉尘直径(μm)	在静止空气中降落 10 cm 所需要时间(s)	到达呼吸系统的部位
100	3.3	被阻留在鼻腔、气管
10	51.0	上呼吸道、部分达到小支气管
5	324.0	大部分达到小支气管、部分达到肺泡
1	324 000.0	80%~90%达到肺泡

4. 硬　度

坚硬且外形尖锐的尘粒可能引起呼吸道黏膜的机械性损伤。进入肺泡的尘粒,由于体积和质量小,肺泡环境湿润,并受肺泡表面活性物质影响,有对肺泡的机械损伤作用。硬度越大的粉尘,对呼吸道黏膜和肺泡的物理损伤越大。

5. 溶解度

有毒粉尘如铅、砷等，溶解度越高，毒作用越强。相对无毒尘如面粉，溶解度越高，作用越低。石英尘很难溶解，故会在体内持续产生危害作用。

6. 荷电性

固体物质在被粉碎和流淌的过程中，相互摩擦或吸附空气中的离子而带电，漂移在空气中的粉尘有 90%～95%的带正电或带负电，同性电荷相排斥，异性电荷相吸引，带电尘粒易在肺内阻留，危害大。

7. 爆炸性

爆炸性是高分散度的煤、糖、面粉、亚麻、硫磺、铝、锌等可燃性粉尘所特有的。当空气中粉尘浓度达到爆炸极限时，遇到明火、电火花和放电时会爆炸，导致人员伤亡和财产损失，加重危害。煤尘的爆炸极限是 35 g/m^3、面粉、铝、硫磺是 7 g/m^3、糖为 10.3 g/m^3。

能引起粉尘爆炸的都是可燃性粉尘，可燃性粉尘一般分为三大类：

（1）金属粉尘，如铅粉、镁粉等。

（2）可燃矿物粉尘，如煤粉。

（3）有机物粉尘，如亚麻粉尘、木粉、纸粉、烟草和谷物粉尘等。

子任务 3　粉尘的危害及测定

技能点 1　生产性粉尘的危害

1. 粉尘对生产工程的危害

生产中各类粉尘可降低光照度；导致机器被粉尘沾污或其转动部件被磨损；使机器卡住，降低工作精度，甚至造成机器报废。粉尘还可降低集成电路、化学试剂、精密仪表、微型电机等的产品质量，会影响室内作业的视野。爆炸性粉尘如煤尘、铝尘、谷物粉尘在一定条件下会发生爆炸，造成经济损失和人员伤亡。

2. 粉尘对大气环境的污染

粉尘排放于大气中可引起大气污染。

3. 粉尘能够产生爆炸事故

1）粉尘爆炸的概念

（1）粉尘爆炸：指可燃性固体粉尘或可燃性液体的雾状液滴分散于空气或其他助燃气体中，当其浓度达到爆炸极限时，接受相当的点火能量所必然发生的一种爆炸现象。

（2）粉尘的二次爆炸：粉尘爆炸一般发生在工作场所的局部，初始爆炸（原爆）冲击波和火焰向四周传播时，会引起周围的积尘，形成处于可爆范围的粉尘云，造成二次爆炸。如图 2-1 所示。

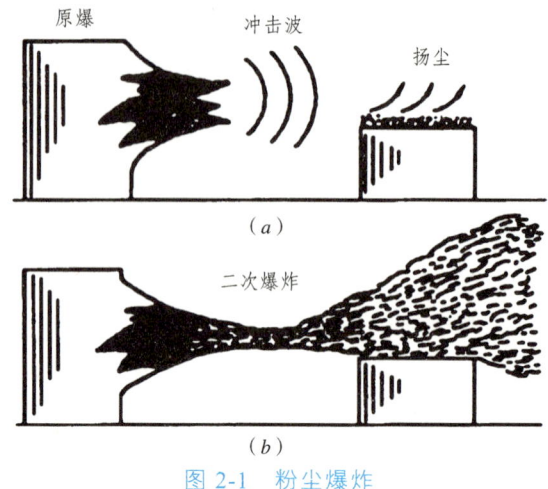

图 2-1　粉尘爆炸

（3）多次爆炸：指随着爆炸引起极大的震动，沉积在不同部位的粉尘扬起，形成多个粉尘云，从而产生连环爆炸。

2）粉尘爆炸的五个要素

粉尘爆炸的五个要素如图 2-2 所示。

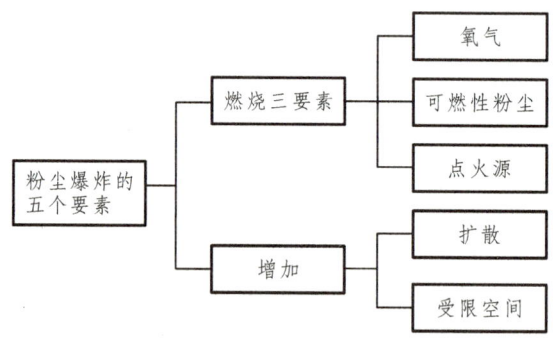

图 2-2　粉尘爆炸五要素

（1）氧气：一定的氧含量是粉尘燃烧的基础。

（2）可燃性粉尘：一定浓度或数量。

（3）点火源：达到 MIE（10～50 mJ），能使局部粉尘云的温度发生突变形成火焰的高温热源。

（4）扩散：粉尘必须处于悬浮状态，即粉尘云状态，这样可以增加气固接触面积，加快反应速度。

（5）受限空间：粉尘云要处在相对封闭的空间，压力和温度才能急剧升高，继而发生爆炸。

3）容易发生粉尘爆炸的生产工艺

（1）粉碎过程：由于机械力的作用会扬起大量粉尘，设备内悬浮的粉尘往往处于爆炸浓度范围之内。且各种力的作用更容易产生摩擦、撞击火花、静电等点火源，导致粉尘爆炸的发生。

（2）气固分离过程：在风力作用下，分离器内的粉尘均处于悬浮状态，此时，如存在足够能量的点火源，爆炸事故就会不可避免地发生。

（3）干式除尘过程：除尘前粉尘是处于悬浮状态的，粘附在滤材上的粉尘在清灰状态下也处于悬浮状态。若恰好有足够能量的点火源，将发生粉尘爆炸事故。

（4）干燥过程：使用喷雾、气流或沸腾干燥器干燥颗粒状物料或物料时，设备内形成的可燃粉尘——空气混合物的爆炸事故在生产实践中时有发生。

（5）输送过程：气力输送过程中，工业粉尘处于蓬松的悬浮状态，已具备粉尘爆炸的主要条件，如果有合适的点火源则极其危险，并且输送管线与分离和除尘设备相连，极易引起二次爆炸，造成更大的伤亡和损失。

（6）清扫、吹扫过程：生产过程中粉尘难免要从设备中逸出，这些粉尘堆积在厂房及设备表面，若不及时清除，在达到一定浓度并且飞扬起来之后，很容易造成爆炸事故，并且在清扫过程中，也极易粉尘飞扬，形成悬浮爆炸条件。

4. 粉尘对人体的危害

所有不溶或难溶的粉尘对身体都是有害的，生产性粉尘根据其理化特性和作用特点不同，可引起不同疾病。

1）呼吸系统疾病

（1）尘肺：在生产环境中长期吸入粉尘导致的肺纤维化为主的一类疾病。

（2）粉尘沉着症：有些生产性粉尘（如锡、钡、铁等）吸入人体后，沉积于肺组织，呈现一般异物反应，可继发轻微的纤维性改变，对健康无明显危害，脱离粉尘作业后，病变无进展，X线胸片阴影可逐渐消退。

（3）有机粉尘引起的肺部疾病：吸入棉、亚麻、大麻等粉尘可引起棉尘症；吸入被霉菌、细菌或血清蛋白污染的有机粉尘可引起职业性变态反应性肺泡炎；吸入聚氯乙烯、人造纤维粉尘可引起非特异性慢性阻塞性肺病等。

（4）呼吸系统肿瘤：石棉、放射性矿物、镍、铬、砷等粉尘均可致肺部肿瘤。

（5）其他呼吸系统疾病：如粉尘性支气管炎、肺炎、哮喘性鼻炎、支气管哮喘等。

2）局部作用

粉尘作用于呼吸道黏膜，易引起其功能亢进，黏膜下毛细管扩张、充血，黏液腺分泌增加，阻留更多粉尘，久之酿成肥大性病变，然后由于黏膜上皮细胞营养不足，最终造成萎缩性病变，呼吸道抵御能力下降。体表长期接触粉尘还可导致堵塞性皮脂炎、粉刺、毛囊炎、脓皮病等。金属磨料可引起眼角膜损伤、浑浊。沥青粉尘可引起光感性皮炎，还可引起眼睛及皮肤的病变。如在阳光下接触煤焦油、沥青粉尘时可引起眼睑水肿和结膜炎。粉尘落在皮肤上可堵塞皮脂腺而引起皮肤干燥，继发感染时可形成毛囊炎、脓皮病等。有些纤维状结构的矿物性粉尘，如玻璃纤维和矿渣棉粉尘，长期作用于皮肤可引起皮炎。也有一些腐蚀性和刺激性的粉尘，如砷、铬、石灰等粉尘，作用于皮肤可引起某些皮肤病变和溃疡性皮炎。

3）中毒作用

吸入铅、砷、锰等粉尘可在呼吸道黏膜很快溶解吸收，导致中毒。

技能点 2　生产性粉尘的测定

1. 工作场所空气中粉尘测定的意义

（1）了解生产场所粉尘的危害程度。
（2）评价工人实际接触的粉尘量。
（3）对照工作场所空气中粉尘接触限值进行建设项目评价，开展粉尘控制。
（4）进行职业卫生监督。

2. 工作场所空气中粉尘测定内容

（1）粉尘浓度的测定，包含总粉尘浓度测定和呼吸性粉尘浓度测定。
（2）粉尘中游离二氧化硅含量测定。
（3）粉尘分散度测定。
（4）石棉纤维计数浓度测定。

3. 总粉尘浓度测定方法

1）粉尘浓度测定的概念
（1）粉尘浓度：单位体积空气中所含粉尘的质量或数量。
（2）质量浓度：单位体积内粉尘的质量，mg/m^3。
（3）数量浓度：单位体积内粉尘的个数，f/cm^3。
（4）短时间接触浓度 CSTEL：短时间（15 min）测定的粉尘浓度。
（5）时间加权平均浓度 CTWA：以时间为权数规定的 8 小时工作日的平均浓度。

2）滤膜质量法测定原理

用已知质量的测尘滤膜采集含尘空气，由采样后的滤膜增量和采气量，计算出空气中总粉尘的浓度。计算公式如下：

$$粉尘浓度 = \frac{滤膜采样前后质量差}{流量 \times 采样时间} \qquad （公式 2\text{-}1）$$

3）总粉尘测定使用的器材
（1）滤膜：过氯乙烯滤膜或其他测尘滤膜。
（2）滤膜厚度：
粉尘浓度 ≤ 50 mg/m^3 时，用直径 37 mm 或 40 mm 的滤膜；
粉尘浓度 > 50 mg/m^3 时，用直径 75 mm 的滤膜；
（3）粉尘采样夹：安装直径 37 mm、40 mm 或 75 mm 的滤膜。
（4）粉尘采样器：
个体采样时用流量 1～5 L/min 的粉尘采样器，3.5 L/min；
定点采样时用流量 5～80 L/min 的粉尘采样器，15～20 L/min。

（5）分析天平：感量 0.1 mg 或 0.01 mg。

（6）秒表或其他计时器。

（7）干燥器：内盛变色硅胶。

（8）镊子。

（9）除静电器。

4）采样方法

（1）定点采样：将粉尘采样器安置在选定的采样点，在劳动者呼吸带高度处进行采样。有风流影响时，应在作业地点下风侧或回风侧采样。

（2）短时间采样：将装好滤膜的粉尘采样夹，在采样点的呼吸带高度以固定流量采集 15 min 空气样品。

（3）长时间采样：将装好滤膜的粉尘采样夹，在采样点呼吸带高度以固定流量采集一个工作班的空气样品。

（4）个体采样：将个体粉尘采样器佩戴在采样对象身上，其采样头进气口处于呼吸带高度进行的采样。

5）粉尘测定采样点的选择

原则：反映粉尘的危害和作业者的接触。《工作场所空气中有害物质监测的采样规范》（GBZ 159—2004）中规定，粉尘测定采样应在劳动者呼吸带高度处进行。有风流影响时，应在作业地点下风侧或回风侧采样。必须包括粉尘浓度最高和接尘时间最长点。

6）总粉尘样品的采集步骤

（1）滤膜的准备：

① 干燥：称量前，将滤膜置于干燥器内 2 h 以上。

② 称量：用镊子取下滤膜的衬纸，将滤膜通过除静电器，除去滤膜的静电，在分析天平上准确称量。在衬纸上和记录表上记录滤膜的质量和编号。将滤膜直接安装在采样头上。

③ 安装：滤膜毛面应朝进气方向，滤膜放置应平整，不能有裂隙或褶皱。

（2）样品的采集：

① 采样前对工作现场进行调查，选择有代表性的工作点或采样对象。

② 根据确定的采样方案，按照采样器开始采样。

③ 长时间采样的过程中，要防止滤膜过载。若有过载可能，应及时更换采样滤膜。

（3）样品的运输和保存：

采样后，取出滤膜，将滤膜的接尘面朝里对折两次，置于清洁容器内；或将滤膜或滤膜夹取下，放入原来的滤膜夹中。室温下运输和保存。携带运输过程中应防止粉尘脱落或二次污染。

（4）样品的称量：

样品带回实验室后，将采样后的滤膜置于干燥器内 2 h 以上，除静电后，在分析天平上准确称量。

滤膜上总粉尘的增量（Δm）要求：无论定点采样、个体采样时，Δm 不得小于 0.1 mg，不得大于 5 mg；特殊情况时，Δm 也不能超过 10 mg。

7）粉尘浓度的计算

个体采样按如下公式计算空气中总粉尘的 CTWA 浓度：

$$C_{TWA} = \frac{m_2 - m_1}{Q \times t} \times 1\,000 \qquad \text{（公式 2-2）}$$

式中：C 指空气中总粉尘的浓度（mg/m³），m_2 指采样后的滤膜质量（mg），m_1 指采样前的滤膜质量（mg），Q 指采样流量（L/min），t 指采样时间（min）。

4. 呼吸性粉尘浓度测定方法

1）呼吸性粉尘浓度测定原理

空气中粉尘通过采样器上的预分离器，分离出的呼吸性粉尘颗粒采集在已知质量的测尘滤膜上，由采样后的滤膜增量和采气量，计算出空气中呼吸性粉尘的浓度。

2）测定使用器材

（1）滤膜：过氯乙烯滤膜或其他测尘滤膜。

（2）呼吸性粉尘采样器：主要装置包括预分离器、泵和流量计。采样流量根据使用的预分离器确定，2～10 L/min。

（3）预分离器：对粉尘粒子的分离性能应符合空气动力学直径均在 7.07 μm 以下，且直径 5 μm 的粉尘粒子的采集率为 50% 的要求。

（4）分析天平：感量 0.01 mg。

（5）秒表或其他计时器。

（6）干燥器：内盛变色硅胶。

（7）镊子。

（8）除静电器。

3）样品的采集

采样点的选择和采样步骤同总粉尘浓度测定。

不同点：无论是定点采样还是个体采样，Δm 不得小于 0.1 mg，不得大于 5 mg。

5. 粉尘分散度测定

粉尘分散度测定方法有滤膜溶解涂片法和自然沉降法。

1）滤膜溶解涂片法

（1）原理：将采集有粉尘的过氯乙烯滤膜溶于有机溶剂中，形成粉尘颗粒的混悬液，制成标本，在显微镜下测量和计数粉尘的大小及数量，计算不同大小粉尘颗粒的百分比。

（2）使用仪器：

① 瓷坩埚或烧杯，25 mL。

② 载物玻片，75 mm×25 mm×1 mm。

③ 显微镜。

④ 目镜测微尺。

⑤ 物镜测微尺：它是一标准尺度，其总长为 1 mm，分为 100 等分刻度，每一分度值为 0.01 mm，即 10 μm。

（3）试剂：乙酸丁酯，化学纯。

（4）操作步骤：将采有粉尘滤膜放入烧杯中，加入 1~2 mL 乙酸丁酯，用玻璃棒充分搅拌，制成均匀的粉尘混悬液；立即用滴管吸取 1 滴，滴于载物玻片上；用另一载物玻片成 45°角推片，待自然挥发，制成粉尘（透明）标本，贴上标签，注明样品标识。

2）自然沉降法

（1）原理：将含尘空气采集于沉降器内，使尘粒自然沉降在盖玻片上，制备标本，在显微镜下计测。

（2）使用仪器：格林沉降器、显微镜、目镜及物镜测微计。

（3）操作步骤：将盖玻片放在沉降器的凹槽内，将含尘空气置于沉降器的圆筒内。水平静止 3 小时后，取出盖玻片，制备粉尘样品。测定粉尘粒子分散度时，自然沉降法与滤膜溶解涂片法的分散度计数方法相同。

任务 2　生产性粉尘的防护

子任务 1　尘源的控制与隔离

技能点 1　对粉尘发生源的治理

1. 消除或减弱粉尘发生源

在工艺和物料方面选用不产生粉尘的工艺，选用无危害或少危害的物料，是消除或减弱粉尘危害的根本途径，即通过工艺和物料选用消除粉尘发生源。例如，用树脂砂替代铸造型砂，用湿法生产工艺代替干法生产工艺（如水磨代替干磨，水力清理、电液压清理代替机械清理，使用水雾电弧焊等）。

2. 增设吸尘净化设备

依据粉尘的性质、浓度、分散度和发生量，采用相适应的除尘、净化设备消除和净化空气中的粉尘，并防止二次扬尘。

技能点 2　粉尘的防护措施

粉尘引起的职业病危害主要是尘肺。尘肺类职业病的起因是劳动者长期工作在生产性粉尘浓度较大的场所，吸入的粉尘在体内（肺部）沉淀所致。尘肺类职业病包括：矽肺、煤工尘肺、石墨尘肺、炭墨尘肺、石棉肺、滑石尘肺、水泥尘肺、云母尘肺、陶工尘肺、铝尘肺、电焊工尘肺、铸工尘肺。尘肺病症状：尘肺病是危害健康最为严重的职业病，发病率较高，病人痛苦。尘肺病无特异的临床表现，多与合并症有关，如咳嗽、咳痰、胸痛、呼吸困难、咯血等。

防尘措施是防止生产性粉尘危害所采取的技术措施、组织措施和医疗预防措施。综合防尘和降尘措施可以概括为"革、水、密、风、护、管、教、查"八字方针，对控制粉尘危害具有指导意义。

1. 革

"革"即工艺改革和技术革新。这是消除粉尘危害的根本途径，常以达到以下目的作为改革的重点。

（1）减少原料中含矽量，或以不含矽的材料代替。

（2）生产机械化、连续化、自动化，以减少尘源。为密闭尘源、采取通风除尘措施创造条件。

（3）减轻体力劳动，减少粉尘飞扬。

（4）减少工人与粉尘的接触。

2. 水

"水"即湿式作业。可防止粉尘飞扬，降低环境粉尘浓度。

3. 密

"密"指将尘源密闭。对产生粉尘的设备，尽可能在通风罩中密闭，并与排风结合，经除尘处理后再排入大气。

4. 风

"风"即通风除尘。加强通风及抽风措施，在密闭、半密闭发尘源的基础上，采用局部抽出式机械通风，将工作面的含尘空气抽出，并可同时采用局部送入式机械通风，将新鲜空气送入工作面。

5. 护

"护"即加强个人防护，是对防、降尘措施的补充，特别在技术措施未能达到的地方必不可少。如佩戴防尘口罩、防尘安全帽、隔绝式压风呼吸器、防尘服，使用护肤霜和皮肤清洗液；不在工作场所进食吸烟，注意个人卫生；回家前将工作服换下彻底洗净；吃食物前一定先洗干净手；等等。

6. 管

"管"即加强对粉尘及尘肺病人的管理。对防尘操作制度、设备维护检修制度、合理调配劳动组织等加强管理。如先开防尘设备后工作，先戴口罩后进车间，先检查后接班等。

7. 教

"教"指加强宣传教育，即宣传国家政策、普及防尘知识。目的是配合医务人员，共同搞好尘肺的防治工作。

8. 查

"查"即查尘和查体，及时检查、评分和总结。

（1）查尘：定期测定粉尘浓度，及时发现超标的粉尘，以便采取有效措施，控制粉尘浓度。

呼吸性粉尘中含 80% 以上的游离二氧化硅时间加权平均容许浓度的接触上限值为 0.2 mg/m^3。

（2）查体：就业前体检和定期体检。

（3）就业前体检目的：发现就业禁忌证。活动型的肺结核、各种严重的呼吸道疾患、显著影响肺功能的胸部疾病以及严重的心血管系统疾病等，均不得从事接尘作业。

（4）定期体检的检查期限：作业场所空气中粉尘浓度及游离二氧化硅含量，一般 2~3 年检查 1 次；达标企业 3~5 年检查 1 次；怀疑尘肺者 1~2 年检查 1 次。

子任务 2　常用的除尘设备

除尘设备基本上可以分成干式、湿式两大类，主要利用重力、惯性力、离心力、热力、扩散黏附力和电力等。除尘设备是将粉尘从含尘气流中分离出来的净化设备，主要参数可分为技术参数如除尘风量、除尘效率、阻力等，经济参数如设备费、运行费、使用寿命、占地面积、空间体积等。

1. 重力沉降室

重力沉降室是将含有粉尘颗粒的气体通过入口导入设备内部，然后经过沉降室的内部结构得以除尘的设备。重力沉降室仅适用于粒径为 50 μm 以上的粉尘，由于其除尘效率低、占地面积大，现在很少使用，常作为高浓度含尘气体系统中的一级除尘。

2. 旋风除尘器

旋风除尘器利用气流旋转过程中作用在粉尘尘粒上的惯性离心力，使尘粒从气流中分离。旋风除尘器结构简单、体积小、维护方便，主要用于粒径为 10~20 μm 的粉尘，用作多级除尘器的第一级除尘器，常作为高浓度含尘气体系统中的一级除尘。

3. 湿式除尘器

湿式除尘器通过含尘气体与液滴或液膜的接触使尘粒从气流中分离。湿式除尘器的优点是结构简单、投资低、占地面积小、除尘效率高、能同时对有害气体进行净化，适宜处理有爆炸危险性或同时含有多种有害物的气体。缺点是有用物料不能干法回收，泥浆处理困难。

4. 过滤除尘器

过滤除尘器使含尘空气通过织物的过滤层或通过由填充材料构成的过滤层时，粉尘尘粒会阻留下来。织物过滤层通常做成袋形，因此也被称布袋除尘器。过滤除尘器的填充材料主要是合成纤维、金属丝、丝网等，因其除尘效率高，所以应用广泛，但不适于处理高温、高湿的含尘气体。

5. 电除尘器

电除尘器利用高压电场产生的静电力，使尘粒从空气中分离。电除尘器是一种高效干式除尘器，阻力低，可处理高温、高湿气体，适用于大型工程，但相对造价较高。

子任务 3　个体防护措施

技能点 1　个人防护对策

依据粉尘对人体的危害方式和伤害途径，进行针对性的个人防护，是防止粉尘危害的最终手段。粉尘（或毒物）对人体的伤害途径有三种：一是吸入，通过呼吸道进入人体内；二是通过人体表皮汗腺、皮脂腺、毛囊进入体内；三是食入，通过消化道进入体内。针对伤害途径，个人防护对策如下：

（1）切断粉尘进入呼吸系统的途径。依据不同性质的粉尘，佩戴不同类型的防尘口罩呼吸器（对某些有毒粉尘还应佩戴防毒面具）。

（2）阻隔粉尘对皮肤的接触。正确穿戴工作服（有的还需要穿连裤、连帽的工作服）、头盔（人体头部是汗腺、皮脂肪和毛囊较集中的部位）、眼镜等。

（3）禁止在粉尘作业现场进食、抽烟。

技能点 2　个人防护用品

1. 个人防护用品

在粉尘作业环境中，应首先考虑采取工程措施控制有害因素的可能性。若工程控制措施因各种原因无法实施，或无法完全消除有害因素，以及在工程控制措施未生效期间，可采用个人防护用品，即作业人员使用防尘护具。虽然个人防护用品是被动的防护，但的确能形成最后一道防线。

常有的防尘护具有防尘口罩、送风口罩、送风头盔、防尘安全帽等，防尘口罩是最常用的一种防尘护具。

1）防尘口罩的种类

防尘口罩有过滤式防尘口罩和供气式防尘口罩两种。

（1）过滤式防尘口罩：是指借助过滤材料，将空气中的有害物去除后供呼吸使用的口罩。其中靠佩戴者呼吸克服部件阻力，使含有有害物的空气通过口罩的滤料过滤后再被吸入的称为自吸过滤式；靠动力克服过滤阻力的为动力送风过滤式。

过滤式防尘口罩有半面型和全面型，半面型又分随弃式和可更换式，如图 2-3 所示。

模块 2　粉尘的危害与防护

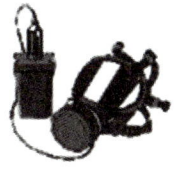 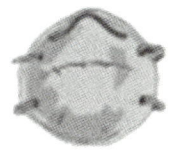 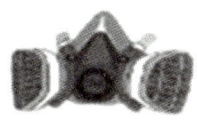 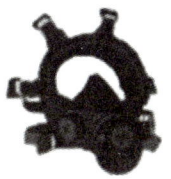

（a）随弃式　　　　（b）可更换式　　　　（c）全面型　　　（d）电动送风式（PAPR）

图 2-3　过滤式防尘口罩

（2）供气式防尘口罩：是指将与有害物隔离的干净气源，通过动力的作用如空压机、压缩气瓶装置等，经输气管和面罩送到人的面部供人呼吸的口罩。供气式防尘口罩分长管供气型和携气式，如图 2-4 所示。

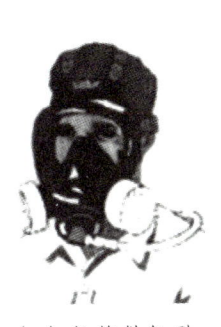 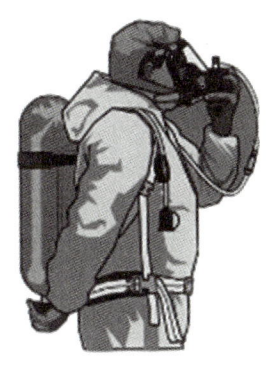

（a）长管供气型　　　　　　　　（b）携气式（SCBA）

图 2-4　供气式防尘口罩

2）选用防尘口罩的方法

（1）口罩要能有效地阻止粉尘进入呼吸道。一个有效的防尘口罩必须能防止微尘，尤其是能够阻止 5 μm 以下的可呼吸性粉尘进入呼吸道。

一般的纱布口罩是没有防尘作用的，因为纱布口罩对危害人体最大的 5 μm 以下的粉尘阻隔效率只有 10%左右，未能起到防止粉尘危害的作用。

（2）适合性。口罩要和脸型相适应，最大限度地保证空气不会从口罩和面部的缝隙不经过口罩的过滤进入呼吸道。因此，要按使用说明正确佩戴口罩。

（3）佩戴舒适。选用的口罩既要能有效地阻止粉尘，又要使戴上口罩后呼吸不费力，重量要轻，佩戴卫生，保养方便。

3）三个错误认识

（1）纱布口罩可以用来防尘，而且佩戴舒适。防尘口罩是属于特种劳动保护用品，国家对其质量有专门的标准要求。纱布口罩不得替代作为防尘口罩使用，如前所述，纱布口罩不能有效起到防止粉尘危害的作用。

（2）无纺布口罩要清洗后再用，以节约成本。市场上常见的防尘口罩，其过滤材料都为无纺布材料,是一种超细静电纤维,可以捕捉粉尘。粉尘被超细静电纤维布捕捉后,极不易清洗而脱离,且水洗会破坏静电的吸尘能力。因此,无纺布口罩是不可以清洗的,用后便需要丢弃。

(3)只要戴了口罩就不会得尘肺。防尘口罩都有一定的过滤容积,超过了它的过滤能力,就不能防尘了,戴的时间长了就会降低或失去防尘效果。因此,必须定期按照口罩使用说明进行更换,使用中要防止挤压变形、污染、进水,仔细保养。

对一些粉尘浓度高的场所,应该先进行工程改造来治理粉尘,将粉尘浓度降到可容许的浓度以下,再考虑选择戴防尘口罩进行作业。

2. 个人防护用品选用原则

(1)适合具体呼吸危害的有效过滤或防护。
(2)面罩适合使用者佩戴,密合良好。
(3)使用者接受。
(4)佩戴舒适,佩戴时间足够。

3. 个人防护用品使用注意事项

(1)每次使用前:检查面罩是否有开裂、破损或脏污现象;检查吸气阀是否有扭曲变形、开裂或破损;检查头带是否完好并有良好弹性。
(2)定期保养清洁:拆下过滤棉,将面罩浸于肥皂水中,轻轻刷洗,用清水冲洗,在无污染环境中风干。
(3)不得使用纱布口罩或其他口罩代替防尘口罩。防尘口罩必须有"LA"标志,符合 GB 2626—2019 标准,防护等级大于 KN95。
(4)在车间中目测无粉尘漂浮时也要佩戴防尘口罩作业。

任务 3　尘肺病

子任务 1　尘肺病的种类及特点

技能点 1　尘肺病的类别

尘肺(医学上称为"肺尘埃沉着病")是由于在职业活动中长期吸入生产性粉尘(灰尘),并在肺内潴留而引起的以肺组织弥漫性纤维化(瘢痕)为主的全身性疾病。

尘肺按其吸入粉尘的种类不同,可分为无机尘肺和有机尘肺。在生产劳动中吸入无机粉尘所致的尘肺,称为无机尘肺;吸入有机粉尘所致的尘肺称为有机尘肺,如棉尘肺、农民肺等。尘肺大部分为无机尘肺。

我国《职业病分类和目录》规定的尘肺有:矽肺、煤工尘肺、石墨尘肺、碳黑尘肺、石棉肺、滑石尘肺、水泥尘肺、云母尘肺、陶工尘肺、铝尘肺、电焊工尘肺、铸工尘肺、根据《尘肺病诊断标准》和《尘肺病理诊断标准》可以诊断的其他尘肺病。

1. 矽肺

游离二氧化硅（SiO_2）粉尘引起的尘肺病，俗称矽肺。在自然界，游离二氧化硅分布很广，在 16 km 以内的地壳内含有 5%，在 95% 的矿石中均含有数量不等的游离二氧化硅。游离二氧化硅按晶体结构分为结晶型、隐晶型和无定型三种：结晶型 SiO_2 的硅氧化四面体排列规则，如石英、鳞石英，存在于石英石、花岗岩、矿石，或夹杂于其他矿物内的硅石；隐晶型 SiO_2 的硅氧化四面体排列不规则，主要有玉髓、玛瑙、火石和石英玻璃等；无定型 SiO_2 主要存在于硅藻土、硅胶和蛋白石、石英等熔炼产生的二氧化硅蒸气和在空气中凝结的气溶胶中。

接触游离二氧化硅粉尘的作业非常广泛，遍及国民经济建设的许多领域。在冶金、有色金属、煤炭等矿山作业；采石、凿岩、爆破、运输等采掘作业；开挖隧道、修建公路、铁路、开展水利工程等工程作业等过程中均可产生大量含游离二氧化硅岩尘。在制造加工业，如石粉厂、玻璃厂、耐火材料厂等生产过程中的原料破碎、研磨、筛分、配料等工序，机械制造业铸造车间的原料粉碎、配料、铸型、打箱、清砂、喷砂等生产过程，陶瓷厂原料准备、珠宝加工、石器加工均能产生大量含游离二氧化硅粉尘。矽尘是危害我国工人健康的最主要的职业病危害因素之一。

2. 煤工尘肺

煤是主要能源和化工原料之一，可分为褐煤、烟煤和无烟煤。目前，煤在世界各国的开采量仍然很大，煤矿生产有露天、井下开采两种方式，埋藏表浅的煤炭或裸露地表的煤炭，都可以采用露天开采方式。露天开采主要有表土剥离和采煤两道工序，剥离工序为清除煤层表面的覆土和岩石，表土剥离工序都有较多的粉尘飞扬；采煤工序多采用电铲掘煤，粉尘飞扬较少。由于露天自然通风良好，飞扬的粉尘颗粒较大，对工人健康的危害较小。

我国多数煤矿为井下开采，井下开采的主要工序是掘进和采煤。岩石掘进可产生大量岩石粉尘，岩石掘进工作面粉尘中，游离二氧化硅含量高，因此是煤矿粉尘危害最严重的工序。采煤工作面的粉尘主要是煤尘，游离二氧化硅含量较低，多数在 5% 以下。但由于地质构造复杂多变，煤层和岩层常交错存在，所以在采煤过程中常产生大量煤岩混合尘，称为煤矽尘。随着采煤机械化程度的提高，煤的粉碎程度提高，粉尘产生量及分散度也随之增大，煤尘、煤矽尘是仅次于矽尘的对工人健康造成严重危害的粉尘。

3. 石墨尘肺

石墨尘肺是长期吸入较高浓度的石墨粉尘所引起的一种尘肺，可分为三等墨矽肺和单纯石墨尘肺，多发生于石墨工厂的工人。石墨是自然界存在的单质碳，按其生成来源，可分为天然石墨和人造石墨。天然石墨广泛分布于火成岩、沉积岩及变质岩，如片麻岩、石英岩及大理岩中。在矿石中石墨含量差异很大，一般含量为 4%~20%，常混有一定量的游离二氧化硅和其他矿物质，其中游离二氧化硅含量为 5%~49%。天然石墨粉尘在肺组织引起的肉芽肿和间质纤维化，是由石墨本身引起的，而不是其中少量的 SiO_2 所致。由于采矿工人接触岩石粉尘，因此可能患矽肺。合成石墨是用无烟煤或石油焦炭，在电炉中经 2 000 ~ 3 000 ℃ 的高温处理制得，石墨含量在 90%左右而游离二氧化硅含量在 0.1%以下。

4. 碳黑尘肺

碳黑尘肺是尘肺病的一种，是生产和使用碳黑的工人长期吸入较高浓度的碳黑粉尘所引起的一种职业病。

碳黑是由液态或气态的碳化氢不完全燃烧产生，或以石油、沥青、天然气、松脂、焦炭等为原料经炉内燃烧后取其烟制成。碳黑为无定形结晶体，含碳量 90% ~ 99%，极少或不含其他物质，游离二氧化硅含量仅为 0.5% ~ 1.5%。碳黑粉尘粒径极小，质轻，极易飞扬。

碳黑主要用于橡胶工业，其次用于塑料生产，以及油漆、印刷油墨、墨汁、唱片、电极制造、颜料及冶金等工业。后来虽然碳黑已是密闭化、自动化生产，但粉尘飞扬现象仍然存在。因此，在炉前、回收、分离室、加工和包装等工序的工人，经常接触碳黑粉尘。

5. 石棉肺

约公元前 2500 年人类最早在陶器中使用石棉，我国古书中称石棉制品为"火烷布"。人类大规模商业开采和使用石棉始于 19 世纪后半叶，以加拿大魁北克省和南非最为著名。石棉是一族天然的纤维性晶型含水硅酸盐矿物，纤维性石棉具有抗拉性强、不易断裂、耐火、隔热、耐酸、耐碱和绝缘等良好的理化特性，在工业上的用途达 3 000 种以上。石棉纤维因品种不同其化学组成和粗细不一，根据其直径大小依次分为直闪石、铁石棉、温石棉和青石棉，以青石棉最细。石棉纤维粒径越小则沉积肺内的量越多，对肺组织的穿透力也越强，所以青石棉致纤维化和致癌作用都最强，而且出现病变早，形成石棉小体多。温石棉富含氧化镁，在肺内易溶解，因而在肺内清除比青石棉和铁石棉快。动物实验发现，不同粉尘的细胞毒性依次为石英>青石棉>温石棉。石棉用途多，污染广，对人体健康危害也大，不但可以引起非恶性疾病如石棉肺、胸膜斑、皮肤疣等，还可致恶性肿瘤，如肺癌、恶性间皮瘤。石棉已公认为致癌物，多数发达国家已经禁止使用石棉，并组织研究石棉代用品。

接触石棉的主要作业是开采、加工和使用，如石棉采矿、选矿、建筑、绝缘造船、造炉、电焊、耐火材料、石棉制品检验、石棉制品检修、保温材料、刹车板制造和使用等。居民饮用水被石棉污染也有报道，但未证实吞食石棉纤维有何危害。

6. 滑石尘肺

滑石尘肺是指长期吸入滑石粉主要引起类结节纤维化、弥漫性间质纤维化和异物肉芽肿等肺部疾病。其中间质纤维化与石棉肺的表现相似，分布在呼吸细支气管周围，除网状纤维外尚有少量胶原纤维呈不规则排列。肉芽肿由上皮样细胞和异物巨细胞所组成，在巨细胞内可见到有双折光的滑石颗粒。在胸膜上出现胸膜增厚，甚至胸膜斑，常称为"滑石斑"，也可能与滑石中混有石棉纤维有关。

7. 水泥尘肺

水泥尘肺是长期吸入水泥粉尘而引起肺部弥漫性纤维化的一种疾病，属于硅酸盐尘肺。

水泥生产过程中的原料粉碎、混合，成品的包装，运输等作业均产生大量粉尘。水泥尘肺的发病与接触时间、粉尘浓度和分散度以及个人体质有关，一般发病工龄在 20 年以上，最短为 10 年。水泥生产工人以接触混合性粉尘为主，影响水泥尘肺的发病因素，除粉尘浓度、工龄和个体因素外，主要与水泥的品种和化学组分密切相关。因此，水泥原料车间的发病率高于成品车间。

8. 云母尘肺

云母为钾、镁、锂、铝等的天然硅酸盐呈层状结构的矿物，它的成分复杂、种类繁多。云母矿床通常与花岗伟晶岩结合，云母杂在石英与长石之间含有一定量游离二氧化硅。云母矿井下常见的云母有白云母、黑云母和金云母，其共同特点为易剥离的薄片，具有柔软透明、耐酸、耐热、绝缘等特性。

建筑材料及其他非金属矿采选业，如云母矿打孔、炮采、机采、装载、运输、回填、支护、采矿辅助、破碎、筛选、研磨、重选、选矿辅助；云母制品业，如云母制粉、煅烧、制浆、配胶、施胶、复合、成形、云母绝缘成品；电子及通信设备制造业，如云母电容制取等，均可接触云母粉尘。

接触云母粉尘的从业人员易患云母尘肺，属硅酸盐尘肺，分为云母采矿工尘肺和云母加工尘肺。云母尘肺的病理改变主要表现为尘性弥漫性肺部纤维化，是一种法定职业病。

9. 陶工尘肺

制陶原料包括高岭土、黏土、瓷石、瓷土、着色剂、青花料、石灰釉、石灰碱釉等，陶瓷制作的原料准备如原料的破碎、粉碎、过筛、下料、出料、烘干、拌料、装运、成形、烧炼等工序都要接触粉尘。

陶工尘肺是指在陶瓷工业生产过程中由于接触一定数量的粉尘所引起的尘肺病，主要发生在制陶行业。由于陶瓷工业接触多种粉尘，陶工尘肺实际上是一种职业性肺部疾病。

按接触原料不同，陶瓷行业患尘肺病者分为陶工尘肺、硅酸盐尘肺、混合尘肺、矽肺等，统称为陶工尘肺。陶工尘肺潜伏期比较长，病情发展慢，肺功能受损害程度轻，合并肺结核率高。

10. 铝尘肺

铝为银白色轻金属，广泛应用于航空、船舶、建材制备、电器工业、冶炼铝、生产铝粉等作业；金属铝粉用于制造炸药、导火剂等；用氧化铝经电炉熔融成的聚晶体（白刚玉）可制成磨料粉和磨具等。这些行业工人均可接触铝粉或氧化铝粉尘而引起铝尘肺。

铝尘肺是由于长期吸入金属铝粉或氧化铝粉尘引起的一种尘肺。在生产环境和生产过程中，长期吸入铝粉或含氧化铝的粉尘，该类粉尘长时间滞留于体内，沉积在肺组织导致肺纤维化，称为铝尘肺。

11. 电焊工尘肺

焊接作业在建筑、矿山、机械、造船、化工、铁路、国防等工业被广泛应用，种类有自动埋弧焊、气体保护焊、等离子焊和手工电弧焊（手把焊）等。焊接烟尘是指由于高温使焊药、焊条芯和被焊接材料熔融蒸发，逸散在空气中氧化冷凝而形成的颗粒极细的气溶胶。电焊尘因使用的焊条不同而有所差异，如使用焊条 T422 焊接时，电焊尘主要为氧化铁，还有二氧化锰、非结晶型二氧化硅、氟化物、氮氧化物、臭氧、一氧化碳等；使用 0507 焊条时，除上述成分外，还有氧化铬、氧化镍等。因此，焊工尘肺是一种混合性尘肺。

焊工尘肺病发病的快慢与焊接环境、粉尘浓度、气象条件、通风状况、焊接种类、焊接方法、操作时间及电流强度等有密切关系。此外，在发病和病程进展上存在个体差异。焊工尘肺病例绝大多数发生在手把焊工中，患者发病工龄一般为 10~20 年，在高浓度焊接烟尘环境中，3~5 年即可发病。

12. 铸工尘肺

铸造行业分铸钢、铸铁及铸有色合金件等，由于不同铸造对型砂耐火性的要求不同，需用的型砂不同，如铸钢需用石英砂，其中含游离二氧化硅 90%以上；铸铁和铸有色金属选用天然砂，其中含游离二氧化硅 70%以上。铸钢型砂中经常加入 15%左右石英砂和 2%~4%耐火泥，铸铁型砂中则常加入 3%~8%煤粉。制造型砂时，铸钢常用的涂料为石英粉，铸铁和铸有色合金时则常用石墨粉和滑石粉。

铸工尘肺是在铸造作业中长期吸入较高浓度的生产性粉尘所引起的一种尘肺，是由于吸入含量较高的游离二氧化硅的高岭土、陶土、石墨、煤粉、石灰石、滑石粉等混合粉尘所引起的一种混合性尘肺。除铸造行业外，不同工种对铸工尘肺的发病影响较大，工种有砂型配制、砂型制造、砂型干燥、合箱、浇注、开箱、清砂等。其中，铸钢清砂工患病率为最高，砂型配制次之，砂型制造工最低。铸工尘肺发病工龄为 20~30 年，可并发肺气肿，肺功能可不同程度损伤。

技能点 2　尘肺病的发病原因和症状

1. 尘肺病发病原因

尘肺病的病因是吸入致病的粉尘，但吸入这类粉尘并不一定会导致尘肺病的发生。人体呼吸器官本身就有很强的防御粉尘进入和沉积体内的功能，吸入空气中的粉尘首先经过鼻毛格栅的阻滤，继而受到鼻咽腔结构的影响，气流方向和速度发生改变，在鼻腔及咽部形成涡流，粒径大于 10 μm 的易撞击而附着于上呼吸道壁上，这样一般可阻滤吸入空气中 30%~50%的粉尘。气流进入下部呼吸道，随气管、支气管的逐级分支，气流速度更加减慢，气流方向改变，气流中的尘粒沉降附着于管壁的黏液膜上，黏液膜下纤毛细胞的摆动将黏液推向喉部，随痰排出体外，此部分阻留的粉尘粒径多为 2～10 μm 大小。能进入肺泡的尘粒，粒径多数小于 2 μm，大部分被肺内吞噬细胞吞噬，通过覆盖在肺泡表面的一层表面活性物质和肺泡的张弛活动，移送到具有纤毛细胞的支气管黏膜表面再被移送出去。进入肺泡的尘粒只有很小一部分被细胞吞噬，有粉尘的吞噬细胞带入肺泡间隔，经淋巴或血液循环而到达肺及人体的其他组织，引起生理病理作用。故吸入的粉尘在肺内沉积，只发生于吸入粉尘量过大，人体呼吸器官的防御功能不能将其过滤、附着、阻留，或粉尘沉积于肺泡又不能完全清除时。

进入肺泡不能被清除的粉尘，因其本身的理化性质和生物学作用的不同，会引起不同的组织反应。通常将吸入粉尘引起的肺组织反应概括分为纤维性变和非纤维性变两种类型。纤维性变除可形成一般粉尘引起的尘灶和尘细胞灶外，以细胞纤维性灶以及灶的增大、融合，进而形成团块样病变为特征。因此，这类病变有大量纤维组织增生，可使肺及毛细血管等组织破坏而形成瘤痕，产生肺气肿或肺不张，使肺组织结构变形，这些改变一般不可逆。非纤维性变或称肺粉尘沉着症，不形成瘤痕组织，不破坏肺泡和肺的组织结构，一般是可逆性损害。由于生产中的粉尘多是混合存在，影响粉尘的生物学作用因素较多，因此，粉尘引起的这两种肺组织反应并非绝对分开。

2. 尘肺病症状表现

（1）咳嗽咳痰。咳嗽咳痰是常见的症状，也是一种呈突然、暴发性的呼气运动，有助于清除气道分泌物，其本质是人体的一种保护性反射。咳嗽受体分布于大支气管、气管及咽部等，受呼吸道分泌物刺激而兴奋引起咳嗽。咳嗽是尘肺病人最常见的主诉，主要和合并症有关。早期尘肺病人咳嗽多不明显，但随着病程的进展，病人多合并慢性支气管炎，晚期病人常易合并肺部感染，均使咳嗽明显加重。即使在咳嗽很少的情况下，尘肺病人也会有咳痰症状，这主要是由于呼吸系统对粉尘的清除导致分泌物增加所致。在没有呼吸系统感染的情况下，一般病人咳痰量不多，但尘肺病人在合并肺部感染时，往往不像一般人发生肺部感染时有明显的全身症状，可能表现为咳嗽咳痰加重。

（2）呼吸困难。呼吸困难是尘肺病最常见和最早发生的症状，且和病情的严重程度相关。随着肺组织纤维化程度的加重、有效呼吸面积的减少、通气血流的比例失调，呼吸困难逐渐加重。

（3）胸痛咯血。胸痛是尘肺病人最常见的主诉症状，几乎每个病人或轻或重、或早或晚均有胸痛症状，其中可能以矽肺和石棉肺病人更多见。胸痛的部分原因可能是纤维化病变的牵扯作用，特别是有胸膜的纤维化及胸膜增厚，脏层胸膜下的肺大泡的牵拉及张力作用等。

胸痛咯血较为少见，主要是由于大块纤维化病灶的溶解破裂损伤及血管而引起的，一般为自限性的。合并肺结核是咯血的另一主要原因，且咯血时间较长，咯血量也较多。因此，尘肺病人如有咯血，应注意是否合并肺结核。

（4）其他症状。除上述呼吸系统症状外，尘肺病可能会有程度不同的全身症状，常见的有消化功能减弱、胃纳差、腹胀、便秘等。

子任务 2　尘肺病的预防措施

技能点 1　尘肺病的多发行业

1. 矿山开采业

在金属或非金属矿山接触粉尘最多的工种是凿岩工、放炮工、支柱工、运输工等，在煤矿主要是掘进工、采煤工、搬运工等。

2. 机械制造业

尤其是制造金属铸件工艺，主要接触粉尘的工种包括配砂、混砂、成形以及铸件的打箱、清砂等。

3. 冶炼业

金属冶炼中矿石的粉碎、烧结、选矿等，可产生大量的粉尘。

4. 建筑材料生产制造业

如耐火材料、玻璃、水泥制造业，石料的开采、加工、粉碎、过筛以及陶瓷中原料的混配、成形、烧炉、出炉和搪瓷工业，主要接触二氧化硅粉尘和硅酸盐粉尘。

5. 筑路业

如铁路、公路修建中的隧道开凿及铺路施工等。

6. 水电业

水利电力行业中的隧道开凿、地下电站建设等。

技能点 2　尘肺病的防治措施

尘肺是常见的职业病，尘肺预防是职业安康工作的一项重要任务。我国政府一贯重视尘肺的预防工作，各级厂矿企业和安全监管部门，在防尘工作中结合国情，总结了特别有用的"革、水、密、风、护、管、教、查"防尘八字方针。粉尘的防护对策应对工艺、工艺设备、物料、操作条件及方式、职业安康防护设施、个人防护用品等技术措施进展优化、组合，实行综合治理。可实行以下措施：

（1）消退或减弱粉尘发生源。在工艺和物料方面选用不产生粉尘的工艺，选用无危害或少危害的物料，是消退或减弱粉尘危害的根本途径，即通过工艺和物料选用消退粉尘发生源。例如用树脂砂替代铸造型砂，用湿法生产工艺代替干法生产工艺（如水磨代替干磨，水力清理、电液压清理代替机械清理，使用水雾电弧焊刨等）。

（2）限制、抑制粉尘和粉尘集中。实行密闭管道输送、密闭设备加工，或在不妨碍操作条件下，也可实行半封闭、屏蔽、隔离设施，防止粉尘外溢或将粉尘限制在局部范围内削减集中；降低物料落差，削减扬尘；对亲水性、弱粘性物料和粉尘应尽量实行增湿、喷雾、喷蒸气等措施，削减在运输、碾碎、筛分、混合和清理过程中粉尘集中。

（3）通风排尘。依据作业场所及环境状况分全面机械通风和局部机械通风。通风换气是把清洁新鲜空气不断地送入工作场所，将空气中的粉尘浓度进行稀释，并将污染的空气排出室外，使作业场所的有害粉尘稀释到相应的最高容许浓度。在通风排气过程中，含有有害物质的气流不应通过作业人员的呼吸带。

（4）增设吸尘净化设备。依据粉尘的性质、浓度、分散度和发生量，采纳相适应的除尘、净化设备消退和净化空气中的粉尘，并防止二次扬尘。

（5）个人防护。依据粉尘对人体的危害方式和损害途径，进行针对性的个人防护。粉尘（或毒物）对人体损害途径有三种：一是吸入，通过呼吸道进入体内；二是通过人体外表皮汗腺、皮脂腺、毛囊进入体内；三是食入，通过消化道进入体内。那么针对损害途径，个人防护对策有：一是切断粉尘进入呼吸系统的途径，依据不同性质的粉尘，配戴不同类型的防尘口罩、呼吸器（对某些有毒粉尘还应佩戴防毒面具）；二是阻隔粉尘对皮肤的接触，正确穿戴工作服（有的还需要穿连裤、连帽的工作服）、头盔（人体头部是汗腺、皮脂肪和毛囊较集中的部位）、眼镜等；三是禁止在粉尘作业现场进食、抽烟、饮水等。

（6）卫生保健措施。依据《作业场所职业健康监督管理暂行规定》第三十一条规定：对接触职业危害的从业人员，生产经营单位应当按照国家有关规定组织上岗前、在岗期间和离岗时的职业安康检查，并将检查结果照实告知从业人员。职业健康检查费用由生产经营单位承担。

从事粉尘作业的从业人员必需开展职业安康检查，一是可建立职工的安康档案资料；二是可排除活动性肺结核、慢性肺支气管疾病、严峻的心血管病等职业禁忌证。对在岗和离岗的粉尘作业职工应视状况不同，每隔1～3年进展一次安康检查，重点是X线胸片检查，以早期发觉尘肺损伤。

作 业

1. 长期接触粉尘对健康的危害有哪些？
2. 简要分析粉尘的危害性。
3. 控制生产性粉尘爆炸的主要技术措施有哪些？
4. 粉尘爆炸的五要素是什么？
5. 防尘"八字方针"是指？
6. 简要叙述粉尘的物理化学性质。
7. 简要分析尘肺病的影响因素。
8. 简要分析旋风除尘器的工作原理。

模块 3　高温与中暑的危害与防护

本模块针对高温作业概念、分级及接触时限，高温对机体的影响及高温作业的危害情况进行阐述。同时对如何预防因在高温环境内长时间生产和工作导致的不良后果的注意事项进行总结归纳，提出高温作业的防护技术措施及发生中暑后的应对措施。

知识目标

1. 掌握高温作业的概念及危害。
2. 掌握高温作业类型及特点。
3. 掌握高温、热辐射对机体的影响。

能力目标

1. 具备制定高温作业防护技术措施的能力。
2. 具备制定高温作业保健措施实施方案的能力。

素质目标

1. 掌握中暑急救处理技能。
2. 了解中暑的预防及注意事项。

任务 1　认识高温作业

高温作业指工作地点有生产性热源，其气温等于或高于本地区夏季室外通风设计计算温度 2℃的作业。高温作业主要有三种类型：一是高温、强热辐射作业。如冶金工业的炼焦、炼铁、轧钢等车间；机械制造工业的铸造、锻造、热处理等车间；陶瓷、玻璃、砖瓦等工业的炉窑车间等。这些生产场所的气象特点是气温高、热辐射强度大，而相对温度较低，形成干热环境。二是高温、高湿作业。例如印染、螺丝、造纸等工业中液体加热或蒸煮时，车间气温可达 35 ℃以上，相对湿度常达 90%以上。如通风不良就形成高温、高湿和低气流的不良气象条件，即湿热环境。三是夏季露天作业。夏季的搬运等露天作业，除受太阳的辐射作用外，还受被加热的地面周围物体放出的热辐射作用。

子任务 1　高温作业概念、分级及接触时限

技能点 1　高温作业的概念

我国将高温作业环境定义为：工作地点平均湿球黑球温度（WBGT 指数）≥25 ℃的作业环境；以及干球温度≥35 ℃，并伴随强辐射、高湿等环境因素单独或共同作用的体力活动作业环境。在热应力研究中通常认为，35 ℃以上的生活环境和 32 ℃以上的生产环境均构成高温环境；相对湿度在 60%以上的环境构成高湿环境；环境温度超过 30 ℃，且相对湿度超过 80%的环境构成高温高湿环境。综合而言，高温环境是指温度超过人体舒适程度的热环境，其定义如下表 3-1 所示。

表 3-1　高温环境的划分及其特点

温度	劳动状态	热应激状态
≥29 ℃	劳动	开始对工作效率产生影响
29～35 ℃	静息	基本满足人体热平衡
≈35 ℃	静息	蒸发散热量近似等于人体产热量
	劳动	中等以上体力劳动出现蓄热现象
≥35 ℃	劳动/静息	皮肤温度与核心温度上升，机体出现蓄热

人体在高温干热强辐射环境中工作，生理状态出现心率加快、呼吸频率提高、出汗量增大、体温升高等一系列热应激反应。研究证明，干热环境使人体体温循环系统处于高度紧张状态，虽然人体在干热环境中比湿热环境排汗容易，但体液丢失量的增加使得机体无法有效迅速调节，从而身体出现一些头晕、胸闷、晕厥等表现。人体热负荷过大会抑制消化系统，导致出现恶心、腹胀、胃酸等不良反应。在体液减少和环境热应力综合作用下，对肾功能产生一定负荷加重的损害。

技能点 2　高温作业危害分级及接触时限

1. 高温作业危害

生产过程中常见的高温高湿环境，主要包括：锻造加工业、锅炉房、金属铸造间、玻璃等高温熔料作业空间，金属类物料加热厂、蒸汽机房等。此外在航空、有地热的地下工程或军事训练和实战中，高温环境也广泛存在。依据高温作业环境对人体的伤害，高温环境可划分为六大基本水平：

（1）开始产生身体、心理不舒适的热环境。
（2）引起工作正确率、劳动效率降低的热环境。
（3）蓄热但尚未危害生理机能的热环境。
（4）身体核心温度升高、需要规定有限工作时间的热环境。
（5）需要限定工作耐受时间的热环境。
（6）接触痛觉产生的热环境。

基于经典的热应力理论,影响高温作业安全的六大主要因素包括水蒸气分压力、空气干球温度、气流速度和辐射温度四项环境因素,以及劳动者的活动水平和服装热阻两项个人因素。在现实生活和生产劳动中,人体热应力六大因素并非处于完全可控的状态下,当其综合影响超出人体对热的耐受范围时,即会产生高温安全事故。

2. 高温分级及接触时限

按照工作地点 WBGT 指数和接触高温作业的时间将高温作业分为四级,级别越高表示热强度越大,见表 3-2。

表 3-2　WBGT 指数和接触高温作业时间分级表

接触高温作业时间/min	WBGT 指数/℃									
	25~26	27~28	29~30	31~32	33~34	35~36	37~38	39~40	41~42	≥43
≤120	Ⅰ	Ⅰ	Ⅰ	Ⅰ	Ⅱ	Ⅱ	Ⅱ	Ⅲ	Ⅲ	Ⅲ
≥121	Ⅰ	Ⅰ	Ⅱ	Ⅱ	Ⅲ	Ⅲ	Ⅳ	Ⅳ	—	—
≥241	Ⅱ	Ⅱ	Ⅲ	Ⅲ	Ⅳ	Ⅳ	—	—	—	—
≥361	Ⅲ	Ⅲ	Ⅳ	Ⅳ	—	—	—	—	—	—

在不同劳动强度、不同工作地点温度条件下允许持续接触热时间不宜超过表 3-3 所列数值。

表 3-3　高温作业允许持续接触热时间限值表(单位:分钟)

工作地点温度/℃	轻劳动	中等劳动	重劳动
30~32	80	70	60
>32	70	60	50
>34	60	50	40
>36	50	40	30
>38	40	30	20
>40	30	20	15
>40~44	20	10	10

注:轻劳动为Ⅰ级,中等劳动为Ⅱ级,重劳动为Ⅲ级和Ⅳ级。

子任务 2　对机体的影响

人在高温环境下长期工作,可因热的长期慢性作用而使健康受损,热对人长期慢性作用所引起的疾病可称为慢性热致疾病。慢性热致疾病的主要临床表现:胃肠功能障碍;慢性热疲劳;维生素 B 不足;在高温、高湿(闷热)环境下劳动作业,易发生皮疹即热痱子。

工人在高温环境下工作时,身体内的蓄热会引起一系列的病理生理改变:皮肤血管扩张及大量出汗会导致体内水分、盐分的流失,血液变得浓稠,有效血容量减少,心脏负担加重，可能导致急性循环衰竭；后期尿量减少，尿中出现蛋白、管型，严重者可能出现急性肾功能不全；消化道供血量和唾液分泌量减少，阻碍胃的正常蠕动，同时电解质紊乱，血液中 Cl^- 含量减少，胃酸降低，引起消化不良等消化道疾患；大脑皮层更加兴奋，通过负诱导抑制中枢神经系统运动区，降低注意力和反应速度，早期表现为暂时性可逆的功能紊乱，晚期出现脑出血脑水肿、神经细胞混浊肿胀等不可逆变化；体温过高使全身血管内皮受损，促发内源性凝血，凝血因子及血小板大量消耗导致凝血障碍，皮肤及内脏广泛出血。

除了在现场产生热疾病外，高温环境下由于身体疲劳、认知能力受损和不方便的个人防护设备的滥用，容易引发其他施工事故。工人在炎热潮湿的环境中温度高于 32.2 ℃，或者在炎热干燥的环境中温度高于 33 ℃ 时，身体机能显著下降。降低的机能主要有反应速度、推理能力、视觉感知、联想学习和警觉性，研究表明这是致命事故发生的原因之一。建筑工地上最常用的个人防护设备，例如安全帽、反光背心和安全靴，往往会增加工人的热负荷。反光背心通常是不透水的材料制成，这些材料阻挡了有效的散热，导致工人不愿穿戴它们。安全帽的佩戴显著提高头顶与安全帽之间的温度。当环境温度为 33 ℃ 时，工人的安全帽内的微环境温度高达 57 ℃。在这种情况下，工人们会不时地自然脱下头盔以缓解热应激，并因此使他们暴露于其他危害下。

技能点 1 高温的概念

我国幅员辽阔，仅仅针对空气温度衡量高温作业缺乏可靠性和科学性，在不同气候条件下空气温度存在较大差距。因此，我国针对高温作业地点的空气温度和辐射强度具有明确的控制标准，当作业温度高于 38 ℃、热辐射强度大于 3 cal/cm²·min（2.093 kW/m²），应立即停止高温作业。

当劳动时间率超过 50% 的工种且平均单向辐射热强度超过 3 cal/cm²·min（2.093 kW/m²），相应的劳动强度应提升一级。对方向性辐射强度仍需深入研究。若工作过程中面临强辐射和高强度劳动的双重压力，且各个方向辐射热强度存在明显不对称性，会加剧人体热不舒适的感觉。热辐射对人体安全及热感觉的影响需要研究者进行不断长期的研究，将劳动安全与热辐射强度结合起来进行明确分级，这对人体劳动安全极为重要。

1. 热感觉

热感觉本质上指皮肤感受器在热刺激下的反应。但可以确定的是热感觉的形成是由外界冷热环境刺激、刺激的持续时间以及人体本身的状态综合影响造成的。对高湿、高温、强辐射环境下不同热经历人群的热感觉情况进行调查后，得出结论：即使在经历热适应后，热感觉也是无法进行测量的。

2. 疲劳

人体疲劳是环境因素、人体生理反应、人体心理反应等多个因素相互作用产生的结果，长期劳动或保持同一种状态会产生疲劳。疲劳症状表现分身体疲劳和心理疲劳：身体性疲劳指机体组织细胞在运动过程中缺氧而在体内堆积大量乳酸，导致肌肉乏力疼痛的现象；心理性疲劳指由于繁重的脑力工作导致神经系统过度紧张或长期从事枯燥、单调的工作而引起的精神疲劳。人体疲劳不管是心理还是生理方面的，如果在工作中不能缓解，将造成判断能力和决策能力下降，对安全工作极为不利。各领域需时刻关注疲劳感觉，及时采取疲劳缓解措施来防止发生安全事故。最直接的人体疲劳测定的方法是对人体劳动的疲劳感觉进行问卷调查，通常采用疲劳症状自评表，如表3-4所示。

表 3-4 疲劳症状自评量表

A 身体症状		B 精神症状		C 神经感觉症状	
1	头痛	11	思考困难	21	头重
2	疲乏	12	懒于交谈	22	厌腻恶心
3	腿酸	13	烦躁不安	23	腰酸背疼
4	打呵欠	14	注意力无法集中	24	胸闷
5	头脑糊涂	15	对事情不感兴趣	25	口干舌燥
6	昏昏欲睡	16	健忘	26	嗓音嘶哑
7	眼睛发胀	17	缺乏自信	27	想休息
8	动作不灵活	18	焦急不安	28	眼睑抽搐
9	站立不稳	19	易发脾气	29	手足抽搐
10	头昏眼花	20	缺乏耐心	30	全身不适
请受试者在出现的症状对应的序号下面做标记（"√"）					

为探究人体在热环境中心理反应是否存在差别，测试内容包括精神注意力、学习联想力、推理能力等心理功能。研究结果表明，无论是在干热还是湿热环境中，心理功能均随环境温度上升而显著性下降，其中在干热环境中损害心理操作效率的临界温度比湿热中高 1 °C 左右，因此可以得出损害心理功能的环境为潮湿环境。

技能点 2 高温对机能、代谢的影响

当人体处在高温环境中，特别是环境温度接近或者高于人体温度时，散热受到阻碍，甚至还要被动地从外界环境吸收热量。当人体处在劳动状态时，体内产生更多的热量，这时人体的产热和散热平衡出现异常，甚至失调。医学研究表明，环境温度高于 28 °C 时，人体会有不舒服的感觉；温度再高将会导致烦躁、中暑、精神紊乱；气温高于 34 °C 时，会引发一系列的疾病，心脏、脑血管和呼吸系统的发病率有所升高，死亡率明显升高。同时，由于出汗造成身体内水分和盐分流失，此时血液浓稠，容易导致水盐失调和身体功能紊乱。

1. 对机能的影响

人体处于高温环境下时，散热的需要和高温对组织细胞功能的影响使得能量代谢

发生了变化。安静状态下，环境温度达到 28 ℃ 时人体的产热量开始提高，人体的基础产热量随着气温的升高而提高。高温作业时，劳动强度和高温的共同作用使得人体能量代谢大大提高，人体热负荷随着劳动强度的增大和环境温度的升高而增大。细胞能量代谢本质是在细胞内发生的一系列酶促生物化学反应。反应速率受温度的影响。当体温在一定范围内升高时，代谢率会升高；但是当外界气温过高，人体热负荷过大，导致体热平衡机制紊乱时，能量代谢的细胞会受到损伤，细胞生物化学反应发生障碍，生物化学效应明显下降。

2. 对代谢的影响

机体体温在 39 ℃ 以下时，与常温状态比，心肌细胞线粒体 H^+-ATP 酶合成活力和 Ca^{2+}-ATP 酶，肾 Na^+、K^+-ATP 酶等活力水平有所提高，其相关细胞代谢功能如 ATP 合成、水盐代谢、Ca^{2+} 代谢平衡、细胞膜通道活动均随之增强，细胞耐受热的生存和增殖能力等明显增强；但当机体体温高于 40 ℃ 时，上述多种重要的功能酶活性大幅下降。原因主要有两点：多种酶的活性只有在适宜的温度条件下较强；在超高温条件下，酶蛋白活性中心的拓扑结构往往发生变化，以致酶蛋白和底物的结合能力或催化能力降低，酶功能受到很大影响，机体生物代谢率降低。

技能点 3　高温的危害

1. 生理危害

高温环境下，人体易出现脱水、中暑等症状。在高温下，人体的排汗量会增加，导致身体大量水分的流失。长时间的高温作业会引起体温上升，造成肌肉痉挛、疲劳、头晕、恶心等不适感。严重时，还可能导致中暑、心血管疾病等严重后果。高温作业还会引发皮肤疾病，如晒斑、晒伤、烧伤等。此外，高温环境下空气污染也加剧了呼吸系统的负担，易引发哮喘、支气管炎等疾病。

（1）体温调节：正常人的体温，通过下丘脑体温调节中枢的作用，保持着产热与散热的平衡，一般为 37 ℃ 左右。当环境温度过高，劳动时间过长，人体的产热、受热明显地超过散热，则导致人体负荷增加，体内蓄热，造成中暑。

（2）水盐代谢：出汗是高温作业工人散热的主要途径，它能有效防止体内蓄热。高温作业工人一个工作班的出汗量约 3 000 ~ 4 000 g，或更多。每天由汗排出的钠盐量达 15 ~ 20 g 以上。大量排盐，可致水盐代谢障碍，甚至造成体内缺水缺盐，低钠血症，不能使足够的钠离子进入细胞内，将影响三磷酸腺苷酶的活性，使钙离子不能被隔离在肌质网中，致使肌纤维持续收缩，发生抽搐。

（3）循环系统：在高温环境中劳动，由于皮肤血管扩张及大量出汗，使周围血流量增加，而有效血容量减少，心脏负荷加重，心率增速，血压轻度下降，脉压往往增大，导致心肌损害，甚至发生心力衰竭。

（4）消化系统：高温作业工人可出现胃肠活动抑制，消化液分泌减少，胃酸降低，淀粉酶活性降低等，因而易导致消化不良或食欲减退。

（5）泌尿系统：高温作业时，由于大量出汗，致肾血流量和肾小球过滤性降低，尿量减少。如不及时补液，则尿液浓缩，肾脏负担加重，严重时造成肾功能衰竭。

2. 心理危害

长时间处于高温作业环境下，人们容易出现心理疲劳、情绪低落等症状。高温环境的长期暴露会引发人们的压力反应，容易导致工作效率下降，注意力不集中，甚至精神不振。高温作业还会给工人带来不安全感，增加他们的焦虑和紧张感。这些心理问题不仅会影响到工人的工作表现，还可能进一步导致其他精神疾病的发生。

3. 安全危害

高温作业时间过长容易引发疲劳，影响工人的工作效率和工程质量。此外，缺水、缺盐也是高温作业过程中需要注意的问题，工人应注意及时补充水分和盐分，以保持体力和注意力的正常状态。为了降低高温作业对施工人员身体健康的危害，施工单位应该制定相应的管理办法和防护措施。首先，要进行高温作业前的风险评估和预防措施的制定，包括环境温度和湿度的监测、通风设备的设置等。其次，要加大对施工人员的防护宣传和培训力度，提高他们的防护和自我保护能力。最后，要建立健全的高温作业监管制度，加强对施工现场的巡查和检查，确保施工单位的防护措施得到有效执行。高温作业环境下，人们易受热源、高温物体的伤害。高温作业场所通常会存在着高温设备、高温物质，如炉子、烧烤炉、熔炉等。接触这些高温物体或者进入高温区域，容易引发皮肤灼伤、烫伤等事故。同时，高温作业环境的缺氧、易燃易爆等特点，还增加了火灾和爆炸的风险。

任务 2　高温作业的防护措施

施工现场高温作业的危害因素有很多，包括环境温度高、空气湿度大、辐射热、热辐射等。这些危害因素不仅会对施工现场工人的身体健康造成直接伤害，还会影响工人的工作效率和工程质量。因此，施工单位在进行高温作业时，必须采取一系列的防护措施来保护施工人员的身体健康。

（1）环境温度高：当环境温度高于 35 ℃ 时，人体的散热能力会受到限制，容易导致中暑和热衰竭。而密闭空间、没有通风设备以及太阳直射的地方，温度更是会达到极高的程度。此时，就需要施工单位在施工现场采取措施，如在施工区域上方搭设遮阳棚或搭设温度监测仪器，以及提供清凉饮料等。

（2）空气湿度大：在潮湿的环境下工作，人体散热困难，容易引发脱水、中暑等问题。因此，施工单位应该及时设置通风设备，以减少空气湿度，保持室内空气流通。

（3）辐射热：在施工现场，一些机器设备或作业过程中会产生辐射热，如电焊作业、高温烘干等。长时间暴露在辐射热中，容易使人体组织受到烫伤，甚至引发皮肤癌等疾病。因此，施工单位在进行高温作业时，应该为工人提供防护设备，如防护服、防护眼镜等。在施工现场，一些设备或物体可能存在高温表面，容易引起热辐射，造成烫伤。因此，施工单位在进行高温作业时，需要设置警示标识，提醒工人注意避免接触热辐射源。

工作现场高温作业的危害因素有环境温度高、空气湿度大、辐射热、热辐射等。单位必须加强对这些危害因素的防护和管理，以保护人员的身体健康和工作安全。只有全面做好安全防护措施，才能确保施工工作的顺利进行和高质量完成。

子任务 1　高温作业防护技术措施

高温作业对人体的危害非常大，不仅会引发身体健康问题，还可能导致心理问题和安全隐患。预防高温作业的危害，需要员工和雇主共同努力。员工要合理安排工作和休息时间，注意防护，及时补充水分；企业要提供适宜的防护装备和清凉设施，加强员工的体检和培训。只有这样，才能降低高温作业对人体健康的危害，确保工人的安全和健康。

技能点 1　高温应对措施

人体对热环境的气候适应性是对热应激进行控制的一项重要措施。形成充分热适应的个体，在热环境中血浆量增多，汗液蒸发散热的效率高，随尿和汗液排泄掉的盐分就会减少。当人们暴露于热环境中而没有经历"热习服"和必要"热训练"时，人体将会增加 50%以上过热风险。

1. 热适应的概念

人体在连续暴露一段时间后将会对热环境形成适应性，但是在初次暴露于热环境时会难以接受，并明显改善对于热暴露的耐受能力。这种改变部分即减小活动强度，改变服装热阻及饮食的行为适应性；更为重要的是人体同时也形成了自身的生理适应机制。热环境的生理适应性，在生理上指人体在长期热暴露后形成的对热环境的适应。其生理变化的一个显著特点是汗腺的排汗机能被激活，通过"训练"人体能够显著地提升排汗效率。人体所需汗液蒸发散热的需求是造成人体"应力"热应激状态下的主要来源。人体内核心温度的上升和心率的变化带来新的适应性。典型的生理变化为人体核心温度和劳动心率耐受能力的改变。生理参数将处于另一种生理极限的控制之下，并区别于非热适应人群。适应性也涵盖了其他的生理参数，包括高温环境中循环系统供血能力的提升以及汗液和尿液中 NaCl 含量的控制。

对人体的汗腺进行直接训练是最直接的热适应方法。汗腺受到外界刺激，其分泌的汗液也就跟随刺激大小变化。在热适应的过程中，不同的群体和个体表现出了巨大的差异性：

（1）女性的排汗率小于男性。但是在部分高强度体育运动中，女性运动员的汗腺排汗效率非常接近于男性运动员。

（2）高寒地区的人种比热带地区人种的排汗率要小得多。

（3）特定基因片段的影响而造成的不同人种之间的排汗能力存在显著差异。

总体而言，一旦进入新的热环境中，人的汗腺将出现新的适应性。目前让受试者在高温环境下运动而激发其排汗是人工热适应的主要手段，即让非热适应性的个体进入热环境中并维持同等劳动强度，排汗过程中间歇性供给饮水。已有实验证明：运动也能对热适应形成积极的影响。部分运动员在高热地区参赛前也会提前进行封闭的热适应训练。热适应需要一段时间来完成（通常 5~10 天），同时能对人体的心理和生理产生积极影响。热适应的前几天，人体潜在的部分抗热机能将会被迅速激发，并为人体带来大量附加益处。热适应训练阶段需要服用一定量的维他命 C。此外，热适应过程中人体由于巨大的排汗量必须保证饮水量并严格禁烟禁酒。

2. 热适应的案例

在军事训练中，大量士兵在前往高温地区作战前需要进行专门的热适应训练。在高温环境中（干球温度 47 ℃/湿球温度 32 ℃），士兵的体温急剧上升。当口腔温度达到 38.8 ℃ 时，士兵们被要求保持运动状态（踏步），也就是保持同等强度的代谢率和排汗率。高强度的热适应训练集中于 4 天之内，每天进行类似的一小时训练，训练持续时间的逐步增加和天数的逐步增加会对士兵的热适应起到积极的影响，最终的效果也证明经过热适应的士兵在高温地区执行任务过程中热事故率和热伤亡率明显减少。

在人工环境学和工业卫生学研究领域，热应力的研究主要强调源头控制。因劳动属性和安全防护要求，在绝大多数高温环境中，对工作过程中劳动者改变着装的控制变得尤为重要。工作过程中穿着过多的防护衣，必然增加出汗量，且影响汗液蒸发效率，此时身体水分的大量流失不利于人员健康。因此需进行快速降温：在衣物中吹入干燥空气或者用湿海绵擦拭身体表面。个人热防护装备因作业环境和运动强度的不同，仍有待大量实验验证。将其移接到工业应用中选择科学合理的工作方式将大大降低高温劳动风险。利用将手掌放入 12 ℃ 的冷水中（在热环境中手掌同时作为发热的重要末端和人体神经密集的热感受器集中部位）这一特殊措施，热应激状态得到了显著缓解：手掌的局部降温效果明显，人体主动散热系统也被广泛激活。

3. 高温应对方式

大多数的热应激预测模型受地域、人种、劳动形式限制，有在现实生活中仍预测不准确，甚至无法直接应用等缺点。相关研究学者长期无法在应用标准的统一上达成一致。高温伤害作为来自环境的不确定性威胁，正影响每个人的生活及生产。随着全球气温的变暖和城镇化的加速，城市热岛效应日益突出；但是另一方面受到能源管控、经济条件、现场应用条件的限制，大量劳动者仍然无法避免地暴露于夏季高温条件下。夏季环境的热应激带来的高温事故成为制约社会发展和人民生活水平提高的一大因素，热应激基础研究对我国广大劳动群体的劳动条件提升具有重要意义。研究证明，通过以下方式可缓解高温对人体产生的影响。

（1）保持充足的水分摄入：在高温作业前后，及时补充水分，保持身体水分平衡。

（2）控制工作时间和频率：合理安排高温作业的时间和频率，避免长时间暴露在高温环境中。

(3) 提供适宜的防护装备：员工应配备适宜的防护装备，如防护服、防晒霜、防护帽等，以减少高温对身体的直接伤害。

(4) 提供清凉设施：为高温作业人员提供清凉设施，如休息室、冷饮水等，提供一定的休息时间和设施缓解高温的压力。

(5) 加强员工体检和培训：定期进行员工的体检，及时发现其身体异常状况；提供相关的高温作业安全培训，提升员工对高温作业的认知和应急能力。

技能点 2　高温技术措施

应优先采用先进的技术、生产工艺和原材料，操作人员远离热源，同时根据其具体条件采取必要的通风、隔热、降温等措施，消除高温职业危害。对于工艺、技术和原材料达不到要求的，应根据生产工艺、技术、原材料特性以及自然条件，通过采取工程控制措施和必要的组织措施，屏蔽热辐射源，加强通风，减少劳动时间，改善作业方式等，使室内和露天作业地点 WBGT 指数符合《工作场所物理因素测量高温》（GBZ/T 189.7—2007）的要求。

1. 基础设计选择

应根据夏季主导风向设计高温作业厂房形成穿堂风或能增加自然通风的风压的朝向。高温作业厂房平面布置呈"Ⅱ"型、"L"型或"Ⅲ"型的，其开口部分宜位于夏季主导风向的迎风面。高温作业厂房宜设有天窗和侧窗。夏季自然通风用的进气窗的下端距地面不宜大于 1.2 m，以便空气直接吹向工作地点；冬季需要自然通风时，应对通风设计方案进行技术经济比较，并根据热平衡的原则合理确定热风补偿系统容量，进气窗下端一般不宜小于 4 m。若小于 4 m 时，宜采取防止冷风吹向工作地点的有效措施。以自然通风为主的高温作业厂房应有足够的进、排风面积。产生大量热、湿气、有害气体的单层厂房的附属建筑物占用该厂房外墙的长度不得超过外墙全长的 30%，且不宜设在厂房的迎风面。产生大量热或逸出有害物质的车间，在平面布置上应以其最长边作为外墙。若四周均为内墙时，应采取向室内送入清洁空气的措施。

热源应尽量布置在车间外面；采用热压为主的自然通风时，热源应尽量布置在天窗的下方；采用穿堂风为主的自然通风时，热源应尽量布置在夏季主导风向的下风侧；热源布置应便于采用各种有效的隔热及降温措施。车间内发热设备设置应按车间气流具体情况确定，一般宜在操作岗位夏季主导风向的下风侧、车间天窗下方的部位。高温、强热辐射作业，应根据工艺、供水和室内微小气候等条件采用有效的隔热措施，如水幕、隔热水箱或隔热屏等。工作人员经常停留或靠近的高温地面或高温壁板，其表面平均温度不应大于 40℃，瞬间最高温度也不宜大于 60℃。

2. 后期降温措施

当工作地点的热环境参数达不到卫生要求，高温作业时间较长时，应采取降温措施。

(1) 采用局部送风降温措施时，气流达到工作地点的风速控制设计应符合以下要求：带有水雾的气流风速为 3~5 m/s，雾滴直径应<100 μm；不带水雾的气流风速，Ⅰ级劳动强度的应控制在 2~3 m/s，Ⅱ级劳动强度的控制在 3~5 m/s，Ⅲ级劳动强度的控制在 4~6 m/s。

（2）设置局部送风时，工作地点的平均风速和温度应符合表 3-5 的规定。

表 3-5　热辐射强度与工作地点的温度和平均风速对应表

热辐射强度（W/m²）	冬季		夏季	
	温度（°C）	风速（m/s）	温度（°C）	风速（m/s）
350~700	20~25	1~2	26~31	1.5~3
701~1 400	20~25	1~3	26~30	2~4
1 401~2 100	18~22	2~3	25~29	3~5
2 101~2 800	18~22	3~4	24~28	4~6

注：① 轻度强度作业时，温度宜采用表中较高值，风速宜采用较低值；中度强度作业时其数据可按插入法确定；重强度作业时，温度宜采用较低值，风速宜采用较高值。
② 表中夏季工作地点的温度，对于夏热冬冷（或冬暖）地区，可提高 2 °C。
③ 当局部送风系统的空气需要冷却或加热处理时，其室内计算参数，夏季应采用通风室外计算温度及相对湿度；冬季应采用采暖室外计算温度。

工艺上以湿度为主要要求的空气调节车间，除工艺有特殊要求或已有规定者外，不同湿度条件下的空气温度应符合表 3-6 的规定。

表 3-6　空气调节厂房内不同湿度下的温度要求表（上限值）

相对湿度（%）	<55	<65	<75	<85	≥85
温度（°C）	30	29	28	27	26

高温作业车间应设有休息室。休息室必须远离热源，采取降温、通风、隔热等措施，使温度≤30 °C；设有空气调节的休息室室内气温应保持在 24~28 °C。对于可以脱离高温作业点的，可设观察（休息）室。特殊高温作业，如高温车间桥式起重机驾驶室，车间内的监控室、操作室，炼焦车间拦焦车驾驶室等应有良好的隔热降噪措施，热辐射强度应小于 700 W/m²，室内气温不应大于 28 °C。当作业地点日最高气温≥35 °C 时，应采取局部降温和综合防暑措施并减少高温作业时间。

子任务 2　保健与急救

技能点 1　高温保健措施

预防高温环境对劳动者的危害应提供适当的装备及设施，应有足够饮用水。避免高温工作环境，远离高热源，减少热辐射；改善温度、辐射热、湿度、风速或气流等环境气候，妥善设计工场，加强通风设备及散热方法。

安排适当的工作时间：适当安排员工工作时间及方式，避免长时间从事高温作业而发生意外。采取人机工程学原则设计，减少体力劳动；尽量设计在早上及近黄昏时才进行体力工作，避免暴晒；利用轮换分工制，避免过度疲劳；避免在高温的环境下单独工作。

为员工提供个人保护装备：通风服、冷却衣、反射衣、水冷服、防晒及防热用品等；为员工设置隔热装置，提供阴凉的休息地方，提供空调设备。设立紧急的应变措施：与高温作业员工保持联络，关注酷热天气警告；避免员工有身体状况欠佳的症状工作；派工作人员巡查并指导在高温作业场所设置各种有关的急救设施。

技能点 2　中暑急救处理

在高温作业的环境工作，如果再加上降温措施不得当，则极易发生中暑；农业及露天作业时，受阳光直接暴晒使人的脑膜充血，大脑皮层缺血而引起中暑；在公共场所，人群拥挤集中，产热集中，散热困难，空气中湿度的增强易诱发中暑。

正常人体温通过下丘脑体温调节中枢的作用，使产热与散热取得平衡的结果能恒定在 37 ℃ 左右，当周围环境温度超过皮肤温度时，人体靠出汗及皮肤表面的蒸发进行降温。人体的散热还可将深部组织的热量带至上下组织，通过扩张的皮肤血管散热，因此经过皮肤血管的血流越多，散热就越多。如果体内有过量热蓄积，就会产生高热中暑。中暑的现场急救措施有：

（1）搬移。迅速使患者平卧并解开衣扣，松开或脱去衣服，如衣服被汗水湿透应更换衣服并抬到通风、阴凉、干爽的地方。

（2）降温。有条件的也可使用降温毯给患者降温，或在头部、腋下、腹股沟等大血管处放置冰袋。冰袋用冰块、冰棍、冰激凌等放入塑料袋内，封严密即可，但不要快速降低患者体温。可给患者头部捂上冷毛巾，或用白酒、50%酒精、冰水或冷水进行全身擦浴直到患者皮肤发红，然后用扇或电扇吹风，加速散热。当体温降至 38 ℃ 以下时，要停止一切冷敷等强降温措施。每 10～15 分钟测量 1 次体温。

（3）补充液体。患者仍有意识时，可用一些清凉饮料补充水分，补充水分可加入少量盐或小苏打水；如果中暑者神志清醒但无恶心、呕吐，可饮用含盐的清凉饮品以起到既降温，又补充血容量的作用。为避免呕吐、腹痛、恶心等症状，千万不可急于补充大量水分。

（4）促醒。病人若已失去知觉，可指掐人中、合谷等穴使其苏醒；若呼吸停止，应立即实施人工呼吸。

（5）转送。对于重症中暑病人，必须立即送医院诊治；搬运病人时，不可使患者步行，应用担架运送；运送途中为保护大脑、心肺等重要脏器要尽可能用冰袋敷于病人额头、胸口、肘窝及大腿根部，积极进行物理降温。

子任务 3　中暑预防及注意事项

中暑是指在高温（气温 34 ℃ 以上）或强辐射（特别是湿度大、无风）环境下，由于体温调节失衡和水盐代谢紊乱产生的以心血管和中枢神经系统功能障碍为主要表现的急性综合病征。分为先兆中暑、轻症中暑和重中暑 3 种，重症中暑又分为热痉挛（heat-spasm）、热衰竭（heat-failure）和热射病（heatstroke）3 型。

技能点 1　人体的热量代谢过程

人体通过反馈系统将温度干扰信号传递到体温调节中枢，调整人体各个受控系统的活动，经过对信息的综合处理，并根据人体状态和环境状态的变化达到新的热平衡，最终达到体温和人体内环境的稳定。人体对热环境的适应主要包含以下几方面：

（1）人体产热。体温调节系统中的效应器主要由汗腺、血管和肌肉组成。机体代谢过程中只有 20%～25%释放的能量用于做功。产热最多的器官为骨骼肌：安静时骨骼肌产热量约占 25%；运动或用力时肌肉产热量剧增达总热量的 75%～80%。

（2）人体散热。皮肤血流量决定了人体表面换热效率，皮肤温度决定于皮肤的血流量和血液温度。体表皮肤可通过辐射、传导、对流以及蒸发等物理换热方式进行散热，所以该散热过程又叫物理性体温调节。

（3）人体排汗。体内水分经机体表层透出而蒸发掉的水分每克水蒸发时可吸收 0.58 kcal 的汽化热。其中通过皮肤的无感蒸发水分损失约 600～800 mL，通过肺和呼吸道的无感蒸发水分损失约 200～400 mL。在环境气温升到 25～30 ℃时，汗腺开始分泌汗液，形成可感蒸发出汗。当环境温度高于体表温度时，蒸发散热即成为唯一的散热方式。排汗是人类在热环境中的主要散热反应。

在炎热的夏季，高湿、高温、强热辐射天气可造成人体的体温调节、水盐代谢、神经系统、消化系统、循环系统、泌尿系统等出现一系列生理功能改变，一旦机体无法适应，则可能造成体温异常升高不降，引起正常生理功能紊乱，发生中暑相关症状。人体的热量代谢过程虽然复杂，但是却由人体的体温调节系统统一支配并完成，其调节过程的核心即是对体温的控制。

技能点 2　中暑表现

中暑的症状可轻可重，轻症中暑可出现头昏、胸闷、心悸、面色潮红、皮肤灼热、体温升高等；一旦发展为重症中暑，则可出现大量出汗、血压下降、晕厥、肌肉痉挛，甚至发生意识障碍、嗜睡、昏迷等。

1. 先兆中暑

出现大量出汗、口渴、头昏、耳鸣、胸闷、心悸、恶心、体温升高、全身无力。

2. 轻度中暑

除上述病症外，体温 38 ℃以上，面色潮红，胸闷，或有面色苍白，恶心、呕吐、大汗、皮肤湿冷、血压下降等呼吸循环衰竭的早期症状。

3. 重度中暑

除上述症状外，出现昏倒痉挛、皮肤干燥无汗、体温 40 ℃以上等症状。重度中暑可分三型：

（1）热痉挛。在高温环境下进行剧烈运动大量出汗，活动停止后常发生肌肉痉挛，持续约数分钟后缓解并无明显体温升高。肌肉痉挛可能与严重体钠缺失、大量出汗、饮用低张液体和过度通气有关，热痉挛也可为热射病的早期表现。

（2）热衰竭。由于体液和体钠丢失过多引起循环容量不足，体现为多汗、疲乏、头晕、头痛、恶心、无力、呕吐和肌肉痉挛，可有明显心动过速、直立性低血压或晕厥脱水征，体温轻度升高但无明显中枢神经系统损伤表现。热衰竭治疗不及时，可发展为热射病。

（3）热射病。主要分为劳力性热射病和非劳力性热射病（又称为典型性热射病），主要特征是核心体温升高（>40℃）及中枢神经系统异常。早期受影响的器官依次为脑、肝、肾和心脏。根据发病时患者所处的状态和发病机制，劳力性主要是在高温环境下内源性产热过多；非劳力性主要是在高温环境下体温调节功能障碍引起散热减少。

技能点 3 中暑预防和注意事项

对中暑患者及时进行对症处理，一般可很快恢复：使患者迅速脱离高温环境，移到通风良好的阴凉处平卧休息，给予含盐清凉饮料；必要时给予葡萄糖生理盐水静脉滴注，纠正水、电解质平衡紊乱。

1. 中暑预防

（1）做好防晒措施。室外活动要避免阳光直射头部，避免皮肤直接吸收辐射热，戴好帽子、衣着宽松。

（2）科学合理地饮食。吃大量的蔬菜、水果及适量的动物蛋白质和脂肪，补充体能消耗，切忌节食。

（3）充足的睡眠。合理安排休息时间，保证足够的睡眠以保持充沛的体能，并达到防暑目的。

（4）合理饮水，每日饮水 3~6L，以含氯化钠 0.3%~0.5%为宜。饭前饭后以及大运动量前后避免大量饮水。

2. 注意事项

（1）注意补充盐分和矿物质；酒精性饮料和高糖分饮料会使人体失去更多水分，在高温时不宜饮用；同时，要避免饮用过凉的冰冻饮料，以免造成胃部痉挛。

（2）合理安排工作，注意劳逸结合。

（3）对于这些高危人群，在高温天气应特别注意，及时观察是否出现中暑征兆。

（4）中午高温时应减少户外工作；如必须进行户外工作，则应每小时饮用 500 mL 及以上的水或茶水。

（5）穿着质地轻薄、宽松和浅色的衣物。

（6）少食高油高脂食物，减少人体热量摄入。

技能点 4 防治中暑药物

近年来，国内外主要从热应激蛋白以及细胞过氧化等方面对于中暑的药物防治进行了研究，取得了一些进展。随着对中暑病理生理学机制研究的进一步深入，传统中草药越来越多地受到关注，研究者利用中医理论研发出了一些有效且实用的新药物，为中暑防治与新药研发开拓了广阔的空间。

1. 预防中暑的药物元素

从预防入手利用中医理论研制出预防中暑的中药复合组方，并在实验室热应激研究的基础上通过动物实验，根据中医阐述的气阴两虚进行辨证组方，使组方具有补气养阴、导邪外出、祛热解暑、保留津液、减少蓄热等作用。以牛黄、生姜等组成的处方，经提取、精制制备成防中暑速效喷鼻剂，具有使用方便、用药量小、作用迅速等特点。牛黄具有镇静、强心、解热、扩张微血管和清除羟自由基的作用，生姜具有发汗，兴奋迷走神经、交感神经和心脏，扩张血管，抑制心脏引起的降压等作用，可以促进血液循环。人参具有抗应激作用，可增强机体对不良刺激的抵抗力。以人参为主药制成复合制剂，观察其对热应激大鼠的保护作用，发现其可有效地延长高温环境下热应激大鼠的存活时间并降低其死亡率，复方人参制剂可使热耐受能力明显提高。复方人参制剂的热保护作用及人参皂苷与解热镇痛类药物联合，能对从事高温作业人员具有一定保护作用。

苦丁茶性微苦、凉，有清热解毒之功效，苦丁茶配合各种营养素能提高人体热耐受能力，特别是配合微量元素 Zn 与维生素。研究发现在苦丁茶中加入某些微量元素和维生素后的强化苦丁茶，对提高热耐力更为显著。

2. 治疗中暑的药物

人参的主要有效成分是人参皂苷。人参皂苷可用于治疗中暑。中医古方"生脉饮"是通过调节垂体肾上腺皮质系统功能而提高机体热耐受能力。为了解人参茎叶皂苷是否也有提高机体热耐受能力的作用，研究发现人参茎叶所含皂苷与人参根皂苷化学成分和药理活性基本一致。通过动物的热致死试验和高温游泳试验证实，人参茎叶皂苷在一定程度上加强了下丘脑—体—肾上腺皮质系统的功能，具有明显提高机体高温耐受能力的作用。

青蒿琥酯是近年发现的具有抗外源性内毒素血症的新药物，其在中暑领域的应用还处于探讨实践阶段。研究发现，给小鼠一次性注射青蒿琥酯后，能明显降低其肛温上升速率，延长中暑小鼠的存活时间，表明青蒿琥酯对中暑小鼠有良好的保护作用。经过实验证明热暴露试验前连续 5 天给药的效果优于一次性给药效果，以给药浓度为 60 mg/kg 效果最佳，表明连续给予青蒿琥酯对中暑小鼠的保护作用更明显。

穿心莲是一种清热解毒、凉血消肿的常用中药。药理学研究证实，穿心莲内酯具有拮抗内毒素的功效，其有效成分有新穿心莲内酯、穿心莲内酯等。新穿心莲内酯在穿心莲药理作用中有不可替代的作用。新穿心莲内酯具有通过提高机体免疫能力、抑制炎性介质分泌来对抗内毒素血症的功效，且疗效优于穿心莲内酯等同类药物。同时不同剂量的新穿心莲内酯在治疗效果上存在较大差异。5 mg/kg 是较好的给药剂量，而且其效果优于地塞米松等其他药物。

模块 3　高温与中暑的危害与防护

热毒平可用于治疗中暑。热毒平的主要成分有黄芩、玄参、金银花、地黄、栀子、连翘、甜地丁、板蓝根、龙胆、知母、麦冬 11 味中药。热毒平抗内毒素血症的主要机制之一为"通腑泄毒"，即改善肠道循环，促进肠道蠕动，使肠腔内容物（包括细菌和内毒素）迅速排出体外；抑制肠道内细菌繁殖，降低肠道内毒素池中内毒素的量；增强肠黏膜屏障功能，避免肠道细菌和毒素移位，从而减少其被吸收入血；改善和消除肠麻痹、淤滞状态，保持和恢复肠道正常生理功能。

在生活中，防治中暑药有以下几种药物（药材）：

仁丹：清暑祛湿；主治中暑受热引起的头昏、胸中郁闷、腹痛腹泻，也可用于晕车晕船、水土不服。

十滴水：清暑散寒；适于中暑所致的头昏、恶心呕吐、胸闷腹泻等症。

藿香正气水：清暑解表；适于高温天气因受寒所致的头昏、腹痛、呕吐、腹泻突出者。

清凉油：清暑解毒；可治疗暑热引起的头昏头痛，或因贪凉引起的腹泻。

金银花：有祛暑清热、解毒止痢等功效；可开水泡代茶饮。

菊花：有消暑、平肝、利尿等功效；有高血压患者尤宜；以开水泡代茶饮。

作　业

1. 阐述高温的概念。
2. 高危作业危害分几级，接触时限如何确定？
3. 高温对机体的影响有哪些？
4. 高温对机能和代谢的影响有哪些？
5. 高温作业防护措施有哪些？
6. 人体的热量代谢过程有哪几步？
7. 高温中暑的表现有哪些？
8. 高温中暑的急救措施有哪些？

模块 4　噪声的危害与防护

噪声是指在工业生产、建筑施工、交通运输和社会生活中产生的干扰周围生活环境的声音。噪声污染，是指超过噪声排放标准或者未依法采取防控措施产生噪声，并干扰他人正常生活、工作和学习的现象。生产生活中不可避免地会产生噪声，持续且超过一定标准的噪声会危害人们的身心健康，因此，需采取一定措施进行有效防护。

知识目标

1. 掌握噪声的概念及危害。
2. 掌握噪声产生的原因、噪声的分类及标准。
3. 掌握噪声防护基本原理。

能力目标

1. 掌握环境噪声标准和检测方法。
2. 能够对环境噪声污染采取防护措施。

素质目标

1. 养成较高的安全和环境保护意识。
2. 遵守《中华人民共和国噪声污染防治法》及有关标准规定。

任务 1　噪声的危害

现实生活中存在多种多样的声音，有些声音对人类社会的各项社会实践都非常有用，比如动听的音乐、急促的安全信号声、教师的说话声等。但是有些声音的产生影响人们正常工作和健康，甚至引起振动，带来破坏，这些是人们不需要的声音，称为噪声。生产生活中产生的噪声源多种多样，噪声种类也较多，对人的身心健康危害很大。

人的生活、工作都离不开声音。我们从日常生活中可以体会到声音总是有 3 个表征量，即音量的大小、音调的高低与音色的不同。这些都是与声音的物理特性密切相关的。心理学的观点认为噪声和乐声是很难区分的，它们会随着人们主观判别的差异而改变，因此噪声与好听的声音是没有绝对界限的。

噪声污染是当代的世界性问题。古代就有噪声污染问题，《说文解字》中"噪"解释为"扰也;《玉篇》:群呼烦扰也"。这是两千年前的记载,当时仅指因人声喧哗而成为烦扰人的噪声。而近代的噪声污染则是大规模工业化的后果,随着各种机械设备、交通工具的急剧增加,噪声污染问题也越来越严重。

子任务 1　噪声基本概述

技能点 1　噪声的定义

噪声有很多定义,物理学定义噪声是发声体做无规则振动时发出的声音;生理学定义凡是妨碍人们正常休息、学习和工作的声音,以及对人们要听的声音产生干扰的声音都称为噪声。从这个意义上来说,噪声的来源很多,街道上的汽车鸣笛声、风噪声,安静的图书馆阅览室里的脚步声、拖凳子声,建筑工地的机器声、建筑工人喊叫声,生产作业过程中劳动工具的碰撞摩擦声,都是噪声。《中华人民共和国噪声污染防治法》对噪声的定义为:在工业生产、建筑施工、交通运输和社会生活中产生的干扰周围生活环境的声音。而噪声污染是指超过噪声排放标准或者未依法采取防控措施产生噪声,并干扰他人正常生活、工作和学习的现象。

技能点 2　产生噪声的原因

环境中噪声的产生原因多种多样,常见的有以下几种:

1. 振动所产生的噪声

比如转动机械,许多机械设备本身或某一部分零件是旋转式的,常因组装的损耗或轴承的缺陷而产生异常的振动,从而产生噪声。振动产生噪声的原因有以下几种:

(1)冲击:当物体发生冲击时,大量的动能在短时间内要转换成振动或噪声的能量,而且频率分布的范围非常的广,例如冲床、压床、锻造设备等,都会产生此类噪声。

(2)共振:每个系统都有其自然频率,如果激振的频率范围与自然频率有所重叠,将会产生大振幅的振动噪声,例如引擎、马达等。

(3)摩擦:此类噪声由于接触面与附着面间的滑移现象而产生声响,常见的设备有切削、研磨等。

2. 流场所产生的噪声

当空气中以高速流经导管或金属表面时,一般空气在导管中流动碰到阻碍产生乱流或大而急速的压力改变均会有噪声的产生,如乱流、喷射流、气蚀、气切、涡流等现象。

3. 环境噪声

一般环境噪声大多来自随机的噪声源,例如急驰而过的车辆、飞机的鸣笛、人们的喧闹,以及周围各式各样的噪声来源。

4. 燃烧产生的噪声

在燃烧过程中可能发生爆炸、排气,以及燃烧时上升气流影响周围空气的扰动,这些现象均会伴随噪声的产生。例如引擎、锅炉、熔炼炉、涡轮机等这一类的燃烧设备均会产生这一类的噪声。

5. 其他噪声

在日常生活中,室内各项家庭用具均会发出声音,如冷气机、音箱、抽油烟机、电视、空调设备,均为噪声源。另外,如学校、商场、公园、体育场等公共场所亦可视为噪声产生的场所。

技能点 3 噪声的分类

现实生活中存在多种多样的噪声,根据其物理特性、时间特性以及频率成分分布可将噪声分为以下几类。

1. 按噪声源的物理特性分类

(1)气体动力噪声:叶片高速旋转或高速气流通过叶片,会使叶片两侧的空气发生压力突变,激发声波,如通风机、鼓风机、压缩机、发动机迫使气体通过进、排气口时发出的声音即为气体动力噪声。

(2)机械噪声:物体间的撞击、摩擦、交变的机械力作用下的金属板,旋转的动力不平衡,以及运转的机械零件轴承、齿轮等都会产生机械性噪声。

(3)电磁性噪声:由于电机等的交变力相互作用产生的声音。如电流和磁场的相互作用产生的噪声,发动机、变压器的噪声均属此类。

2. 按噪声源的时间特性分类

(1)稳态噪声:指噪声声压级的变化较小(一般不大于 3 dB),且不随时间有大幅度的变化,如电机、风机及其他电磁噪声,固定转速的摩擦、转动等噪声。

(2)非稳态噪声:指噪声强度随时间而有起伏波动(声压变化大于 3 dB)。有的呈周期性噪声,如锤击;有的呈无规律的起伏噪声,如交通噪声。

(3)脉冲噪声:指持续时间小于 1 s 的单个或多个突发声组成的噪声,声压级原始水平升至峰值又回至原始水平所需的持续时间短于 500 ms,其峰值声压级大于 40 dB。脉冲噪声往往是突发的高强噪声,如爆破、火炮发射等所产生的噪声。

3. 按噪声的频率成分分布分类

按照噪声的频率成分分布可将噪声分为:低频噪声(主频率低于 300 Hz)、中频噪声(主频率在 300~800 Hz)、高频噪声(主频率高于 800 Hz)。

按照《国家污染物环境健康风险名录(物理分册)》,也可分为宽频带噪声(从低频到高频较为均匀的噪声)、窄频带噪声(主要成分集中分布在狭窄的频率范围内的噪声)、有调噪声(既有连续噪声,又有离散频率成分存在的噪声)。

过大的噪声会对人的身心健康造成一定伤害,干扰工作状态和心情,持续性过强的噪声甚至可对人体听力和神经中枢造成不可逆的损害。因此，在特定场合，对环境中的噪声有严格控制要求。

技能点 4　噪声污染的特点

噪声污染不同于气、液、固等废物污染，噪声无形，主要对人的心理产生直接影响，对人的生理及环境污染产生间接影响。噪声污染具有以下特点：

1. 环境噪声污染具有主观性

噪声对环境的污染虽然与工业污染一样，是一种危害人类的公害，但因噪声无形，噪声属于感觉公害。通常，噪声是由不同振幅和不同频率组成的无调嘈杂声。但有调或有规律的音乐声，在影响人们工作或休息，接受人感到厌恶时，也被认为是噪声。所以，是否是噪声并产生影响，与个人所处的环境和主观愿望有关，也即噪声污染具有主观性。因此，对噪声评价的特点，是与受害人的生理与心理因素有关的。环境噪声标准也要根据不同的时间、地区和人所处的不同行为状态来制定。

2. 环境噪声具有空间局限性

因为声的传播特性，噪声不可能无限传播，只能影响一定空间范围，而不会像气体或光污染能影响较大范围。

3. 环境噪声具有能量性

环境噪声是能量的污染，不像气、液、固态污染物，不具有持久性和累计性。噪声是由发生物体的振动向外界辐射的一种声波能。若声源停止振动，声波能就失去补充，噪声污染随之终止，危害即消除。

4. 环境噪声污染具有难避性

声能以波动的形式传播，因此噪声，特别是低频噪声具有较强的绕射能力。突发的噪声是难以逃避的，在一定空间范围内，如没有预先采取措施，现场影响范围内的任何人都将受到噪声影响。由于声的传播速度高达 300～400 m/s，远远超过人的行走速度，因此即使闻声而逃，也难以躲避。

5. 噪声具有危害潜伏性

噪声的危害具有潜伏性，长时间暴露在噪声影响下，人体生理反应不会及时表现出来，但是对人的听力和行为的影响是长久不可逆的。因此，现实生活中应高度重视噪声污染的危害性和潜伏性。

子任务 2　噪声对人体的健康影响

噪声主要的危害表现为对人体健康的影响，噪声是影响面最广的一种环境污染，长期暴露在噪声环境下，会引起潜在的职业病风险。经过长期实践和科学研究，噪声会对人体的健康带来如下影响。

技能点 1　听力损伤

噪声对听力的损伤是噪声危害中认识得最早的一种影响。早在 1886 年，英国格拉斯的一名医生托马斯·巴尔曾就噪声对人的听力影响进行了著名的研究。他通过对 3 组人（轮船锅炉工、铸造工、邮递员）的比较，发现接触强噪声的锅炉工的听力受损害最严重，而邮递员的听力最好。大量的调查和研究证明，强噪声会造成耳聋。根据国际标准化组织的规定，暴露在强噪声下，对 500 Hz、1 000Hz 和 2 000Hz 三个频率的平均听力损失超过 25 dB，称为噪声性耳聋。在这种情况下进行正常的交谈时，句子的可懂度下降 13%，而句子加单音词的混合可懂度降低 38%。换句话说，听力发生了障碍。

在不同噪声级下长期工作，耳聋发病率的统计结果如表 4-1 所示。从表中可以看出，噪声级在 80 dB（A）以下，才能保证长期工作不致耳聋。在 90 dB（A）条件下，只能保证 80%的人不会耳聋；即使是 85 dB（A），还会有 10%的人可能产生噪声性耳聋。

表 4-1　噪声性耳聋发病率（%）

等效连续 A 声级 [dB（A）]	噪声暴露时间（年）							
	5	10	15	20	25	30	35	40
≤80	0	0	0	0	0	0	0	0
85	1	3	5	6	7	8	9	10
90	4	10	14	16	16	18	20	21
95	7	17	24	28	29	31	32	29
100	12	29	37	42	43	44	44	41
105	18	42	53	58	60	62	61	54
110	26	55	71	78	78	77	72	62
115	36	71	83	87	84	81	75	64

一个人虽然没有达到噪声性耳聋的程度，但很可能已有了听力损失。人耳听力损失的频率从 4 000Hz 左右开始，然后是其相邻的频率（2 000Hz、6 000Hz、8 000Hz……），但是，一个人的听力损失 40～50dB（在 4000Hz 或 6000Hz 的频率下）往往也察觉不出来，因为这并不影响日常语言交流，但对欣赏音乐是不利的，如长笛等乐器的高频声就可能听不到了。而对一些辅音，特别是含有高频率的"斯""吃"等音，往往容易混淆。

噪声引起的听力结构的损伤，主要是内耳的接受到损害而产生的。人耳内部结构如图 4-1 所示。柯蒂氏器官由感觉细胞和支持结构组成，过量的噪声暴露可造成感觉细胞和整个柯蒂氏器官的破坏。靠近耳蜗的顶端对应于低频感觉，这一区域感觉细胞必须达到很广泛的损失，才能反映出听域的改变。耳蜗底部对应于高频感觉，而这一区域感觉细胞只要有很小的损失，就可能反映出听域的改变。当这个区域的感觉细胞损失 15%～20%，听觉灵敏度就可能下降 40 dB。很强的噪声，如爆炸和炮击等强脉冲声，能造成听觉器官机械性损伤，即鼓膜穿孔、听小骨折断，甚至柯蒂氏器官被撕裂，此类损伤一般称为听觉外伤。较低噪声级的长期作用，同样也能造成感觉细胞道和支持结构的退化，此类损伤叫作噪声性耳蜗损伤。噪声性耳蜗损伤的机理主要是由于过量的噪声暴露迫使听觉细胞在过高的新陈代谢速率下工作，而导致细胞的死亡，而这些听觉细胞（包括听觉神经细胞）都是高度专业化的，遭到破坏后不能再生，听力就无法恢复。

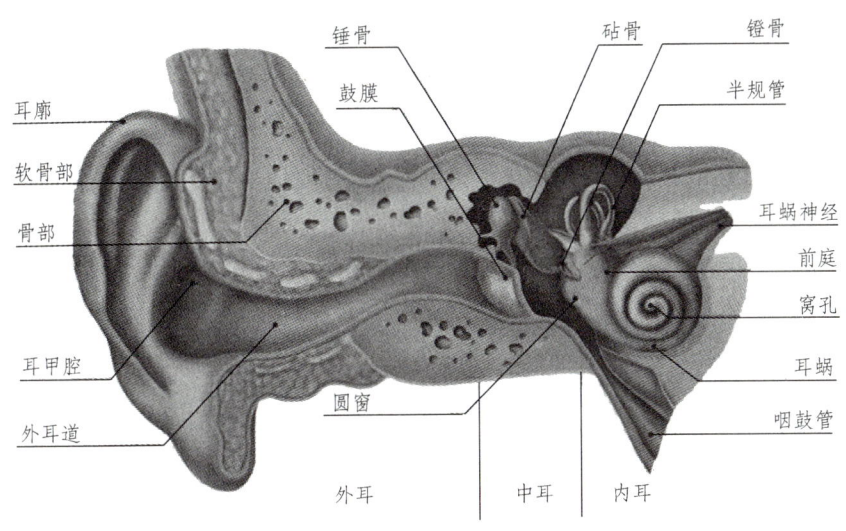

图 4-1 人耳结构图

上述的听力变化通常有一个听力损失的过程，衡量听力损失的量是听力域级，听力域级是可以觉察到的纯音声压级，与频率有关。域级越高，说明听力损失或部分耳聋性程度越大。由噪声引起的域级提高，称噪声域迁移。当噪声暴露终止后，经过休息，听力能较快地恢复过来，称暂时性域移；如暴露在强噪声下较长时间，噪声终止后，经休息仍有部分域移不能恢复，则这部分域移称为永久性域移。如某工人因受噪声影响，对 4 000 Hz 纯音乐可以觉察到的声压级比原来未受噪声影响时提高了 20 dB，即其在 4 000 Hz 的域级因噪声影响而迁移了 20 dB，也就是说他对 4 000 Hz 的听力损失为 20 dB，即听觉灵敏度下降了 20 dB。

国际标准化组织（ISO）确定听力损失 25 dB 为耳聋标准，25～40 dB 为轻度聋，40～55 dB 为中度聋，55～70 dB 为显著聋，70～90 dB 为重度聋，90 dB 以上为极端聋。

技能点 2　对心理行为的影响

噪声引起的心理影响主要包括使人激动、易怒，甚至失去理智。因噪声干扰发生民间侵权纠纷的事件时有发生。

噪声也容易使人疲劳，往往会影响精力集中和工作效率，尤其是对一些脑力劳动者影响更为明显。

另外，由于噪声具有掩蔽效应，往往使人分散精力，察觉一些危险信号的能力变得迟缓，从而容易造成工伤事故。美国根据不同工种工人医疗和事故报告的研究发现，比较吵闹的工厂区域易发生事故，如美全总铁路局对 22 个月里发生的、引起 25 名铁路职工死亡的 19 起事故进行分析，认为主要原因是高噪声。

技能点 3　对儿童和胎儿的影响

噪声会影响少年儿童的智力发展，在强噪声环境下，儿童对外界环境有用信息接收的能力下降，导致注意力不集中，特别是在学校进行课堂教学的过程中，教学时间长，儿童跟不上教学进度，显得智力发展慢。

此外，噪声对胎儿也会造成有害影响。噪声会使母体产生紧张反应，引起子宫血管收缩，以致影响供给胎儿发育所必需的养料和氧气。此外，噪声还影响胎儿的体重，日本曾对 1 000 多个出生婴儿进行研究，发现吵闹区域的婴儿体重轻的比例较高，这些婴儿的体重在 5.5 磅以下，相当于世界卫生组织对早产儿定义的体重。这很可能是由于噪声的影响，使某些影响胎儿发育的荷尔蒙偏低。

技能点 4　对人体生理影响

大量调查和统计资料表明，大量心脏病的发展和恶化与噪声关系密切。实验结果表明，噪声会引起人体紧张的反应，使肾上腺素增加，引起心率改变和血压升高。一些工业噪声调查的结果指出，在高噪声条件下工作的钢铁工人和机械车间工人比安静条件下工作工人的循环系统的发病率高，患高血压的病人也更多。有实验把兔子放在非常吵的工业噪声环境下 10 周，发现实验兔子的血胆固醇比同样饮食条件下未做实验的兔子要高得多。对小学生的调查还发现，经常暴露于飞机噪声下的儿童比安静环境下的儿童血压要高。目前不少人认为，20 世纪工业生产噪声和交通噪声的提高，是造成心脏病发病率高的重要原因之一。

噪声还会引起消化系统方面的疾病。早在 20 世纪 30 年代，就有人注意到长期暴露在噪声环境下的工人，其消化功能有明显的改变。通过人和动物的实验都表明，在高于 80 dB（A）的噪声环境中，肠蠕动要减少 37%。而肠蠕动会造成胀气和肠胃不舒适的感觉，当噪声停止时，肠蠕动由于过量的补偿，其节奏大大加快，幅度也增大，引起消化不良。长时间的消化不良往往造成肠胃溃疡。

在神经系统方面，噪声能引起失眠、疲劳、头晕、头痛和记忆力衰退。此外，强噪声会刺激内耳腔的前庭，使人晕眩、恶心、呕吐。超过 140 dB 的噪声甚至会引起眼球振动，使视觉模糊，呼吸、脉搏、血压都发生波动，全身血管收缩，使供血减少，甚至说话能力受到影响。

技能点 5　对睡眠的影响

睡眠对人是极其重要的，它能使人的新陈代谢得到调节，使人的大脑得到休息，从而消除体力和脑力疲劳。所以保证睡眠是关系到人体健康的重要因素，但是噪声会影响人的睡眠质量和时间。当睡眠受到噪声干扰后，工作效率和健康都会受到影响，特别是老年人和病人对噪声干扰尤其敏感。研究结果表明，连续噪声可以加快熟睡到轻睡的回转，使人多梦，熟睡的时间缩短，突然的噪声可使人惊醒。

技能点 6　对交流、思维的影响

现实工作学习中噪声妨碍人们之间的交谈、通信是常见的；人们的思考也是语言思维活动，其受噪声的干扰影响与交谈是一致的。强噪声环境下，交流双方无法辨识正常声信息；在正常思考下，噪声打乱人的正常思维活动。实验证明噪声干扰交谈、通信的情况如表 4-2 所示。

表 4-2　噪声对交谈、通信的干扰

噪声级[dB（A）]	主观反应	正常谈话距离（m）	通信质量
45	安静	10	很好
55	稍吵	3.5	好
65	吵	1.2	较困难
75	很吵	0.3	困难
85	太吵	0.1	不可能

任务 2　噪声的防护

噪声不但影响人的身心健康，也干扰人们工作、学习和休息，使正常的工作生活环境受到破坏。噪声对人的影响不但与噪声的物理特征（如声强、频率、噪声持续时间等）有关，还与噪声暴露时间、个体差异等因素有关。因此要对不同场所和不同时间的噪声暴露加以限制，这一限制值就是噪声标准。噪声标准是噪声控制和环境保护的基本依据，指在不同情况下所容许的最高噪声声压级。通过噪声标准可以对噪声进行行政管理，并在技术上为控制噪声污染提供依据。我国和其他各国相继颁布了一系列噪声标准，这些标准可概括为三类：第一类是环境噪声标准；第二类是保护职工身体健康（主要是保护听力）的劳动卫生标准；第三类是声源噪声控制标准。

子任务 1　标　准

技能点 1　环境噪声标准

为了保证人们正常工作、学习和休息，世界各国都颁布了一系列环境噪声标准。各国的环境噪声标准不完全相同，同一国家也因各地区情况不同而有差别。制定标准的方式各有不同：有的按地区性质划分，如按照工业区、商业区、住宅区等分类制定允许声级；有的根据房间用途规定容许声级，并对不同时间如白天和夜间、夏天和冬天，以及不同的噪声特性进行修正。

1. 噪声环境质量标准

我国于 2008 年对《城市区域环境噪声标准》（GB 3096—1993）和《城市区域环境噪声测量方法》（GB/T 14623—1993）进行修订，颁布了《声环境质量标准》（GB 3096—2008）。标准规定了 5 类声环境功能区的环境噪声限值及测量方法，适用于声环境质量评价与管理，见表 4-3。机场周围区域受飞机通过（起飞、降落、低空飞越）噪声的影响，不适用于本标准。

表 4-3　环境噪声限值[dB（A）]

功能区类别		时段	
		昼间	夜间
0 类		50	40
1 类		55	45
2 类		60	50
3 类		65	55
4 类	4a 类	70	55
	4b 类	70	60

注：① 表中 4b 类声环境功能区环境噪声限值，适用于 2011 年 1 月 1 日起环境影响评价文件通过审批的新建铁路（含新开廊道的增建铁路）干线建设项目两侧区域。
② 在下列情况下，铁路干线两侧区域不通过列车时的环境背景噪声限值，按昼间 70 dB（A）、夜间 55 dB（A）执行 a.穿越城区的既有铁路干线；b.对穿越城区的既有铁路干线进行改建、扩建的铁路建设项目。既有铁路是指 2010 年 12 月 31 日前已建成运营的铁路或环境影响评价文件已通过审批的铁路建设项目。
③ 各类声环境功能区夜间突发噪声，其最大声级超过环境噪声限值的幅度不得高于 15 dB（A）。

按区域的使用功能特点和环境质量要求，声环境功能区分为以下 5 种类型：

（1）0 类声环境功能区：指康复疗养区等特别需要安静的区域。

（2）1 类声环境功能区：指以居民住宅、医疗卫生、文化教育、科研设计、行政办公为主要功能，需要保持安静的区域。

（3）2 类声环境功能区：指以商业金融、集市贸易为主要功能，或者居住、商业、工业混杂，需要维护住宅安静的区域。

（4）3 类声环境功能区：指以工业生产、仓储物流为主要功能，需要防止工业噪声对周围环境产生严重影响的区域。

（5）4 类声环境功能区：指交通干线两侧一定距离之内，需要防止交通噪声对周围环境产生严重影响的区域，包括 4a 类和 4b 类两种类型。4a 类为高速公路、一级公路、二级公路、城市快速路、城市主干路、城市次干路、城市轨道交通（地面段）、内河航道两侧区域；4b 类为铁路干线两侧区域。

机场周围区域适用于《机场周围飞机噪声环境标准》（GB 9660—1988），见表 4-4。

表 4-4　机场周围飞机噪声环境标准[dB（A）]

适用区域	标准值
一类区域	≤70
二类区域	≤75

注：一类区域：特殊住宅区，居住、文教区。
　　二类区域：除一类区域以外的生活区。

标准规定了机场周围飞机噪声的环境标准，适用于机场周围受飞机通过所产生噪声影响的区域。

2. 环境噪声排放标准

（1）《工业企业厂界环境噪声排放标准》（GB 12348—2008）：标准适用于工业企业噪声排放的管理、评价及控制。机关、事业单位、团体等对外环境排放噪声的单位也按本标准执行。见表 4-5。

表 4-5　工业企业厂界环境噪声排放限值[dB（A）]

功能区类别	时段	
	昼间	夜间
0 类	50	40
1 类	55	45
2 类	60	50
3 类	65	55
4 类	70	55

注：① 夜间频发噪声的最大声级超过限值的幅度不得高于 10 dB（A）。
　　② 夜间偶发噪声的最大声级超过限值的幅度不得高于 15 dB（A）。
　　③ 工业企业若位于未划分声环境功能区的区域，当厂界外有噪声敏感建筑物时，由当地县级以上人民政府参照 GB 3096 和 GB/T 15190 的规定确定厂界外区域的声环境质量要求，并执行相应的厂界环境噪声排放限值。
　　④ 当厂界与噪声敏感建筑物距离小于 1 m 时，厂界环境噪声应在噪声敏感建筑物的室内测量，并将表中相应的限值减 10 dB（A）作为评价依据。

（2）《建筑施工场界噪声限值》（GB 12523—2011）：本标准规定了建筑施工场界环境噪声排放限值及测量方法；适用于周围有噪声敏感建筑物的建筑施工噪声排放的管理、评价及控制。

夜间噪声最大声级超过限值的幅度不得高于 15 dB（A）。当场界距噪声敏感建筑物较近，其室外不满足测量条件时，可在噪声敏感建筑物室内测量，并将表 4-6 中相应的限值减 10 dB（A）作为评价依据。

表 4-6　建筑施工场界环境噪声排放限值[dB（A）]

昼间	夜间
70	55

（3）《社会生活环境噪声排放标准》（GB 22337—2008）：标准适用于对外营业性的文化娱乐场所、商业经营活动中使用的向环境排放噪声的设备、设施的管理、评价与控制。规定了营业性文化娱乐场所和商业经营活动中可能产生环境噪声污染的设备、设施边界噪声排放限值，见表4-7。

在社会生活噪声排放源位于噪声敏感建筑物内的情况下，噪声通过建筑物结构传播至噪声敏感建筑物室内时，噪声敏感建筑室内等效声级不得超过表4-6、表4-7规定的限值。

表 4-7 社会噪声排放源边界噪声排放限值[dB（A）]

功能区类别	时段	
	昼间	夜间
0 类	50	10
1 类	55	45
2 类	60	50
3 类	65	55
4 类	70	55

注：① 在社会生活噪声排放源边界处无法进行噪声测量或测量的结果不能如实反映其对噪声敏感建筑物的影响程度的情况下，噪声测量应在可能受影响的敏感建筑物窗外1 m处进行。
② 当社会生活噪声排放源边界与噪声敏感建筑物距离小于1 m时，应在噪声敏感建筑物的室内测量，并将表中相应的限值减10 dB（A）作为评价依据。

技能点 2　健康保护和听力保护标准

大量实验和调查表明，在80 dB和85 dB的噪声环境中长期工作，部分人会因噪声产生耳聋。理想的健康和听力保护标准应为70 dB，在考虑实际标准时，要兼顾大多数人不受噪声的危害和经济上的合理性。

世界大多数国家采用的标准是每天接触8 h或每周接触40 h噪声级为90 dB，少数国家采用85 dB。人在噪声环境中接触时间减半，噪声级可提高3～5 dB。

《工业企业厂界环境噪声排放标准》（GB 12348-2008）规定：工业企业厂界环境噪声不得超过表4-8规定的排放限值。其中，根据《声环境质量标准》（GB3096-2008），声环境功能区分为0类、1类、2类、3类、4类共五个类别，不同类别的声环境功能区适用不同的声环境质量标准。0类声环境功能区指康复疗养区等特别需要安静的区域；1类声环境功能区指以居民住宅、医疗卫生、文化教育、科研设计、行政办公为主要功能，需要保持安静的区域；2类声环境功能区指以商业金融、集市贸易为主要功能，或者居住、商业工业混杂，需要维护住宅安静的区域；3类声环境功能区指以工业生产、仓储物流为主要功能，需要防止工业噪声对周围环境产生严重影响的区域；4类声环境功能区指交通干线两侧一定距离之内，需要防止交通噪声对周围环境产生严重影响的区域，包括4a类和4b类两种类型。4a类为高速公路、一级公路、二级公路、城市快速路、城市主干路、城市次路、城市轨道交通（地面段）、内河航道两侧区域；4b类为铁路干线两侧区域。

表 4-8　工业企业厂界环境噪声排放限值

厂界外声环境功能区类别	时段	
	昼间	夜间
0	50	40
1	55	45
2	60	50
3	65	55
4	70	55

国际标准化组织在其推荐的标准中规定，为了保护听力，按每周 40 h 工作时间，容许噪声标准为 90 dB，噪声级每提高 3 dB，噪声接触时间减半。在任何情况下，噪声都不应超过保护听力的极限声级 115 dB。

对于非稳态噪声的工作环境或工作位置流动的情况，根据监测规范的要求，应测量等效连续声级，或测量不同的 A 声级和相应的暴露时间，计算等效连续 A 声级可按公式 4-1 计算。

噪声暴露率的计算是将暴露声级的时数除以暴露声级的允许工作时数，该暴露在 Li 声级的时数为 C_i，允许暴露时数为 T_i（可由表 4-8 查出），则按每天 8 h 工作可算出噪声暴露率 D。

$$D = \frac{C1}{T1} + \frac{C1}{T1} + \frac{C1}{T1} + \cdots\cdots = \sum_{i=1} \frac{C_i}{T_i}$$ （公式 4-1）

如果 $D>1$，表明 8 h 工作的噪声暴露率超过允许标准；如果 $D<1$，表明 8 h 工作的噪声暴露率低于允许标准。

例 4.1　对现有企业，某车间中工作人员在一个工作日内噪声暴露的累积时间分别为：90 dB（A）计 4 h，75 dB（A）计 2 h，99 dB（A）计 2 h。计算噪声暴露率 D 是否超过安全标准。

解：由表 2-8 查得 90 dB（A）允许暴露时间为 8 h，99 dB（A）允许暴露时间为 1 h，所以

$$D = \frac{4}{8} + \frac{2}{1} = 2.5$$

结论是车间工作人员的工作噪声环境已超过噪声安全标准。

技能点 3 生源噪声标准

上述两种标准分别以保护人体健康和保障人们有比较安宁的生活环境为目的。从积极的方面考虑，应控制噪声声源。我国对噪声声源控制的标准主要有机动车辆噪声标准、工程机械噪声标准等。

机动车辆噪声标准是控制城市交通噪声的重要基础依据。它不仅为各种车辆的研究、设计和制造提供了噪声控制的指标，也是城市车辆噪声管理监测的依据。我国在1997年1月1日实施了《汽车定置噪声限值》（GB 16170—1996），其主要内容如表4-9所示。此标准适用于城市道路允许行驶的在用汽车。

《铁路边界噪声限值及其测量方法》（GB 12525—1990）规定了铁路边界噪声限值：昼夜为70 dB。

表 4-9 我国汽车定置噪声限值[dB（A）]

车辆类型	燃油类型	车辆出厂日期	
		1998年1月1日前	1998年1月1日后
轿车	0 类	87	85
微型客车、火车	1 类	90	88
轻型火车 货车越野车	汽油 $n_r \leq 4300$ r/min	94	92
	$n_r > 4300$ r/min	97	95
	柴油	100	98
中型客车、货车、大型客车	汽油	97	95
	柴油	103	101
重型货车	$N \leq 147$ kW	101	99
	$N > 147$ kW	105	103

注：N 是按厂家规定的额定功率（kW），n_r 是生产厂家规定的额定转速。

随着城市建筑施工机械化的发展，工程机械的功率越来越大，工程机械所产生的噪声已是城市中不可忽视的污染源之一。工程机械主要包括推土机、挖掘机、装载机等设备。根据国内实际情况，我国颁布了《工程机械 噪声限值》（GB 16710.1—1996），并于2010年对标准进行了修订，颁布了《土方机械噪声限值》（GB 16710—2010），对土方机械的机外发射噪声限值和司机位置噪声限值进行了规定。土方机械机外发射噪声按 GB 16716—2010 规定的方法测试时，发射声功率极值不应大于表4-10的规定。

表 4-10　土方机械机外发射噪声限值及实施阶段[dB（A）]

机械类型	发动机净功率 P^{ab}/kW	发射声功率极限值/db（A）	
		Ⅰ阶段（2012-01-01 起实施）	Ⅱ阶段（2015-01-01 起实施）
压路机（振动、振荡）	P≤8	110	88
	8<P≤70	111	
	70<P≤500	91+11lgP	87+11.8lgP
履带式推土机、履带式装载机、履带式挖掘装载机、履带式吊管机、挖掘机	P≤40	108	106
	40<P≤500	87+13lgP	87+11.8lgP
轮胎式装载机、轮胎式推土机、轮胎式挖掘装载机、自卸车、轮式回填压实机、压路机（非振动、非振荡）、轮胎式吊管机、铲运机	P≤40	107	104
	40<P≤500	88+12.5lgP	86+12lgP
挖掘机	P≤15	96	93
	15<P≤500	84.5+11lgP	81.5+11lgP

注：公式计算的噪声限值圆整至接近的整数（尾数<0.5 时，圆整到较小的整数；尾数≥0.5 时，圆整到较大的整数）。
① 发动机净功率 P 按《土方机械 发动机净功率试验规范》(GB/T 16936—2007)确定。
② 发动机净功率是机器安装发动机净功率的总和。

此外，我国还颁布并修订了《内河船舶噪声级规定》(GB 5980—2009)《摩托车和轻便摩托车 加速行驶噪声限值及测量方法》(GB 16169—2005)等噪声控制标准。

值得指出的是，世界各国对所有机械产品制定了噪声允许标准，凡超过标准的产品一律不准出售。我国已加入 WTO，为与国际接轨，规定所有机械产品出厂前应有明显的噪声值标志。

子任务 2　影响噪声作用的因素

噪声对人的干扰与噪声的物理性质有很大关系，同时也取决于周围环境和人的心理状态及身体状况。

技能点 1　声学基础

1. 声　波

在物理学中，将在气体、液体、固体中传播的机械振动称为声振动。声振动的传播过程称为声波。声波的频率与振动的频率相同。声波的频率在人耳的听觉阈为 20～20 000 Hz，因此把此频率范围内的声波称为声音。低于 20 Hz 的声波称为次声波，高于 20 000 Hz 的声波称为超声波。

在弹性媒质中，如果振动质元的振动方向与波的传播方向平行，此波称为纵波。纵波在传播时，将使媒质的不同点处产生周期性的压缩和膨胀，即发生容变。气体、液体、固体内部均可承受容变，所以它们都可以传播纵波，在空气中传播的声波就是纵波。如果振动质元的振动方向与波的传播方向互相垂直，此波称为横波。横波只能在固体中传播，因为当一层媒质相对于另一层媒质平移而发生切变时，固体中能够产生恢复这一切变的弹性力，使振动传播开来；而气体和液体不能产生这种切变力，所以不能传播横波。

2. 声 压

声音在空气中能够传播出去，是由于振动物体通过振动造成周围空气的局部压强变化，这个压强变化使周围空气产生局部的密度变化，局部密度变化又造成较远部分空气压强的变化，如此循环，就把这个压强变化向更远的部分传递出去，这样就造成了声音的传播。在声音传播过程中，空气压强相对于大气压强的压强变化，声压记为 P，声压的单位是 N/m^2，也称为帕（Pa）。

声波在传播过程中，声压随时间迅速变化，而人的听觉感受到的实际效果是迅速变化的声压在某一时间的平均结果，叫有效声压。未特别注明，凡涉及声压一律指有效声压。

3. 声波能量

声波传播时，声场中质元将随着声波的传播而振动。同时，由于质元的振动，将使质元振动范围内媒质的密度发生变化。因此，在声波的传播过程中，质元由于振动而具有动能，媒质由于容变而具有势能，这两种能量之和就是声能，它是媒质所获得的总能量。

4. 声能密度

单位体积媒质所含的声波能量称为声能密度。因为在媒质某点处的瞬时声压随时间变化，所以声能密度也是一个随时间变化的量，为此常采用一周期内声能密度的平均值来反映媒质中某点处声能的储存情况，即平均声能密度。

5. 声 强

声波是能量的携带者，声波的传播伴随声能流。为了反映声能的传播情况，常用能流密度来描述声波在媒质中传播时各点的强弱。能流密度又叫声强，它指反映在单位时间内，通过垂直声波传播方向单位面积的声波能量。声强记为 I，单位为 W/m^2。

6. 声功率

声强与声源辐射的声功率有关。所谓声功率是指声源在单位时间内辐射出来的总声能，记为 W，其单位为 W（瓦）。

声源的声功率只是声源总功率中以声波形式辐射出去的很小一部分功率。如一辆汽车在行驶中，当其速度为 70 km/h 时，发出的汽车噪声的声功率只有 0.1 W 数量级。

通常有很多因素影响声强。如声源辐射具有一定的指向性，声波在传播过程中会发生反射、折射、扩散衰减和被吸收等现象，这些因素都使声强随距声源距离的增加而降低，说明声强与环境有关。而声功率是表征声源特性的不变量，它才是本质的东西。

7. 声级

由前节可知，声音强弱可用声强、声压和声功率等物理量描述，这些量变化的范围非常宽广。如使人感到难受的汽车喇叭声，在距其 1 m 处声强高达 1 W/m²，而人耳能听到的最轻声音的声强仅为 10～2 W/m²，两者相差 1 012 倍，这使得计量很不方便。因此采用对数标度来表示一个声音的强弱，称为声级。声级是一个无量纲的量，其单位为分贝，记为 dB。采用对数标度来量度声音的强弱，符合人耳的听觉特性。人耳对声音"响"的感觉，并不与声强的变化呈线性关系。声强增加 1 倍，人们听起来并不觉得声音响 1 倍，而声级每增加 1 dB，即声强增加 10 倍，人们听起来才觉得响 1 倍。声级是相对比值的对数值，在使用时，必须指明基准值的大小。

一个声音的声强级等于这个声音的声强与基准声强比值的常用对数。声强级用 L_i 表示，即

$$L_i = \log \frac{I}{I_0} \text{（贝尔）} \quad \text{（公式 4-2）}$$

I_0 称为基准声强。在声学测量中，通常令 $I_0=10-12$ W/m²，L_i 的单位为贝尔，此单位太大，常用贝尔的 1/10 作为级的单位，即分贝（dB）。

声压级是指声音的响度水平，它与声音的感知强度成正比。分贝是用来测量声音强度的单位，它的定义是以人耳对声音的感知强度为基础的。正常人的听觉所能感到的最小声级为 1 分贝，轻声耳语约为 30 分贝，相距 1 米左右的会话语言约为 60 分贝，公共汽车内噪声约为 80 分贝，重型载重车、织布车间、地铁内噪声约为 100 分贝。使人耳痛的声压级界限叫人耳阈，数值为 120 分贝。各种噪声分贝值表示声音噪声级（A）对人的影响，大炮轰鸣、喷气机起飞约为 130 分贝，火箭导弹发射 150～160 分贝，喷气飞机喷口 130～140 分贝，螺旋桨飞机、高射机枪 120～130 分贝，柴油机、球磨机 110～120 分贝，织布机、电锯 100～110 分贝，载重汽车、喧嚣马路 90～100 分贝。

8. 计权声级

声强、声压、声功率从不同角度描述了声音能量的大小，与之相应的声级虽然在声音响度的变化上符合人耳的听觉特性，但仍然是对声音能量的客观描述。人的听觉不仅与声音的强度有关，还与声音的频率有关，即人耳对 1 000 Hz 左右的声音最敏感，而对低频声、高频声不敏感。为了能够用仪器直接测量出人对声音响度的主观感觉，必须在声级测量仪器中设置电子网络。这种电子网络是一种频率计权网络，它模拟在不同频率下人耳的听觉特性，对不同频率的声音予以不同的衰减，从而使由测量仪器直接测量到的声级值与人的听觉感受一致。

根据计权网络衰减特性的不同，把声级分为 A、B、C 等。通过 A 计权网络测得的声级称为计权 A 声级，记为 dB（A），同理通过 B、C 计权网络测得的计权 B 声级和计权 C 声级分别记为 dB（B）、dB（C）。计权声级是对声音响度的主观量度。人们发现，在噪声的监测中用 A 计权声级测出的声级更接近人耳对噪声总的评价，因此 A 声级现已被国际标准化组织（ISO）和大多数国家所采用，作为环境噪声评价的主要评价量，目前已被广泛地应用于各种噪声的测量和评价。但 A 声级不适用于频带很窄或具有可辨别纯音的噪声。

B 声级已经基本不使用了。C 声级由于其计权特性在声频范围内具有基本平直的特点，可作为总声级来使用。也可以根据 A 声级、C 声级对同一噪声读数的不同，粗略地分析噪声中主要的频率成分。如 A 声级读数大于 C 声级读数时，可以认为所测噪声中高频占主要成分；反之，则是低频占主要成分；若两读数相近，则是中频占主要成分。

9. 声音的频谱

音频是指声音的频率，它决定了声音的音调。一般情况下，振动频率在 20～20 000 Hz 之间的声波是人类可以听到的，称为声波，声波的振源叫作声源。在声波范围内，随着频率的增加音调由低变高，但是在不同频段，人耳的感受力并不一致。

反映声音客观特性的物理量还有频率特性。声音的频率特性通常用频谱分析方法描述，它可以较细致地分析出在不同频率范围内声音能量的分布情况。

由声源作简谐振动所辐射的声波称为简谐波，其声压（或声强）与时间的关系为正弦（或余弦）曲线。简谐波是最基本的波，它的频率是单一的，这种只有单一频率的声音称为纯音。纯音只能由专用仪器或音叉发出。人们在生活中听到的各种声音，都是由许多不同频率、不同强度的纯音组合而成，称为复音。

由于可听声频率的范围宽广，以及各种声音波形的复杂性，频谱的形状也多种多样，大致可分为 3 种：线状谱、连续谱、复合谱。

（1）线状谱：由频率离散的一些单音组成。一般波形呈周期性声音的频谱为线状谱，一些乐器所发出声音的频谱也是线状谱。

在频谱图中，频率最低的纯音决定了复音的音调，称为基音。其他纯音的频率都是基音频率的整数倍，称为泛音，泛音的多少决定声音的音色。人们能够区别不同人、不同乐器或不同物体发出的音调、强度一样的声音，靠的就是这些声音的泛音不同。

（2）连续谱：由频率在一定范围内的连续的分音组成。在这样的频谱中，声能连续地分布在频率很广的一个范围内，形成一条连续的曲线，称为连续谱。组成连续谱的各成分之间，其频率没有简单的整数比关系，其频率和声强都随机变化，环境噪声的频谱一般多为连续谱。

（3）复合谱：由线状谱和连续谱叠加而成。组成这种谱的声音听起来有明显的音调，如鼓风机工作时发出的声音。机械噪声的频谱一般多为连续谱或复合谱。

技能点 2　声波传播特性

1. 声波传播的一般规律

声波在传播过程中,能量的逐渐减少称为衰减。声能衰减的原因较多,包括由声波传播范围扩大引起的扩散,由空气吸收引起的吸收,由地面植物、各种构筑物及气象因素等引起的衰减。声波在传播过程中,方向可能发生改变。

（1）声场。声波传播的范围非常广泛,声波影响所及的范围称为声场。

对于辐射表面比较大的声源,在离声源的距离与声源的几何尺寸可以比拟的范围内,称近场;反之,称远场。对于几何尺寸比较小的声源,除声场的远近,还应考虑距离与波长的比,当距离比波长大很多时,可看作远场。

如果声场所处的媒质是均匀的,而且没有反射面,此声场称为自由声场。实际上,实现自由声场比较困难。如果所处的范围较大,各种反射可以忽略,只剩地面的反射,则叫半自由声场。在一般情况下,距离声源较远或反射影响可以忽略时,均可将声场近似为自由声场或半自由声场。

（2）声源声辐射的指向特性。

绝大多数声源,既不是点声源,也不是球面声源,因此声源向周围辐射的声能不均等。有的方向强些,有的方向弱些,呈现出一定的指向特性,可用指向性因数 Q 来描写声源的指向特性。指向性因数 Q 定义为给定方向和距离的声压平方对同一距离的各方向平均声压平方的比值,即

$$Q = \frac{p_\theta^2}{p^2} \qquad （公式 4-3）$$

式中　p_θ 指给定方向和距离的声压（Pa）。

P 指同一距离的各方向平均声压（Pa）。

描述声源指向特性的另一参量为指向性指数 DI,即

$$DI = L_{p\theta} - L_p \qquad （公式 4-4）$$

式中　$L_{p\theta}$ 指距声源某距离的 θ 方向的声压级（dB）。

L_p 指在同样距离上发出与本声源相等功率的假想点声源的声压级（dB）。

显然,$Q=1$ 或 $DI=0$,表现为声源的无指向性或全指向性。

声源的指向性与自身几何尺寸有密切关系,当声源的几何尺寸大到与波长可以比拟时,指向性就变得很显著了。

很明显,指向性因数 Q 与指向性指数 DI 虽然表述方法不一样,但本质上都反映了声源辐射声能的方向性,两者之间的关系是

$$DI = 10 \log Q \qquad （公式 4-5）$$

（3）声波的反射、折射。

当声波从一种媒质入射到另一种媒质表面时,会发生反射和折射现象。令 θ_i 为入射角,θr 为反射角,θt 为折射角,则:

$$\theta_i = \theta r$$

$$\frac{\sin\theta i}{\sin\theta t} = \frac{c_1}{c_2}$$ （公式 4-6）

式中 c_1、c_2 分别为声波在第 1 种媒质和第 2 种媒质中的声速。当 $c_1 > c_2$ 时，$\theta_i > \theta t$；$c_1 < c_2$ 时，$\theta_i < \theta t$。这说明，当声波从声速大的媒质折射到声速小的媒质时，折射线折向法线方向。在同一种媒质中，如果各处声速不一样，也会发生折射现象。

（4）声波的衍射。

声波在传播过程中遇到障碍物，如墙板、屏障等，除会发生反射和折射外，还会发生衍射现象。衍射与声波的频率（波长）和障碍物的大小有关。

如果声波的频率较低即波长较长，当障板较小时，或障板上有较小的孔洞，尽管孔洞比波长小得多，声波仍可在障板背面继续传播，这就是衍射。

如果声波的频率较高即波长很小，与波长相比较，障板比较大时，衍射现象就不明显，会在障板背面形成一个"声影区"；如果板上有小孔，则在小孔四周也形成一个"声影区"，如图 4-2 所示。

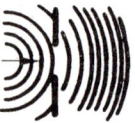 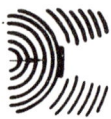

（a）小孔宽度大于声波波长　（b）声波波长小于障碍物尺寸

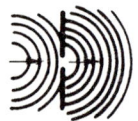 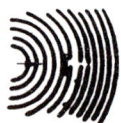

（c）小孔宽度小于声波波长　（d）声波波长大于障碍物尺寸

图 4-2　声波的衍射

2. 声波的扩散衰减

声波的扩散衰减与声源的形状有关。一般把声源分为 3 类，即点声源、线声源和面声源。

（1）点声源声波的扩散衰减：点声源亦称"球面声源"或"简单声源"，为机械声源中最基本的辐射体。在自由场条件下，它各个方向均匀地辐射声能。当声源的尺度远小于发射声波的波长时，它的各部分振动的相位近似相同，所产生的声场在以此声源为中心的球面上呈均匀分布，因此不管辐射体是什么形状，都可看作点声源。

在自由声场中，距声源的距离加倍，声级衰减 6 dB，这是用来检验声源是否可作为点声源的简便方法，该结论也适用于半自由声场。

（2）线声源声波的扩散衰减：铁道上运行的列车、平直公路上行驶的车队都可以看作线声源。工厂里的长车间，若车间内声源分布比较均匀，也可近似看作线声源。线声源辐射的声波是柱面波。

线声源根据声源的组成又分为离散声源组成的线声源和有限长连续线声源，如一队汽车在平直公路上行驶，就是一个由离散声源组成的线声源，列车在轨道上运行，可以看作彼此靠得很近的离散声源组成的连续线声源。通过对声源声压级的计算，线声源衰减主要与距线声源的距离有关，需要分多种情况进行讨论，在此不做详细介绍。

（3）面声源的扩散衰减：面声源为辐射平面声波的振动体，是实际生活中经常遇到的一种声源。面声源的波阵面为平行于与传播方向垂直的平面，波阵面上各点具有相同的振幅和相位。如辐射低频声波的大面积墙面、大型机器设备的振动表面等，都可视作面声源，可分为圆形面声源和长方形面声源两类。

3. 地面构筑物对声波的衰减

地面上有各种构筑物，如树木草地、堤坝护墙，以及各种建筑物，它们都能造成声波在传播过程中的声能衰减。

（1）障板衰减：在声波传播的路径上，设置由密实材料制成的板或墙，称为障板。它使声波的传播受到阻碍，声波越过障板后，声级明显降低，称障板衰减或声屏障衰减。

当声波在传播中遇到障板，若障板尺寸大于声波波长，就会产生反射、透射和衍射，阻止直达声的传播，隔离透射声，并使衍射声的声能有足够的衰减。由于障板都由密实材料制成，因此不再考虑透射声。由于衍射，在障板后面一定距离内形成"声影区"，区域的大小与声波的频率有关，频率越高，声影区越大。

障板对声的实际降低量即衰减量，还与障板的透射有关。当障板的隔声性能很好时，可不必考虑。此时障板对声波的衰减量约等于插入损失。插入损失为加障板时某点的声压级与加了障板后衍射声场的声压级之差。

（2）绿化带对声波的衰减：绿化带对噪声也有一定的衰减。一般来说，树木越高，枝叶越密，树林越深，声波的频率越高，绿化带的减噪效果越明显。单排树木对噪声的衰减效果不明显。一般的阔叶树林或针叶树林对噪声的衰减量为 1~5 dB/10 m，如表 4-11 所示。

表 4-11　阔叶林绿化带减噪效果

频率（Hz）	250	500	1 000	2 000	4 000	8 000
衰减量（dB/10 m）	1	2	3	4	4.5	5

另外，地表结构对声波传播也有影响。疏松土地的特性阻抗大约与空气的特性阻抗同数量级，因此声波由空气投射到地面时，只有部分反射，大部分能量通过土壤的孔隙传播并被衰减。水泥地面、沥青地面对声波的衰减较小。分析认为，在距声源 30~70 m 范围内，地面效应引起的衰减可以忽略不计；在 70~700 m 范围内，可以用逾量衰减 dB/100 m 来描述。

厚草地和灌木林对声波传播的影响也用逾量衰减描述。

声波在传播时，受到空气吸收而衰减，衰减量用 dB/100 m 来描述。声波频率不同，衰减值不一样，频率越高，衰减值越大。同时，各种气象因素也会对声波的传播产生影响，但在较小范围内，空气吸收衰减和气象因素的影响都较小，可忽略不计。

技能点 3　人耳的听觉特性

1. 声音的接受与人耳的功能

人耳是人体感受声音的器官。人耳由外耳、中耳、内耳构成。声音传入人耳有两种途径：一种是气传导，声波经外耳、中耳，再传入内耳，一般来说，这是声音传播的主要途径；另一种是骨传导，声波通过头颅直接传入内耳。我们看到的耳朵是外耳，起收集声波的作用，在外耳和中耳之间有一层薄膜，称为鼓膜。声波由耳道进入，使鼓膜产生相应振动，鼓膜振动由一组听骨通过卵形窗进入内耳，刺激分布在基底膜上的听觉神经末梢并传给大脑，于是我们就听到了声音。

人耳是非常灵敏的声音感受器，世界上还没有任何一种小的仪器能够像人耳那样灵敏精密。在内耳的基底膜表面约分布有 25 000 条主听觉神经末梢，对每一个频率的声音，基底膜上都有一个最大振动点。人耳的听觉频率范围在 20～20 kHz，低于 20 Hz 的次声人耳听不到，但其强度足够大时，能使人平衡失调，目眩作呕，并产生恐慌。高于 20 kHz 的超声波，人耳也听不到。人耳能经受得起自然界较强的声音，其声压达到 103Pa；可感觉到极小的声压，最小声压弱至 5～10 Pa。这样微小的压强，在 1 kHz 左右，鼓膜上只产生数量级为 9～10 cm 的位移，比氢分子直径的 1/10 还小。

2. 人耳的听觉特性与等响曲线

声音给人耳的感觉，主要是响的感觉。不同频率的声音，即使声压相同，人耳感觉的响度也不同。如空压机与电锯，同是 100 dB 声压级的噪声，听起来电锯声要响得多，原因是空压机辐射的是低频声，电锯声属高频声。人耳主观感觉的响度大小与声压级和频率有关，人们仿照声压级的概念，引出一个与频率有关的响度级，描述声音在主观感觉上的量，其单位是方（希腊字母 phon，发声的意思）。即选取频率为 1 000 Hz 纯音为基准声音，调节 1 000 Hz 纯音的声压级，使大量受试者判断，若某声源噪声听起来与该纯音一样响，则该噪声的响度级（方值）就等于这个纯音的声压级（dB）值。例如，某风机噪声听起来与声压级 85 dB、频率 1 000 Hz 的基准声音同样响，则该噪声的响度级就是 85 方。响度级用 L_N 表示，是表示声音强弱的主观量，它把声压级和频率用一个单位统一起来。

利用与基准声音比较的方法，可以得到整个可听频率范围纯音的响度级，即等响曲线，图 4-3 等响曲线是鲁宾逊和达逊通过测试所得的响度级与声压级和频率的关系曲线。测试条件为：① 声源在被测试者头顶上方；② 声波为自由平面波；③ 测量声压级时，被试者不在场；④ 用双耳听闻；⑤ 受试者为 18～25 岁的听力正常者。这簇曲线已被国际标准化组织（ISO）采用（见 ISO/R 226-1961），故又叫 ISO 等响曲线。其每根曲线是相等响度的声音对应点的连线，它相当于声压级不同、频率不同，但响度级相同的声音，图中各等响曲线上的数字表示声音的响度级（方值），即和这个声音同样响的 1 000 Hz 纯音的声压级。最下面的曲线是听阈曲线，即人耳刚刚能听到的声音；上面 120 方曲线是痛阈曲线，在听阈和痛阈之间是正常人耳能听到的全部声音，其声压相差 10^6 倍。

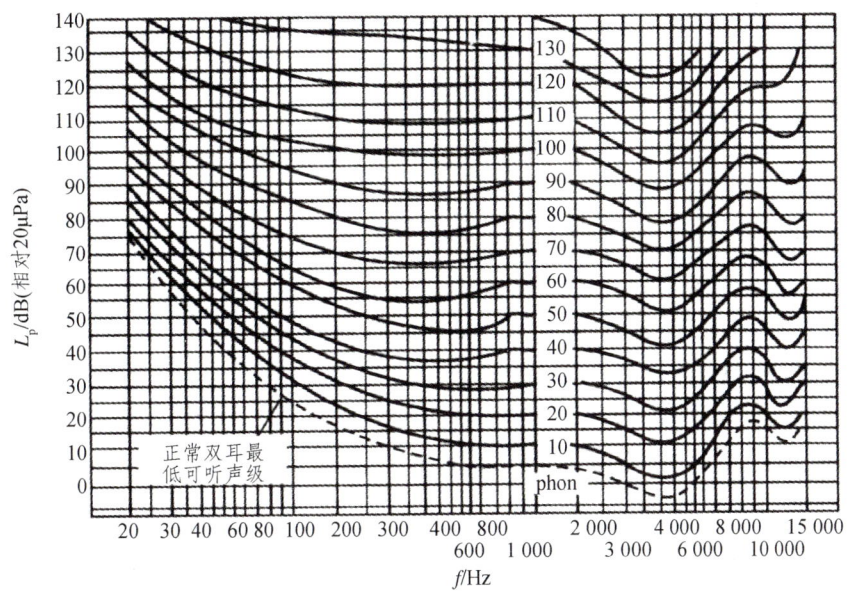

图 4-3　等响曲线

从等响曲线可看出：对于 60 方响度级的声音，1 000 Hz 时的声压级是 60 dB，3 000~4 000 Hz 时的声压级是 52 dB，而 100 Hz 的声压级为 67 dB，对 30 Hz 的声压级就要提高到 90 dB 才是 60 方。人耳对高频声特别是 1 000~5 000 Hz 的声音最敏感，汽车喇叭声、救火车警笛声一般都在此范围。在声频为 400~5000 Hz 之间，人耳的听觉很灵敏，这是语言的可懂度和欣赏音乐的声频范围。

在 1 000 Hz 时，最小声压级为 4 dB 就可被人耳听到；而在 63 Hz 时，声压级达到 35 dB 才能被人耳听到。当声压级小、频率低时，对某一声音来说声压级（分贝值）和响度级（方值）的差别不大，如声压级 40 dB 的 50 Hz 的低频声是听不见的，低于听阈曲线，它的响度还不到 0。而同样 40 dB 声压级的 80 Hz 的低频声的响度级为 20 方，600 Hz 的中音为 42 方，1 000 Hz 的高音为 40 方。人耳对低频声的灵敏度比高频声低可避免被低频声干扰。

当声压级高于 100 dB 时，等响曲线逐渐拉平，说明当声音达到一定程度（高于 100 dB），人耳已不易分辨出高低频率的声音，声音的响度只决定于声压级，而与频率关系不大。

技能点 4　噪声污染级

如前所述，影响噪声作用的因素除了声源物理性质外，还与周围环境及人的生理状况有关，特别是人的主观感受决定了对噪声的判别，人们为了恰当地评价噪声的影响，对噪声的评价指标与方法进行了大量研究，以达到对噪声的评价与主观感觉相适应的目的。目前环境噪声评价主要有 A 声级、等效 A 声级、昼夜等效声级、累积百分声级、噪声污染级、交通噪声指数、噪声评价数、感觉噪声级、噪声冲击指数、更佳噪声标准曲线等多种方法。本书只介绍噪声污染级。

噪声污染级用来评价噪声对人体的影响，它用等效声级和标准偏差表示，综合了能量平均值和变动特性两者的影响。标准偏差愈大，表示噪声离散程度愈大，即噪声起伏愈大。噪声污染级用符号 L_{NP} 表示，表达式为：

$$L_{NP}=L_{eq}+k\sigma \tag{公式 4-7}$$

式中　L_{eq} 指指定的测量时间内 A 计权声级的等能量声级值。

σ 指声级的标准偏差。

k 指常数，经测量和对噪声主观反应的调查和研究，得出 $k=2.56$。

公式 4-7 中的 L_{eq} 主要取决于干扰噪声的强度，已经计入了出现的各个噪声在总的噪声暴露时间中所占的分量。$k\sigma$ 取决于干扰噪声事件的相继时间，对于起伏较大的噪声，在平均能量中难以反映。计入 $k\sigma$ 后，能反映起伏越大的噪声，对噪声污染级的影响就越大，更增加对人的干扰。

计算噪声污染级应选在对人的活动和噪声事件的发生比较合理的一段时间内。如白天和夜间，人的活动和噪声事件的发生显然不一样，因此噪声污染级要分开计算。噪声污染级在合乎正态分布的条件下，可用等效声级或累积百分声级表示：

$$L_{NP}=L_{eq}+L_{10}-L_{90} \tag{公式 4-8}$$

$$L_{NP} \approx L_{50} + d + \frac{d^2}{60} \tag{公式 4-9}$$

式中　$d=L_{10}-L_{90}$。

噪声污染级适用于许多公共噪声的评价，如适用于评价航空或道路交通噪声，它与噪声暴露的物理测量比较，一致性很好。但是，迄今为止，还没有见到进一步说明噪声污染级与人们对噪声主观反应相关程度的其他试验数据。

L_{NP} 在美国住房和城市规划部门已作为一项室外和室内环境噪声测量的允许指标。如对于现有收听无线电和电视的房间，L_{NP} 宜在 50～60 dB（A）范围内，对于卧室的 L_{NP} 宜控制在 40～65 dB（A）。对于新建住宅区的室外环境的 L_{NP}，如大于 88 dB（A），则明显地不可接受；74～88 dB（A），一般不可接受；62～74 dB（A），一般可以接受；小于 62 dB（A）时，才明显地认为可以接受。

子任务 3　噪声的防护措施

噪声对人的健康和正常生活造成严重危害和影响，在现有法规和经济技术条件下，每采取一项噪声污染控制措施都必须从环境要求、技术政策、经济条件等多方面进行综合考虑。力求使噪声防治工作做到既满足国家法定要求，又达到经济成本在合理范围。噪声污染控制通过行政管理、技术管理控制及用技术手段治理来实现。依靠《中华人民共和国环境噪声污染防治法》进行噪声污染控制管理，主要从噪声源、传播途径和接受者三个方面控制。

模块 4　噪声的危害与防护

噪声污染控制的基本方法有管理和技术两个方面。用行政管理和技术管理控制噪声称管理控制，用技术手段治理噪声称工程控制。

技能点 1　城市环境噪声管理

城市环境中存在各种噪声源，有交通噪声、工业噪声、建筑噪声和社会生活噪声，针对不同的噪声源，国家制定了各种允许噪声标准。因噪声源众多，在城市中除针对单一噪声源严格执行国家法规和技术标准外，根据各地区城市建设情况，对噪声的防治还应结合物理措施和一定行政管理措施。

1. 交通噪声污染防治

城市中使用的车辆应保持技术性能良好，整车噪声必须符合国家颁布的《机动车辆允许噪声标准》。市区行驶车辆限制随意鸣笛，禁止夜间鸣笛。车辆噪声检验列为车辆年检标准之一。不符合噪声排放标准的机动车辆，公安部门不得发给行车执照，不得办理年审手续。经批准装有警报器的消防、警备、抢险、救护等特种车辆，非执行任务时，不应使用警报器。禁止制造、销售或进口超过规定噪声限值的汽车。在城市市区行驶的机动车辆，消声器和喇叭必须符合国家的规定要求。

建筑物集中区域的高速公路和城市高架、轻轨道路，应设置声屏障或采取其他有效控制环境噪声污染的措施。在已有的城市干线两侧建设噪声敏感建筑物，按国家规定与干线间隔一定距离，并采取减轻、避免交通噪声影响的措施。

在车站、铁路编组站、港口、码头、航空港等地指挥作业时，使用广播喇叭应当控制音量，减轻噪声对周围环境的影响。穿越城市居民区、文教区的铁路，因铁路机车运行造成环境噪声污染的，应采取有效措施，减轻环境噪声污染。

除起飞、降落或依法规定的情形外，民用航空器不得飞越市区上空。城市人民政府应当限制在航空器起飞、降落的净空周围划定建设噪声敏感建筑物的区域；在该区域内建设噪声敏感建筑物，建设单位应当采取减轻、避免航空器运行时产生噪声影响的措施。民航部门应当采取有效措施，减轻环境噪声污染。

2. 工业噪声和建筑噪声污染防治

工业噪声和建筑噪声属于固定源噪声，固定源噪声的控制应遵守国家颁布的城市区域环境噪声标准。凡有噪声源的单位或个人，应采取有效的噪声控制措施，达到所在地区的环境噪声标准。无法消除噪声源的单位，要有计划地改产或搬迁。工厂设备的噪声不得超过设备噪声标准。车间内噪声不得超过《工业企业厂界环境噪声排放标准》（GB 12348—2008）中的规定。

建筑施工设备应符合国家规定的噪声标准，必要时还要采取有效的防噪措施。离开施工作业现场边界 30 m 处，噪声不许超过 75 dB，冲击噪声最大声级不得超过 90 dB。

3. 社会生活噪声污染防治

在市区噪声敏感建筑物集中区域内，因商业经营活动中使用固定设备造成环境噪声污染的商业企业，应按规定向所在地的县级以上地方人民政府环境保护行政主管部门，申报拥有的造成环境噪声污染的设备的状况和防治环境噪声的污染设施的情况。

新建营业性文化娱乐场所的边界噪声必须符合国家规定的环境噪声排放标准，不符合国家规定的环境噪声排放标准的，文化行政主管部门不核发文化经营许可证，工商行政管理部门不核发营业执照。

超标准排放环境噪声的，应采取有效治理措施，并按照国家有关规定缴纳超标准排污费，征收的超标准排污费必须用于环境噪声污染防治。受到环境噪声污染危害的单位和个人，有权要求加害人排除危害；造成损失的，要依法向受害人赔偿损失。

技能点 2　工业噪声技术管理

在现有生产技术条件下，工业噪声客观存在，为了达到国家法定标准，保护职工个人身体健康及安静的生产生活环境，可以通过改变劳动组织方式和工艺等技术手段，减轻或降低噪声危害。

1. 优化劳动组织方式

噪声对人的危害与接触时长有关，采取时间控制措施，如合理安排工作时间，避免在敏感时段产生噪声；改变工作制度，对在高噪声环境下的作业工种进行工种轮换，均能够有效减少噪声作用时间。同时严格执行《中华人民共和国劳动法》，采取有效措施防止职业噪声危害。

2. 加强对设备的维修和管理

机械设备在磨损严重、带故障运转、年久失修等情况下使用，会扩大噪声源。对产生噪声的设备安装消声器，通过吸音材料和隔音结构降低噪声水平，不影响设备正常运行。在设备底部安装振动吸收器，也可以减少振动噪声。此外，还应该合理规划设备布局，将噪声源与敏感区域分隔开来。对设备要做到：定期维护和保养、定期检查和维护设备、及时维修和更换磨损部件。

3. 更新机械设备和生产工艺

在可能条件下，利用设备更换、选用低噪声设备、改革生产工艺中不合理之处是一项有效的措施。如在工厂用低噪声的焊接代替高噪声的铆接、把锻打改成液压加工可降噪 20～40 dB（A）、用无声的液压代替有梭织布机等。在建筑施工中，用液压打桩机代替柴油打桩机可降噪 50 dB（A）。

4. 合理布置或调整设备的安装布局

在车间内部安装隔音墙或隔音屏，使用吸音材料和隔音结构，以减少噪声传播。使用吸声材料，如玻璃棉、棉麻等，根据车间结构和设备分布，悬挂吸声体，以改变声场特性，降低混响。对噪声极强的车间可开辟隔声室（控制室），让工人在隔声室内控制仪表或休息。新建或改建厂房时，在不影响生产工艺的情况下，应根据设备的噪声状况考虑噪声控制工程的需要，做到合理布局。如对某一工厂的设计，首先要了解建厂中有哪些是强噪声源，预计工厂建成后可能出现的厂区环境噪声和对工厂附近区域影响情况，以便在总图设计时，尽可能将高噪声车间、站、房与一般噪声较低的车间、办公楼、生活区分开，以免互相干扰。对于特别强烈的噪声源，可设置在厂区比较边远的偏僻地区，使噪声最大限度地随距离自然衰减。

5. 加强培训，提高员工防护意识

通过培训和宣传活动，提高员工对噪声治理的意识，加强员工正确使用操作设备的能力，避免不必要的噪声产生，并正确佩戴个人防护物品。

技能点 3　噪声污染工程控制

对于复杂工业噪声的控制，应将行政管理措施和技术措施有机结合起来，从多方位多角度加以控制，才能有效降低噪声污染。环境噪声只有当声源、声传播途径和接受者三者同时存在时才构成污染问题。因此控制噪声污染必须把这三部分作为一个整体来考虑。声源是振动的物体，它可能是振动的固体或流体（喷注、湍流、紊流）；传播途径是指空气或固体对声音的传播；接受者是人（个别人或很多人）或精密仪器。确定噪声控制的措施应考虑声源的特性，如何传播及所允许的标准，结合工程的具体情况，如所需降噪量的大小、经济技术条件的可能性，从声源根治噪声、在传播途径上采取控制措施、对接受者采取防护措施进行综合性治理。

1. 声源控制

控制噪声源是降低噪声最根本和最有效的办法。工业生产的机器和交通运输的车辆是环境噪声的主要噪声源。消除噪声污染的根本途径是减少机器设备和车辆本身的振动和噪声，通过研发和选择低噪声的设备，提高机械设备加工精度和设备的安装技术，使发声体变为不发声体或降低发声体辐射的声功率，或者改进生产加工工艺，降低在生产过程中的噪声，可从根本上解决噪声的污染或大大简化传播途径上的控制措施。

噪声源种类很多，要了解各种声源的性质和发声机理，根据各种声源的特点采取有效的控制方法。如避免机器或部件强烈的振动，减少运转部件或工作整机的振动加速度，尽量提高其运转均匀性等。

随着材料科技的发展，各种新型材料不断被研制出来，一些内摩擦较大、高阻尼合金、高强度塑料生产机器零部件也投入使用，如汽车生产中经常采用高强度塑料机件，将化纤厂的拉捻机齿轮改用尼龙齿轮，可降噪 20 dB（A）。选择最佳叶片形状，可以降低风机噪声，如把风机叶片由直片式改为后弯形，可降低噪声 10 dB（A）；将叶片的长度减小，也可降低噪声。

对旋转的机械设备，可选用噪声小的传动方式。一般齿轮传动装置产生的噪声达 90 dB（A），改用斜齿轮或螺旋齿轮，啮合时重合系数大，可降噪 3～16 dB（A）；用皮带传动代替一般齿轮传动，由于皮带能起减振阻尼作用，可降低噪声 16 dB（A）。减小齿轮的线速度，选择合适的传动比可降低齿轮类传动装置的噪声。若将齿轮的线速度降低一半，噪声降低 6 dB（A）。

机器运转中，由于机件间的撞击、摩擦，或动平衡不好，都会导致噪声增大。零部件加工精度的提高，使机件间摩擦减少，从而降低噪声；提高装配质量，减少偏心振动，提高机壳刚度等，都能使机器设备的噪声减小；将滚子轴承加工精度提高一级，轴承噪声可降低 10 dB（A）。同时，电动机、通风机、压缩机、齿轮、轴承等机械设备在运转过程中，机械动态性能越优越，使用寿命越长，质量越好，噪声越低。

2. 在传播途径上降低噪声

噪声的传播途径主要是空气和建筑构件。以空气为介质向外传播称空气声；声源直接激发固体构件振动，以弹性波的形式在基础、地板、墙壁中传播，并在传播过程中向外辐射噪声，称固体声。若由于技术经济原因，从声源控制噪声一时难以实现，应在传播途径上阻断和屏蔽声波的传播，或使声波传播的能量随距离衰减。这就要求在总体规划上尽可能要做到布局合理，从全局对噪声控制认真考虑。

1）空气声传播的控制方法

（1）在开阔环境控制噪声传播，可利用声波随着与声源距离的增加而衰减的规律，增加接受点到声源间的距离，从而减少噪声的影响。可利用天然地形，如山丘、树丛和已有的建筑屏障等有利条件，使到达接受者的噪声降低。如在噪声严重的工厂、施工现场或交通道路两旁设置足够高度的围墙或屏障，这样可减弱噪声的传播。

（2）在与声源距离相同的位置，在声源不同的指向上，接受到的噪声强度不同。多数声源的低频辐射指向性较差，随着频率的增加，指向性增强。对指向性噪声源，若在传播方向上布置得当，会有显著降噪效果。如电厂、化工厂的高压锅炉，高压容器的排气放空等经常要辐射出强大的高频噪声，把出口朝向上空或朝向野外，与朝向生活区排放相比有很大的降噪效果。

（3）种植一定密度和宽度的树丛、草坪也能产生噪声的附加衰减。将林带边缘至声源的距离控制在 6~11 m，以乔木、灌木和草地相结合，可以形成一个连续、密集的障碍带。树种选择树冠矮的乔木，阔叶树的吸声效果比针叶树好，灌木丛的吸声效果更为显著。

（4）可采取局部的声学处理措施，增加声源在传播途径中的声能损失。

在声源或接受者周围，使用隔声罩（间）、声屏障以切断空气声的传播途径。在房间内铺设吸声材料，减弱反射声的影响。在气流通道上安装消声器，阻挡空气声的传播。

2）固体声传播的控制方法

控制固体声的一个重要方法是隔振。

（1）选用内阻尼高的材料制作机械零件或在金属结构上涂敷阻尼材料以抑制振动、降低噪声。

（2）在振动机械基础上安装隔振器，减少固体声的传播。

（3）在固体传声媒质上附加质量块，使传声媒质呈不均匀性，引起固体声反射，阻碍声波的传播。

在实际应用中往往需要针对噪声特性和传递情况，分清主次，综合治理才能达到预期的效果。

3. 对接受者的防护

当在声源和传播途径上无法采取措施，或采取了声学技术措施仍达不到预期效果，应对噪声环境中的操作人员进行个人防护，严格要求作业人员正确佩戴个人防噪用品，常用的防护用品有耳塞、防声棉、防声耳罩、防声帽等。

它们主要是利用隔声原理来阻挡噪声传入人耳，使感受声级降低到允许水平。

1）耳塞

耳塞按制作方法和使用材料分为：①预模式耳塞：用软塑料或软橡胶压制而成。②泡沫式耳塞：用具有回弹性的特殊泡沫塑料制成。③人耳模耳塞：把常温下能固化的硅橡胶之类的物质注入外耳道凝固成型。

良好的耳塞应具有隔声性能好、佩戴舒适方便、无毒性、不影响通话和经济耐用等特点。隔声性能是指耳塞的隔声能力。佩戴合适的耳塞，可在外耳道削弱气导的噪声，使传到鼓膜的声压降低，起到隔声作用。舒适性是指工人戴上耳塞没有明显的不适感。戴耳塞造成的不适感有两个原因：一是耳塞选择不当，如将大规格的耳塞插入耳内，会产生压痛；二是耳塞封闭外耳道后引起一些生理和心理反应，如讲话时感到音调降低，走路时可能出现"咚咚"的声音等，在炎热的季节，密闭外耳道会影响排汗和气压平衡。

耳塞对中高频声有较好的隔声效果，对低频声隔声效果较差。所以，在噪声尖而刺耳的场所，工人戴上防声耳塞，能减轻噪声干扰，又不影响彼此的谈话。戴上合适的耳塞，人耳听到的中高频声可减低 20～30 dB（A）。

耳塞有容易丢失、不易保持清洁及可能造成外耳道刺激和感染等缺点。

2）防声棉

若戴耳塞感到不适，可使用专用防声棉隔声。防声棉是一种塞入耳道的护耳道专用材料，是用直径 1～3 μm 的超细玻璃棉经过软化处理后制成。使用时撕下一小块卷成锥状，塞入耳内即可。防声棉的隔声量随频率增加而增加，隔声量为 15～20 dB（A）。

防声棉对隔绝那些对人体危害很大的高频声很有效，且对人的正常交谈无妨碍。其原理是：人的语言频率主要在 1 000 Hz 以下，防声棉对此频率范围的声音隔声值较低。不使用防声棉时，在车间听到的只是尖声刺耳的高频噪声，使用防声棉后，高频声被隔掉，相互交谈的语言会更清晰。

3）防声耳罩

防声耳罩是将整个耳朵封闭起来的护耳装置，形似于耳机，好的耳罩可隔声 30 dB（A）左右。防声耳罩不必考虑个体差异，一种规格的耳罩适合大部分人。因此，良好的耳罩所提供的隔声性能较为稳定，个体间的差异较小。防声耳罩的隔声性能较耳塞更好，而且可更换耳罩的外围软垫，易于保持清洁，不易丢失，如配有通信设备，还可在高噪声下保持良好的通话。但其不足之处在于，防声耳罩不适于在高温环境下佩戴，而且隔声效果可受到佩戴者的头发及眼镜等物品的影响。

4）防声帽

强噪声对人体大脑神经系统有严重的危害，为了保护头部免受噪声危害，可采用戴防声帽的方法。防声帽是将整个头部罩起来的防声用具，类似安全头盔。防声帽隔声量一般在 30～50 dB（A），它不仅可防止噪声的气导泄漏，还可防止噪声通过头骨传导进入内耳，同时也对头部起到防振及保护作用。

防声帽有软式和硬式两种。软式防声帽由人造革帽和耳罩组成，耳罩可以根据需要翻到头上，这种帽子佩戴较舒适。硬式防声帽是玻璃钢制外壳，壳内紧贴一层柔软的泡沫塑料，两边装有耳罩。防声帽的隔声效果比耳罩和耳塞更好，通常用于噪声级特别高的环境和场所，如火箭、导弹发射场地等。但由于其制作工艺复杂、价格较贵等因素应用范围有限。

防声帽的缺点是体积大、佩戴不方便，在夏天或高温车间会感到闷热、易出汗。

5）人的胸部防护

当噪声超过 140 dB，不但对听觉、头部有严重的危害，而且对胸部、腹部的器官也有极严重的危害，尤其对心脏。因此，在极强噪声的环境下，要考虑人们的胸部防护。防护衣是用玻璃钢或铝板内衬多孔吸声材料，可以防噪、防冲击声波，以实现对胸、腹部的保护。

6）健康监护

对上岗前的职工进行体格检查，检出职业禁忌证，如听觉系统疾患、中枢神经系统疾患、心血管系统疾患等不适合噪声污染环境下作业的，提前作出合理安排，避免噪声环境对人体的进一步损害。对在岗职工则进行定期的体检，以早期发现听力损伤，及时采取措施进行补救。

作 业

1. 何为噪声？
2. 列举工作、生活环境中有哪些噪声源？
3. 噪声具有哪些危害？
4. 我国颁布了哪些噪声标准，它们之间是何关系？
5. 我国颁布的声环境质量标准中，将声环境功能区分为哪几种类型，包括哪些区域？
6. 描述噪声的物理量有哪些？
7. 声波在空气中传播具有哪些规律？
8. 简述等响曲线的物理意义。
9. 噪声防治方法有哪些？
10. 简述针对学校学习环境中的噪声，可采取哪些防护措施？

模块 5　化学毒物的危害与防护

我国是世界上劳动人口最多的国家，加强职业卫生与健康管理，全面开展职业健康保护行动，对于有效预防和控制职业病危害，提高劳动者健康水平至关重要。近年来，我国职业病防治工作取得明显成效，但还需要采取一系列务实举措，维护全体劳动者身体健康，促进经济社会持续健康发展。

知识目标

1. 理解化学毒物的概念、分类及危险度分级。
2. 掌握常见化学毒物造成的危害。
3. 熟悉预防中毒的措施和高毒作业管理方法。
4. 熟悉急性中毒现场救护的基本知识。

能力目标

1. 能够分析识别不同的化学毒物造成的危害。
2. 能够采取正确的预防中毒措施。
3. 能够熟练使用急性中毒现场救护方法。

素质目标

1. 遵守生命至上的理念，深刻理解安全发展、以人为本。
2. 增强危险化学品生产安全意识，遵守相关法律法规，履行社会责任。

任务 1　化学毒物的危害

在工业生产中，化学毒物被称为生产性毒物，严重影响着相关行业从业人员的身体健康和生产环境。认识化学毒物，需要了解化学毒物的分类及其危害，以便能够根据化学毒物的不同特点来采取防护措施，进而保护职业安全与健康，避免毒物外溢污染环境。

子任务 1　毒物及化学毒物的危险度

技能点 1　毒物及其分类

1. 毒物的含义

当某物质进入机体并积累达一定量后，会与机体组织和体液发生生物化学或生物物理反应，扰乱或破坏机体的正常生理功能，引起暂时性或永久性病变，甚至危及生命，该物质就被称为毒性物质，简称毒物。在职业卫生领域，化学毒物可理解为在生产过程中产生的，存在于工作环境中的化学物质，故也称为生产性毒物。

2. 化学毒物的分类

化学毒物的分类方式很多，按其物理状态可分为固态、液态、气态、气溶胶毒物等；按对人体的毒理作用可分为刺激性、腐蚀性、窒息性、神经性、溶血性毒物和致畸性、致癌性、致突变性毒物等。一般按照化学性质、用途和生物作用可以把化学毒物分为以下八种类型：

（1）金属、类金属及其化合物。如铅、砷等及其化合物。

（2）卤素及其无机化合物。如氟、氯、溴、碘等及其化合物。

（3）强酸和碱性物质。如硫酸、硝酸、盐酸、氢氧化钾、氢氧化钠等。

（4）氧、氮、碳的无机化合物。如臭氧、氮氧化物、一氧化碳、光气等。

（5）窒息性惰性气体。如氦、氖、氩等。

（6）有机毒物。按化学结构又分为脂肪烃类、芳香烃类、脂环烃类、卤代烃类、氨基及硝基烃类、醇类、醛类、醚类、酮类、酰类、酚类、酸类、腈类、杂环类、羰基化合物等。

（7）农药类毒物。如有机磷、有机氯、有机硫、有机汞等。

（8）其他。染料中间体、合成树脂、橡胶、纤维等。

技能点 2　化学毒物的危险度

1. 职业性接触毒物危害程度分级

职业性接触毒物危害程度分级：根据《职业性接触毒物危害程度分级》（GBZ 230—2010），职业性接触毒物危害程度分级，是以毒物的急性毒性、扩散性、蓄积性、致癌性、生殖毒性、致敏性、刺激与腐蚀性、实际危害后果与预后等 9 项指标为基础的定级标准。将职业性接触毒物分为 I 级（极度危害）、II 级（高度危害）、III 级（中度危害）和 IV 级（轻度危害）四个等级，见表 5-1。

表 5-1　职业性接触毒物危害程度分级和评分依据

分项指标		极度危害	高度危害	中度危害	轻度危害	轻微危害	权重系数
	积分值	4	3	2	1	0	
急性吸入 LC_{50}	气体[①] /(cm^3/m^3)	<100	≥100～<500	≥500～<2 500	≥2 500～<20 000	≥20 000	5
	蒸气 /(mg/m^3)	<500	≥500～<2000	≥2000～<10 000	≥10 000～<20 000	≥20 000	
	粉尘和烟雾 /(mg/m^3)	<50	≥50～<500	≥500～<1 000	≥1 000～<5 000	≥5 000	

续表

分项指标	极度危害	高度危害	中度危害	轻度危害	轻微危害	权重系数
急性经口 LD_{50}/（mg/kg）	<5	≥5～<50	≥50～<300	≥300～<2000	≥2000	1
急性经皮 LD_{50}/（mg/kg）	<50	≥50～<200	≥200～<1 000	≥1 000～<2000	≥2000	
刺激与腐蚀性	pH≤2 或 pH≥11.5；腐蚀作用或不可逆损伤作用	强刺激作用	中等刺激作用	轻刺激作用	无刺激作用	2
致敏性	有证据表明该物质能引起人类特定的呼吸系统致敏或重要脏器的变态反应性损伤	有证据表明该物质能导致人类皮肤过敏	动物试验证据充分，但无人类相关证据	现有动物试验证据不能对该物质的致敏性做出结论	无致敏性	2
生殖毒性	明确的人类生殖毒性：已确定对人类的生殖能力、生育或发育造成有害效应的毒物，人类母体接触后可引起子代先天性缺陷	推定的人类生殖毒性：动物实验生殖毒性明确，但对人类生殖毒性作用尚未确定因果关系，推定对人的生殖能力或发育产生有害影响	可疑的人类生殖毒性：动物实验生殖毒性明确，但无人类生殖毒性资料	人类生殖毒性未定论：现有证据或资料不足以对毒物的生殖毒性作出结论	无人类生殖毒性：动物试验阴性，人群调查结果未发现生殖毒性	3
致癌性	Ⅰ组，人类致癌物	ⅡA组，近似人类致癌物	ⅡB组，可能人类致癌物	Ⅲ组，未归入人类致癌物	Ⅳ组，非人类致癌物	4
实际危害后果与预后	职业中毒病死率≥10%	职业中毒病死率<10%；或致残（不可逆损害）	器质性损害（可逆性重要脏器损害），脱离接触后可治愈	仅有接触反应	无危害后果	5

续表

分项指标	极度危害	高度危害	中度危害	轻度危害	轻微危害	权重系数
扩散性（常温或工业使用时状态）	气态	液态，挥发性高（沸点<50 ℃）；固态，扩散性极高（使用时形成烟或烟尘）	液态，挥发性中（沸点≥50～<150 ℃）；固态，扩散性高（细微而轻的粉末，使用时可见尘雾形成，并在空气中停留数分钟以上）	液态，挥发性低（沸点≥150 ℃）；固态，晶体、粒状固体、扩散性中，使用时能见到粉尘但很快落下，使用后粉尘留在表面	固态，扩散性低[不会破碎的固体小球（块），使用时几乎不产生粉尘]	3
蓄积性（或生物半减期）	蓄积系数（动物试验，下同）<1；生物半减期≥4000 h	蓄积系数≥1～<3；生物半减期≥400 h～<4000 h	蓄积系数≥3～<5；生物半减期40 h～<400 h	蓄积系数>5；生物半减期≥4 h～<40 h	生物半减期<4 h	1

注：① 急性毒性分级指标以急性吸入毒性和急性经皮毒性为分级依据。无急性吸入毒性数据的物质，参照急性经口毒性分级。无急性经皮毒性数据，且不经皮吸收的物质，按轻微危害分级；无急性经皮毒性数据，但可经皮肤吸收的物质，参照急性吸入毒性分级。
② 强、中、轻和无刺激作用的分级依据 GB/T 21604 和 GB/T 21609。
③ 缺乏蓄积性、致痛性、致敏性、生殖毒性分级有关数据的物质的分项指标暂按极度危害赋分。
④ 工业使用在 5 年内的新化学品，无实际危害后果资料的，该分项指标暂按极度危害赋分；工业使用在 5 年以上的物质，无实际危害后果资料的，该分项指标按轻微危害赋分。
⑤ 一般液态物质的吸入毒性按蒸气类划分。
a 1 cm^3/m^3=1 ppm，ppm 与 mg/m^3 在气温为 20 ℃，大气压为 101.3 kPa（760 mmHg）的条件下的换算公式为：1 ppm=24.04/M_r（mg/m^3），其中 M_r 为该气体的相对分子质量。

2. 化学毒物危害程度分级

不同的化学毒物造成的危害程度不同，各危害程度分级所涉及的化学毒物见表 5-2。

表 5-2　化学毒物危害程度分级

级别	毒物名称
Ⅰ级（极度危害）	汞及其化合物；氯乙烯；八氟乙丁烯；苯、砷及其无机化合物；羰基镍；氯甲醚；锰及其无机化合物；铬酸盐、重铬酸盐；铍及其化合物；对硫磷；黄磷；氰化物
Ⅱ级（高度危害）	三硝基甲苯；丙烯腈；甲醛；甲苯二异氰酸酯；氯丙烯；氯丁二烯；环氧氯丙烷；敌百虫；敌敌畏；溴甲烷；硝基苯；五氯酚及其钠盐；铅及其化合物；钒及其化合物；镉及其化合物；二硫化碳；硫化氢；四氯化碳；氟化氢；硫酸二甲酯；金属镍；砷化氢；光气；一氧化碳
Ⅲ级（中度危害）	苯乙烯；苯酚；甲醇；三氯乙烯；六氟丙烯；二甲基甲酰胺；甲苯；二甲苯；硝酸；硫酸；盐酸；氮氧化物
Ⅳ级（轻度危害）	溶剂汽油；丙酮；氢氧化钠；四氟乙烯；氨

子任务 2　毒物的危害性

技能点 1　化学毒物对人体的危害

目前世界上大约有 800 万种化学物质，其中常用的化学品就有 7 万多种。在品种繁多的化学品中，存在许多化学毒物，其在生产、使用、储存和运输过程中可能对人体产生危害，甚至危及人的生命。化学毒物的主要危害性如下：

1. 化学毒物的腐蚀性

化学毒物具有局部刺激和腐蚀作用。直接腐蚀皮肤和组织黏膜，导致职业性皮肤病，如黑变病、皮肤溃疡、皲裂等。引起皮肤损害的化学性物质分为：原发性刺激物、致敏物和光敏感物。常见原发性刺激物有酸类、碱类、金属盐、溶剂等，常见皮肤致敏物有金属盐类（如铬盐、镍盐）、合成树脂类、染料、橡胶添加剂等。

2. 化学毒物对人体的危害

（1）阻止氧的吸收、运输和利用。如一氧化碳被人体吸入后，很快与人体的血红蛋白结合，影响血红蛋白运送氧气的能力；刺激性气体如氯气被人体吸入可导致肺水肿，阻碍肺泡的气体交换功能，使其不能吸收氧气；不活泼气体或毒性较小的气体如甲烷、二氧化碳等，能降低空气中的氧气含量而造成人体窒息。在化学毒物造成的危害性中，中毒窒息较为广泛。

（2）损害消化系统。比如，汞可导致毒性口腔炎；氟可导致"氟斑牙"；汞、砷等毒物，经口腔进入人体后可引起出血性胃肠炎；铅中毒会引起腹绞痛；黄磷、砷化合物、四氯化碳、苯胺等物质可导致中毒性肝病。

（3）改变机体的免疫功能。不同化学毒物可通过干扰神经内分泌网络等，使机体免疫功能下降，导致个体易受病毒的感染和恶性肿瘤的攻击。

（4）影响酶活性和致病。化学毒物会使机体酶系统的活性受到抑制，还具有致癌、致畸、致突变（即"三致"）作用。

技能点 2　常见化学毒物造成的危害

1. 常见的化学毒物

工业生产中，常见的化学毒物有铅及其化合物、汞及其化合物、氯气、氨、一氧化碳、硫化氢和有机溶剂类毒物，在工业中的用途见表 5-3。

表 5-3　常见化学毒物的性质及用途

化学毒物	性质及用途
铅及其化合物	高温条件下逸出铅蒸气并凝集成烟雾，常用于制造蓄电池、玻璃、油漆、颜料等。
汞及其化合物	俗称水银，散落后不易清除、易蒸发。多见于化工、电气、仪表、医药、冶金、军工和新技术等领域。

续表

化学毒物	性质及用途
氯气	具有强烈刺激性臭味的黄绿色气体，在造纸、合成纤维、塑料、制药等行业作为原料。
氨	具有强烈刺激性臭味的气体，主要分布在合成氨生产、制造氨水，应用氨制造硫酸铵、硝酸铵、碳酸氢铵等领域。
一氧化碳	俗称煤气，无色无味，是最常见的窒息性气体。多产生于含碳物质不完全燃烧，如冶金、采矿爆破、燃气制取等。
硫化氢	无色、有臭鸡蛋气味的气体，易积聚在低洼处。多见于含硫矿物开采或加工时排放的废气，以及下水道、粪坑的有机废弃物中。
有机溶剂类毒物	以有机物为介质的溶剂，能溶解一些不溶于水的物质，如链烷烃、烯烃、醇等，多具有挥发性、可溶性和易燃性。

2. 常见的化学毒物造成的危害

工业生产中常见的化学毒物对人体造成的危害程度各不相同，可根据接触化学毒物的剂量和时间分为慢性中毒和急性中毒，见表5-4。

表5-4 常见的化学毒物及造成的危害

化学毒物	危害
铅及其化合物	慢性中毒：发病隐匿，早期表现为乏力、关节和肌肉酸痛、胃肠道不适等症状。可造成神经系统、消化系统、血液循环系统、泌尿系统等出现问题。
汞及其化合物	① 急性中毒：发热、咳嗽、胸痛、口腔牙龈炎等症状，严重者可发生化学性肺炎。 ② 慢性中毒：引起神经系统、口腔和肾功能损害，初期表现如头晕乏力、注意力不集中等，部分患者有心悸、多汗等现象。
氯气	① 急性中毒：主要为呼吸系统损害，起病急、进展快，表现为流泪、呛咳、咽痛、恶心、呕吐、腹胀等症状。 ② 慢性影响：长期接触低浓度氯气可引起慢性咽炎、支气管炎等慢性非特异性炎症。
氨	① 急性中毒：发病快，过量接触后出现流泪、咳嗽、胸闷、咽部及结膜充血等症状。 ② 慢性影响：长期接触可出现慢性结膜炎、鼻炎、慢性咽炎、嗅觉或味觉减退等。 ③ 误服氨水：可致口、咽、食道及胃黏膜严重灼伤，高浓度氨或氨水可造成眼灼伤、角膜溃疡、皮肤灼伤等。
一氧化碳	急性中毒：以急性脑缺氧为主要表现，轻度中毒患者出现明显头痛乏力、耳鸣眼花，并伴有恶心、呕吐、心悸等。一氧化碳的浓度越高，对人体的危害越严重。
硫化氢	① 急性中毒：出现眼痛、咽灼痛、刺激性咳嗽、头晕呕吐、心悸胸闷等症状。 ② 慢性影响：长期反复低浓度接触，可引起眼和呼吸道慢性炎症、类神经症、自主神经功能紊乱等表现。
有机溶剂类毒物	对人体各个系统可造成毒性危害。

任务 2　化学毒物的防护

在生产作业中，做好预防措施极为重要。如何在生产中减少化学毒物的危害，需从预防中毒、高毒作业管理、中毒急救等方面入手，通过采取合理的防护措施，减少化学毒物带来的职业健康危害，对于改善作业环境、保障从业人员生命健康具有重要意义。

子任务 1　预防中毒的措施

技能点 1　原料及工艺改进

1. 用无毒或低毒物质代替有毒或高毒物质

在生产中，原料和辅助材料应尽量采用无毒或低毒物质。用无毒物料代替有毒物料，用低毒物料代替高毒或剧毒物料，是消除毒性物料危害的有效措施。如在涂料工业和防腐工程中，用锌白或氧化钛代替铅白，用云母氧化铁防锈底漆代替含大量铅的红丹底漆，从而消除了铅的危害。需要注意的是，有些代替是以低毒物代替高毒物，并不是无毒操作，因此生产过程中仍要采取适当的防毒措施。

2. 改进生产工艺

选择安全危害性小的工艺代替危害性大的工艺，是防止毒物危害根本性的措施。如硝基苯还原制苯胺的生产过程，过去国内多采用铁粉作还原剂，过程间歇操作，能耗大，在铁泥废渣和废水中含有对人体危害极大的硝基苯和苯胺。现在大多采用硝基苯连续催化氢化制苯胺新工艺，减少了毒物对人和环境的危害。

3. 通　风

（1）全面通风：用于有害物的扩散不能控制在工作场所内一定范围的场合，或是有害物发源地的位置不能固定的场合。实质就是用新鲜空气来稀释或排除生产过程中产生的以气体形式存在的化学毒物等。

（2）局部通风：为改善室内局部空间的空气环境，向该空间送入或从该空间排出空气的通风方式。实质是将具有一定速度的空气直接送到指定地点，使局部地区形成良好的空气环境。

（3）事故排风：在生产中可能突然逸出大量有害物质或易造成急性中毒、易燃易爆的化学物质的室内作业场所，应设置事故通风装置及与事故排风系统相连锁的泄漏报警装置。

技能点 2　改变操作方式

1. 密闭、隔离操作代替敞开式操作

敞开式加料、搅拌、反应、测温、取样、出料、存放等，均会造成有毒物质的散发。控制有毒物质在生产过程中散发出来的关键在于生产设备本身密闭化和生产过程各个环节的密闭化。生产设备的密闭化，往往与减压操作和通风排毒措施结合使用，以提高设备的密闭效果，消除或减轻有毒物质的危害。

2. 以连续化操作代替间歇操作

间歇操作指生产间断进行，需要经常配料、加料，不断地进行调解、分离、出料、干燥、粉碎和包装，几乎所有单元操作都要靠人工进行。反应设备时而敞开时而密闭，很难做到系统密闭。尤其是一些危险性较大和使用大量有毒物料的工艺过程，操作人员会频繁接触毒性物料，对人体的危害相当严重。采用连续化操作才能使设备完全密闭，消除上述弊端。如采用板框式压滤机进行物料过滤就是间歇操作，每压滤一次物料就得拆一次滤板、滤框，并清理安放滤布等，操作人员直接接触大量物料，并消耗大量体力。若采用连续操作的真空吸滤机，操作人员只需观察吸滤机的运转情况，调节真空度即可。所以，过程的连续化既简化了操作程序，又为防止有害物料泄漏、降低厂房空气中有害物质的浓度创造了条件。

3. 隔离操作代替直接接触操作

由于条件限制不能使毒物浓度降到国家标准时，可以采用隔离操作措施。隔离操作是把操作人员与生产设备隔离开来，使操作人员免受散逸出来的毒物危害。目前，常用的隔离方法有两种，一种是将全部或个别毒害严重的生产设备放置在隔离室内，采用排风的方法，使室内呈负压状态；另一种是将操作人员的操作处放置在隔离室内，采用输送新鲜空气的方法，使室内呈正压状态。同时，用机械化、自动控制代替手工操作，不仅可以减轻工人的劳动强度，而且可以减少工人与毒物的直接接触，从而减少了毒物对人体的危害。

子任务 2　有毒作业及劳动者健康管理

技能点 1　有毒作业管理

有毒作业管理是针对劳动者个人进行的管理，使之免受或少受有毒物质的危害。在生产作业中，劳动者个人的操作作业方法不当、技术不熟练、身体过负荷，或作业性质等，都是构成毒物散播甚至造成劳动者急性中毒的原因。

1. 按生产要求进行作业指导

对劳动者进行个别的指导，使之学会正确的作业方法。在操作中必须按生产要求严格控制工艺参数的数值，改变不适当的操作姿势和动作，以消除操作过程中可能出现的差错。

2. 改进作业方法、作业用具

通过改进作业方法、作业用具及工作状态等防止劳动者在生产中身体过负荷而损害健康。正确使用个人防护用品，不同作业所需的防护用品见表 5-5。

表 5-5　不同作业所需的防护用品

作业类型	可以使用的防护用品	建议使用的防护用品
吸入性气相毒物作业	防毒面具、防化学品手套	劳动护肤剂
吸入性气溶胶毒物作业	工作帽、防毒面具、防化学品手套、化学品防护服	防尘口罩（防颗粒物呼吸器）、劳动护肤剂
沾染性毒物作业	防毒面具、防腐蚀液护目镜、防化学品手套、化学品防护服	防尘口罩、劳动护肤剂
腐蚀性作业	工作帽、防腐蚀液护目镜、耐酸碱手套、耐酸碱鞋、防酸碱服	防化学品耐酸碱鞋（靴）
易污作业	工作帽、防毒面具、防尘口罩（防颗粒物呼吸器）、耐酸碱手套、防静电鞋、一般防护服、化学品防护服	耐油手套、耐油鞋、防油服、劳动护肤剂、其他零星防护用品

技能点 2　劳动者健康管理

1. 对劳动者进行个人卫生指导

如指导劳动者不在作业场所吃饭、饮水、吸烟等，坚持饭前漱口、班后淋浴、工作服清洗制度等。这对于防止有毒物质污染人体，特别是防止有毒物质从口腔、消化道进入人体，有着重要意义。

2. 进行健康检查

定期对从事有毒作业的劳动者做健康检查，特别要针对有毒物质的种类及可能受损的器官、系统进行健康检查，以便能对职业中毒患者早期发现并治疗。对新员工进行体格检查，发现有禁忌证的，不要分配到相应的有毒作业岗位。

3. 掌握中毒急救的知识与技能

对于有可能发生急性中毒的企业，其企业医务人员应掌握中毒急救的知识，并准备好相应的医药器材。对从事有毒作业的人员，应按国家有关规定，按期发放保健费及保健食品。

子任务 3　急性中毒的现场抢救

技能点 1　急性中毒的现场急救原则

1. 救护者的个人防护

急性中毒发生时，毒物多由呼吸系统和皮肤进入人体。因此，救护者在进入危险区抢救之前，首先要做好呼吸系统和皮肤的个人防护，佩戴好供氧式防毒面具或氧气呼吸器，穿好防护服。进入设备内抢救时要系上安全带，然后再进行抢救。

2. 切断毒物来源，尽快脱离中毒现场

救护人员进入现场后，除对中毒者进行抢救外，同时应侦查毒物来源，并采取措

施切断毒物来源，如关闭泄漏管道的阀门、堵加盲板、停止加送物料、堵塞泄漏设备等。对于已经扩散出来的有毒气体或蒸气，应立即启动通风排毒设施或开启门、窗，以降低有毒物质在空气中的含量，为抢救工作创造有利条件。

同时救护人员应迅速将中毒者转移至有新鲜空气处，并解开中毒者的颈、胸部纽扣及腰带，以保持呼吸通畅。若有毒物污染，迅速脱掉被污染的衣物，清水冲洗皮肤，同时注意保暖。在保暖的同时注意中毒者的神志、呼吸状态和循环系统的功能。在抢救搬运过程中，要注意人身安全，不能强硬拖拉，以防造成外伤，致使病情加重。

3. 促进生命器官功能恢复

中毒者若停止呼吸，应立即进行人工呼吸。人工呼吸的方法有压背式、振臂式、口对口（鼻）式三种。最好采用口对口式人工呼吸法。其方法是，抢救者用手捏住中毒者鼻孔，以每分钟 12~16 次的速度向中毒者口中吹气，或使用苏生器。同时针刺人中、涌泉、太冲等穴位，必要时注射呼吸中枢兴奋剂（如"尼可刹米"或"洛贝林"）。心跳停止应立即进行人工心肺复苏操作，操作方法详见技能点3。

4. 及时解毒和促进毒物排出

发生急性中毒后应及时采取各种解毒及排毒措施，降低或消除毒物对机体的作用。如采用各种金属配位剂与毒物的金属离子配合成稳定的有机配合物，随尿液排出体外。毒物经口引起的急性中毒，可按照毒物的不同性质处理。

（1）若毒物无腐蚀性，应立即用催吐或洗胃等方法清除毒物。对于某些毒物亦可使其变为不溶的物质以防止其吸收，如氯化钡、碳酸钡中毒，可口服硫酸钠，使胃肠道尚未吸收的钡盐成为硫酸钡沉淀而防止吸收。

（2）氨、铬酸盐、铜盐、汞盐、羧酸类、醛类、脂类中毒时，可给中毒者喝牛奶、生鸡蛋等缓解剂。

（3）烷烃、苯、石油醚中毒时，可给中毒者喝一汤匙液体石蜡和一杯含硫酸镁或硫酸钠的水。

（4）一氧化碳中毒应立即吸入氧气，以缓解机体缺氧并促进毒物排出。

技能点 2　化学灼烧伤急救

化学灼烧伤的特点是某些化学物质在接触人体后，除立即造成损伤外，还可继续侵入或被吸收，导致进行性局部损害或全身性中毒。化学烧伤的损害程度，与化学品的性质、剂量、浓度、物理状态、接触时间和接触面积的大小，以及当时的急救措施等有着密切的关系。处理时应了解致伤物质的性质，方能采取相应的措施。常见的化学烧伤有生石灰烧伤、磷烧伤及强酸碱烧伤。

1. 生石灰烧伤和磷烧伤

（1）生石灰烧伤。迅速清除石灰颗粒，用大量流动的、洁净的冷水冲洗至少 10 min，尤其是眼内烧伤更应彻底冲洗。切忌用水浸泡受伤部位，防止生石灰遇水产生大量热量而加重烧伤。

（2）磷烧伤。迅速清除磷以后，用大量流动的、洁净的冷水冲洗至少 10 min。然后用 5%的碳酸氢钠或食用苏打水湿敷创面，使创面与空气隔绝，防止磷在空气中氧化燃烧而加重烧伤。

2. 强酸和强碱烧伤

（1）强酸烧伤。强酸包括硫酸、盐酸、硝酸。皮肤被强酸烧伤应立即用大量清水冲洗至少 10 min，同时立即脱掉被污染的衣服。还可用 4%的碳酸氢钠或 2%的食用苏打水冲洗中和。若眼部烧伤，首先采取简易的冲洗方法，即用手将伤者眼部撑开，把面部浸入清水中，将头轻轻摇动。冲洗时间不少于 20 min。切忌用手或手帕揉擦眼睛，以免增加创伤。如发生强酸吸入性烧伤，会出现咳血性泡沫痰、胸闷、流泪、呼吸困难、肺水肿等症状。此时，要注意保持呼吸道畅通，可吸入 2%～4%的雾化碳酸氢钠。

（2）强碱烧伤。强碱包括氢氧化钠、氢氧化钾等。皮肤被强碱烧伤应立即用大量清水彻底冲洗创面，直到皂样物质消失为止；也可用食醋或 2%的醋酸冲洗中和或湿敷。发生眼部烧伤至少应用清水冲洗 20 min。严禁用酸性物质冲洗眼部。

技能点 3　现场成人心肺复苏操作流程

1. 现场成人心肺复苏操作的前提

若患者出现心搏骤停的情况，应立即进行人工心肺复苏操作。心搏骤停，指的是患者心脏有效泵血功能突然丧失，导致血液循环停止，全身各个脏器的血液供应完全中断，如不及时恢复心搏，患者可发生临床死亡。在完全缺氧的状态下，4～6 分钟开始出现脑损伤，8～10 分钟后脑损伤将变得不可逆。因此当患者发生心搏骤停时，尽早、正确的施救可使患者获得最大的生存机会。

2. 现场成人心肺复苏操作流程

1）确认环境安全，做好自我防护

施救者要快速观察周围环境，判断是否存在潜在危险，并采取相应的自身和患者安全保护与防护措施，如图 5-1 所示。

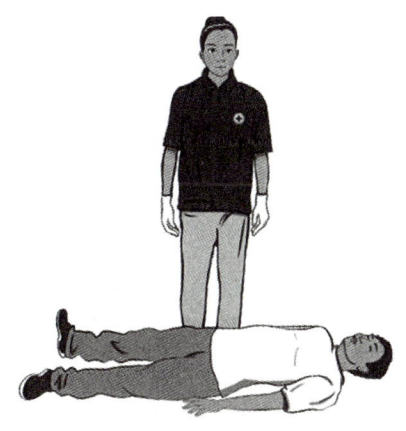

图 5-1　观察周围环境

2）判断意识及反应

施救者用双手轻拍患者的双肩，俯身在其两侧耳边高声呼唤："先生（女士），您怎么了，快醒醒！"如果患者无反应，可判断为无意识，如图5-2所示。

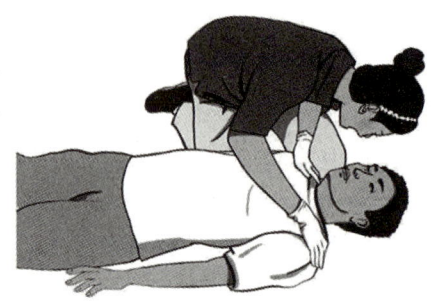

图 5-2　判断患者的意识及反应

3）检查呼吸

检查呼吸时，患者如果为俯卧位，应先将其翻转为仰卧位。用"听、看、感觉"的方法检查患者呼吸，判断时间约10秒，如图5-3所示。如果患者无呼吸或叹息样呼吸，提示发生了心搏骤停。

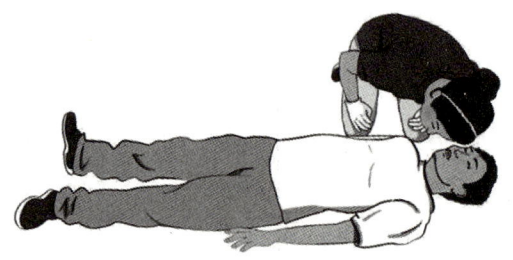

图 5-3　检查患者的呼吸

4）呼救并取得AED（自动体外除颤器）

如果患者无意识、无呼吸（或叹息样呼吸），立即向周围人求助，拨打急救电话，并取来附近的AED，如图5-4所示。

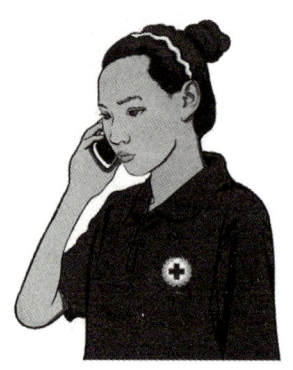

图 5-4　拨打急救电话

5）胸外按压

在呼救的同时尽快开始心肺复苏。施救者首先暴露患者胸部，将一只手掌根紧贴患者胸部正中、两乳头连线中点（胸骨下半部），如图5-5、5-6所示。双手十指相扣，掌根重叠，掌心翘起，双上肢伸直，上半身前倾，以髋关节为轴，用上半身的力量垂直向下按压，确保按压深度5~6厘米，按压频率100~120次/分，保证每次按压后胸廓完全恢复原状，如图5-7、5-8所示。

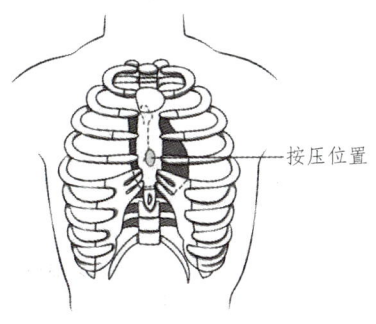

图5-5　胸外按压位置

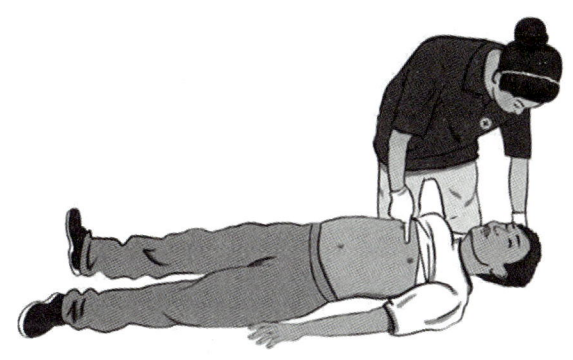

图5-6　找到正确的按压位置

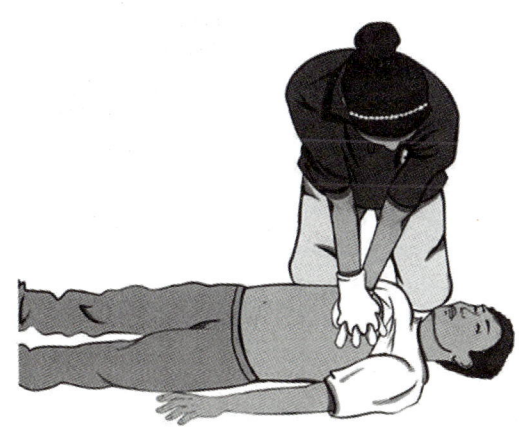

图5-7　胸外按压

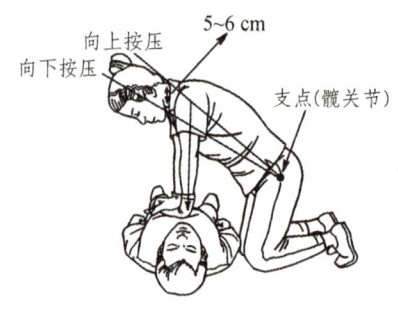

图 5-8　按压要求

6）开放气道

检查口腔有无异物，如有异物将其取出。用仰头举颏法开放气道，通常使患者下颌角及耳垂的连线与水平面垂直，如图 5-9 所示。

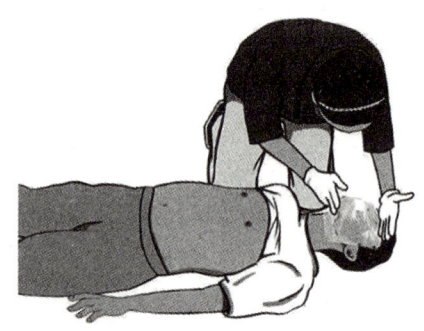

图 5-9　开放气道

7）人工呼吸

施救者用嘴罩住患者的嘴，用手指捏住患者的鼻翼，吹气 2 次，每次约 1 秒，吹气时应见胸廓隆起，如图 5-10 所示。

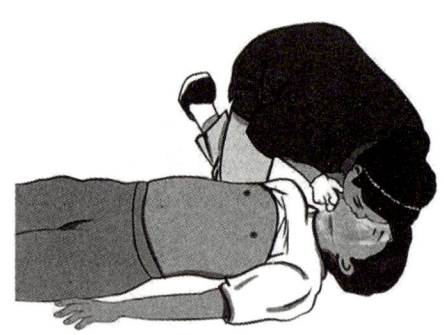

图 5-10　人工呼吸

8）循环做胸外按压和人工呼吸

循环做 30 次胸外按压和 2 次人工呼吸（30∶2），每 1 次循环为 1 组，每 5 组评估患者呼吸和脉搏，如图 5-11 所示。

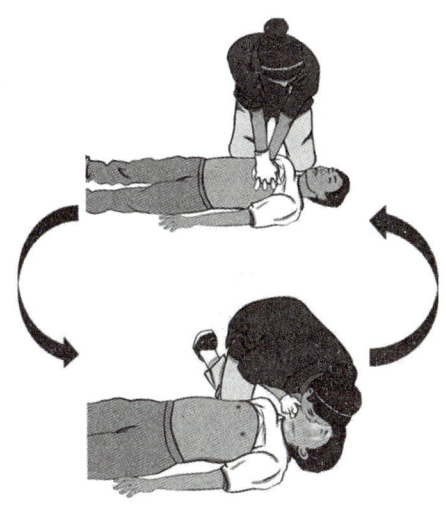

图 5-11　循环做胸外按压和人工呼吸

9）尽快电除颤

（1）打开 AED 电源，按照语音提示操作。

（2）贴电极片。

按照电极片上的图示（见图 5-12），将电极片紧贴于患者裸露的胸部。一片电极片贴在患者胸部的右上方（胸骨右缘，锁骨之下），另一片电极片贴在患者左乳头外侧（左腋前线之后第五肋间处），如图 5-13 所示。

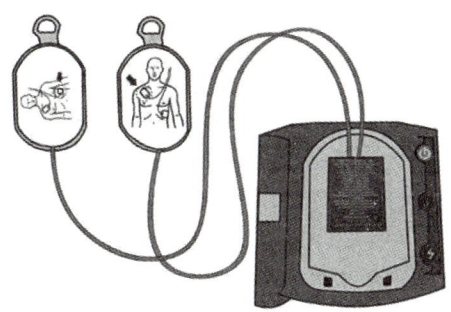

图 5-12　电极片的图示

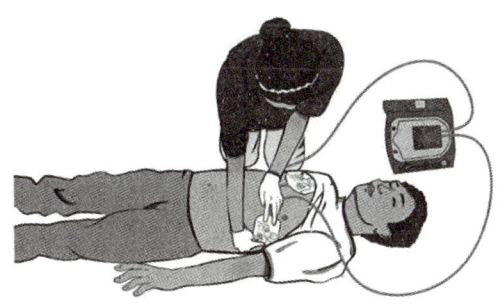

图 5-13　电极片粘贴位置

（3）AED 分析心律。

施救者语言示意周围人不要接触患者，等待 AED 分析心律，以确定是否需要电击除颤，如图 5-14 所示。

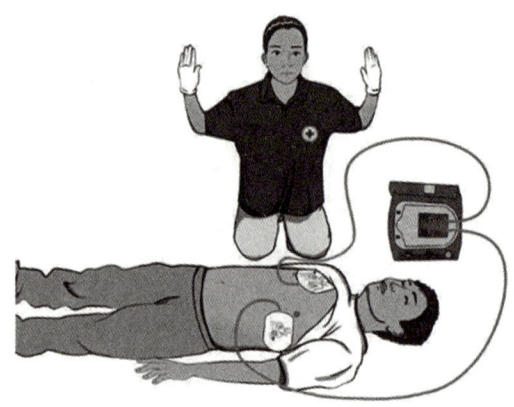

图 5-14　AED 分析心律

（4）如果 AED 提示需要电击，准备除颤。

施救者得到除颤指示后，等待 AED 充电，确保所有人员未接触患者，按下"电击"按钮除颤，如图 5-15 所示。

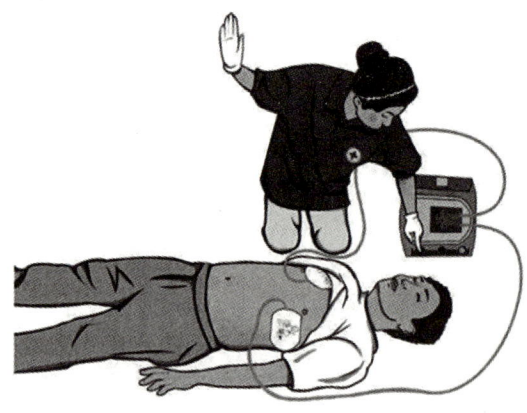

图 5-15　除颤

（5）除颤后立即实施胸外按压和人工呼吸。

立即按照 30∶2 的比例实施胸外按压和人工呼吸，5 组（约 2 分钟）后，AED 再次自动分析心律，遵循 AED 的语音提示操作，直到患者恢复心搏和自主呼吸，或专业急救人员到达现场。

（6）如果 AED 提示不需要电除颤，继续实施心肺复苏。

10）复原体位

如果患者的心搏和自主呼吸已经恢复，将患者置于复原体位（稳定侧卧位），如图 5-16 所示。随时观察患者生命体征，并安慰照护患者，等待专业急救人员到来。

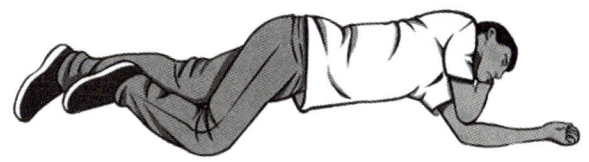

图 5-16　复原患者体位

需要注意的是,传统的心肺复苏包括胸外按压、开放气道和人工呼吸三个步骤,对于缺氧性心搏骤停的患者(如溺水、呼吸道阻塞)和儿童、婴儿等,应实施传统的心肺复苏。

作　业

1. 什么是毒物?
2. 化学毒物的类型有哪些?
3. 化学毒物的危害程度是如何分级的?
4. 化学毒物对人体都有哪些危害?
5. 结合专业及工作实际,分析常见的化学毒物及其危害。
6. 预防中毒的措施包括哪些?
7. 针对所学专业及未来的工作环境,试列出应当配备的防护用品。
8. 急性中毒的现场急救原则包括哪些?
9. 当所处的作业环境出现化学烧伤时,应该如何处理?
10. 如何做好急性中毒的现场救护?

模块 6　个体防护

个体防护是职业卫生防护中的最后一道防线。在职业卫生管理中,防护用品种类众多,如何管理并正确选用劳动防护用品是企业和职工个人职业卫生工作中的重要部分。

知识目标

1. 掌握防护用品基本概念。
2. 了解各类防护用品的作用。
3. 掌握各类防护用品维护、使用相关要求。

能力目标

1. 能够根据不同职业环境特点,准确选用防护用品。
2. 能够正确使用防护用品。

素质目标

1. 塑造爱护生命健康,人命关天,发展决不能以牺牲人的生命为代价的理念。
2. 根据相关法律法规,能够建立职业卫生管理方面的规章制度,并具备一定的管理能力。

任务 1　劳动防护用品类型

中共中央、国务院高度重视人民生命财产安全。根据《中华人民共和国安全生产法》《中华人民共和国职业病防治法》等法律法规要求,企业为职工配备劳动防护用品,职工按规定正确使用劳动防护用品,都是其法定义务。劳动防护用品种类众多,每种防护用品都有其特定用途,正确使用防护用品是安全管理工作的重要组成部分。

子任务 1　防护用品基本概念

技能点 1　防护用品定义

个人防护用品(Personal Protective Equipment,PPE),是指由生产经营单位为从业人员配备的、符合国家标准或行业标准的、使其在劳动过程中免遭或者减轻事故伤害及职业危害的个人防护装备,直接对人体起到保护作用;与之相对的是工业防护用品,并非直接对人体起到保护作用。

技能点 2　佩戴防护用品的意义

当代社会生活生产力越加先进,作业分工越来越细化,作业环境也越来越复杂多变,现实工作生活中危险因素众多,佩戴防护用品对保护个体生命健康和社会和谐、可持续发展显得尤为重要。

1. 佩戴防护用品是保护职工生命财产安全的重要防线

作业人员处于生产第一线,所处作业环境复杂多变,面临的危险因素众多,在生产过程中虽然已经采取其他安全措施,但是为了作业人员身心健康,必须设置多道防线。从安全生产实践来看,在安全技术措施中,改善劳动条件及工艺、从源头上排除危害因素是根本性的措施。使用个人防护用品,只是众多安全措施中的一种预防性辅助措施。但在一定条件下,如劳动条件差、危害因素大或集体防护措施起不到防护作用的情况下,使用个人防护用品则成为主要的防护措施。个人防护用品即使作为预防性的辅助措施,在劳动过程中仍是不可缺少的生产性防护装备,因此不能被忽视。

安全学理论认为,个人防护装备是保护劳动者免受伤害的第一道防线也是最后一道防线。在安全生产中,环境风险因素控制作用的优先级如图 6-1 所示:

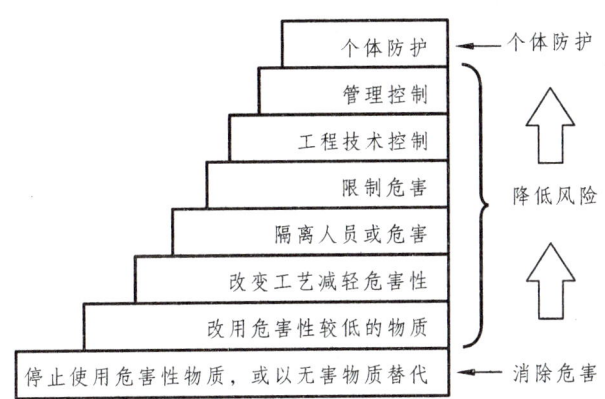

图 6-1　环境风险因素控制优先级

2. 佩戴防护用品是企业和职工的法定义务

在《中华人民共和国安全生产法》《中华人民共和国职业病防治法》等法律法规和部门规章中,均对企业和个人正确佩戴防护用品作了明确规定。生产经营企业为作业人员正确配备防护用品,企业职工正确佩戴、使用防护用品都是其法定义务。

《中华人民共和国安全生产法》第四十五条规定:生产经营单位必须为从业人员提供符合国家标准或者行业标准的劳动防护用品,并监督、教育从业人员按照使用规则佩戴、使用。第四十七条规定:生产经营单位应当安排用于配备劳动防护用品、进行安全生产培训的经费。第五十七条规定:从业人员在作业过程中,应当严格落实岗位安全责任,遵守本单位的安全生产规章制度和操作规程,服从管理,正确佩戴和使用劳动防护用品。第一百零七条规定:生产经营单位的从业人员不落实岗位安全责任,不服从管理,违反安全生产规章制度或者操作规程的,由生产经营单位给予批评教育,依照有关规章制度给予处分;构成犯罪的,依照刑法有关规定追究刑事责任。

《中华人民共和国职业病防治法》第三十四条规定:用人单位的主要负责人和职业卫生管理人员应当接受职业卫生培训,遵守职业病防治法律、法规,依法组织本单位的职业病防治工作。用人单位应当对劳动者进行上岗前的职业卫生培训和在岗期间的定期职业卫生培训,普及职业卫生知识,督促劳动者遵守职业病防治法律、法规、规章和操作规程,指导劳动者正确使用职业病防护设备和个人使用的职业病防护用品。劳动者应当学习和掌握相关的职业卫生知识,增强职业病防范意识,遵守职业病防治法律、法规、规章和操作规程,正确使用、维护职业病防护设备和个人使用的职业病防护用品,发现职业病危害事故隐患应当及时报告。劳动者不履行前款规定义务的,用人单位应当对其进行教育。

原国家安全生产监督管理总局制定的《用人单位劳动防护用品管理规范》第三条规定:本规范所称的劳动防护用品,是指由用人单位为劳动者配备的,使其在劳动过程中免遭或者减轻事故伤害及职业病危害的个体防护装备。第五条规定:用人单位应当健全管理制度,加强劳动防护用品配备、发放、使用等管理工作。第六条规定:用人单位应当安排专项经费用于配备劳动防护用品,不得以货币或者其他物品替代。该项经费计入生产成本,据实列支。第七条规定:用人单位应当为劳动者提供符合国家标准或者行业标准的劳动防护用品。使用进口的劳动防护用品,其防护性能不得低于我国相关标准。鼓励用人单位购买、使用获得安全标志的劳动防护用品。第八条规定:劳动者在作业过程中,应当按照规章制度和劳动防护用品使用规则,正确佩戴和使用劳动防护用品。第九条规定:用人单位使用的劳务派遣工、接纳的实习学生应当纳入本单位人员统一管理,并配备相应的劳动防护用品。对处于作业地点的其他外来人员,必须按照与进行作业的劳动者相同的标准,正确佩戴和使用劳动防护用品。第十一条规定:用人单位应按照识别、评价、选择的程序,结合劳动者作业方式和工作条件,并考虑其个人特点及劳动强度,选择防护功能和效果适用的劳动防护用品。

3. 佩戴防护用品是企业日常安全生产管理工作的重要部分

使用个人防护用品,一般都意味着工人必须在有潜在危险的环境中工作,而使用个人防护用品则成为主要的预防方法,所以选择的用具是否可靠有效,使用的方法是否适当,使用者是否接受过训练并能正确使用等极为重要。为了达到安全生产,生产经营企业在日常安全管理工作中,需要对人、环境、设备进行多层次多方面的管理,进行人防、物防、技防,劳动者个人使用防护用品是其有效措施之一。企业生产规模越大,分工越细,岗位众多,作业环境多样,因此需为不同岗位人员配备多种多样的防护用品,《个体防护装备配备规范第 1 部分:总则》(GB 39800.1—2020)中对企业从采购、发放、培训、使用、报废防护用品作了具体规定。因此,生产经营企业为作业人员正确配备防护用品,企业职工正确佩戴使用防护用品是日常安全生产管理工作重要组成部分。

劳动者在生产、科学研究、运输、建设、勘探或服务中，由于作业环境条件异常而超过人体的耐受力，防护装备缺乏或缺陷，以及其他突然发生的原因，往往容易造成打击、成尘、噪声、毒、触电、静电感应、辐射、爆炸、冻伤、淹溺、烧烫、腐蚀、坠落、挤碾和刺割等急慢性危害或工伤事故，严重的甚至危及生命。为了预防上述危害，保证生产的顺利进行，国家制定了安全防护法规，要求企业采取各种劳动卫生和安全技术措施，改善劳动条件，防止伤亡事故，预防职业病和职业中毒发生，保护广大劳动者生命健康。使用个人防护用品，是所采取的重要的安全措施之一。

技能点 3　防护用品的特点

防护用品因使用场景和安全要求，与一般劳动工具或物品相比，具有以下特点：

1. 特殊性

劳动防护用品不同于一般的商品，尤其是特种劳动防护用品，是直接关系到劳动者的生命安全与健康的特殊用品，国家对其生产、使用、购买等环节都有严格的要求，原国家安全生产监督管理总局《用人单位劳动防护用品管理规范》（安监总厅安健〔2018〕3号）中要求，特种劳动防护用品必须由取得特种劳动防护用品安全标志的专业厂家生产，生产经营单位不得采购和使用无安全标志的特种劳动防护用品，购买的特种劳动防护用品需经本单位的安全生产技术部门或者管理人员检查验收等。

2. 适用性

适用性指防护用品选择和使用的适用性。选择和使用的适用性是指必须根据作业环境中的有害因素的类型、程度以及劳动者自身的身体状况使用。

3. 时效性

防护用品均有一定的使用寿命，需根据具体防护用品的产品特点和厂家指导的使用时效来进行合理的更换。有些防护用品的保存条件也会影响其使用寿命，如温度、湿度等。

一般劳动防护用品是指适用于危害性不大的环境下作业使用的防护用品，如一般防静电工作服、普通工作帽、工作手套等。特种劳动防护用品是指在特种作业、危险性因素较复杂作业等特殊环境下使用的劳动防护用品，如高空作业人员佩戴的安全带，危险化学品操作人员佩戴的防毒面具、口罩，从事电器操作人员穿的绝缘鞋等。

劳动防护用品除个人随身穿用的防护性用品外，还有少数公用性的防护用品，如安全网、防护罩、警告信号等属于半固定或半移动的防护用具。从强调对个体防护的严格要求来看，应将上述公用性与个体性、移动性与固定性、半移动性进行区分。

技能点 4　防护用品的技术标准

劳动防护用品技术标准是为了保障劳动者的生命安全和身体健康，确保劳动环境的安全性和健康性，以及提高工作效率而制定的一系列规范和指导性文件。劳动防护用品技术标准主要涉及个人防护用品和环境防护设备两个方面。

个人防护用品技术标准主要包括头部防护、呼吸系统防护、眼部防护、听力防护、手部防护、脚部防护等方面。头部防护用品技术标准要求防护帽具有抗冲击、防穿刺等性能,适用于各种高空作业和物体坠落场所;呼吸系统防护用品技术标准要求口罩、呼吸器等能够有效过滤有害物质和细菌,保护呼吸道健康;眼部防护用品技术标准要求护目镜、防护眼镜等材料具有耐冲击、防飞溅等性能,能够有效避免化学品、飞溅物和尘土等对眼部造成伤害;听力防护用品技术标准要求耳塞等产品具有降噪性能,能够有效避免噪声对听力的损害;手部防护用品技术标准要求手套具有防滑、耐腐蚀、防高温等性能,能够有效保护手部免受化学品、热源等的伤害;脚部防护用品技术标准要求安全鞋、靴具有耐穿刺、防撞击等特性,能够有效保护脚部免受尖锐物、坠物等的伤害。

环境防护设备技术标准主要包括防护围栏、隔离带、安全网等。防护围栏技术标准要求围栏具有足够的高度和强度,能够有效防止人员坠落和禁止非授权人员进入;隔离带技术标准要求隔离带具有醒目的颜色和标志,能够有效隔离危险区域,防止人员进入;安全网技术标准要求安全网具有足够的强度和耐磨性,能够有效防止坠落物对人员的伤害。

劳动防护用品技术标准的制定旨在科学规范地生产和使用劳动防护用品,提高劳动者的安全意识和防护意识,减少劳动事故的发生,保护劳动者的身体健康。同时,劳动防护用品技术标准的执行也对企业的安全生产管理起到了重要的指导作用,各企事业单位在购买和使用劳动防护用品时应当依据相关标准,确保劳动环境的安全和健康。劳动防护用品技术标准的不断完善和更新,将为劳动者和企业提供更加科学和合理的防护产品和装备,提高劳动保护的效果和水平。《用人单位劳动防护用品管理规范》对劳动防护用品的生产、检验、经营作了明确规定《个体防护装备配备规范第1部分:总则》(GB 39800.1—2020)中对防护用品性能状态作了严格规定,在采购、发放、培训、使用、报废方面也作了具体规范。

子任务2 防护用品的作用

防护用品的作用是使用一定的屏蔽体或浮体、系带、过滤体,采取封闭、隔离、分散、吸收、悬浮等手段,保护局部肌体或全身免受外界危害因素的侵害。防护用品供劳动者个人随身使用,是保护劳动者不受职业危害的最后一道防线。当劳动安全卫生技术措施尚不能消除生产劳动过程中的危险及有害因素,达不到国家标准、行业标准及有关规定,也暂时无法进行技术整改时,使用防护用品就成为既能完成生产劳动任务,又能保障劳动者的安全与健康的唯一手段。

技能点1 防护用品作用及种类

人类社会自从进入工业社会后,商品生产日新月异,产业结构复杂,生产分工越加细化,劳动岗位也多种多样,因此日常普遍使用的防护用品种类众多。不同类别的防护用品作用不同,按人体防护部位划分其作用及种类如下:

1. 保护人体躯干

危害因素较分散或肉眼无法分辨察觉的环境中,危害因素对人体部位的伤害具有较大的随机性,这时需要采用面积较大的防护用品来保护作业人员免受作业环境的物理、化学和生物因素、核辐射的伤害,保护其躯干主要部分。主要有各种防护服,按照特殊性又分为特殊防护服和一般作业服两类。特殊防护服产品有防静电工作服、阻燃防护服、带电作业屏蔽服、防核辐射服、潜水服、防酸工作服、防 X 射线工作服、防水服、防微波服、防尘服、太空服等。

2. 保护足部

在日常生产中作业中,需要防止滑倒、刺伤、触电、腐蚀、高温等危害因素对足部的伤害,这时就需要穿戴足部防护鞋。目前我国防护鞋的产品有耐高温鞋、导电鞋、防静电鞋、耐酸碱鞋、耐油鞋、绝缘鞋、工矿防水鞋、防刺穿鞋等品种。

3. 保护手和手臂

在作业现场,手和手臂是劳动者用来操作劳动工具的主要身体部位,接触环境中有害因素机会更多,受到伤害的可能性更大,因此在作业现场需佩戴手套保护手和手臂。主要防护品有电工绝缘手套、耐酸碱手套、防 X 射线手套、焊工手套、耐温防火手套及机械危害各种套袖、防护手套等。

4. 保护头部

头部是人身体最重要、最脆弱的部位,在各类伤害事故中,因头部致伤致残事故占大部分,因此,头部应重点保护。头部护具用于保护头部免受撞击、挤压伤害,主要有塑料橡胶矿工安全帽、特种材料安全帽、玻璃钢安全帽、防寒安全帽等。

5. 保持人体正常呼吸

呼吸是维持生命体征的重要功能,在空气不流通的存在有毒有害气体或粉尘浓度过高环境中作业、抢险救援等过程中,外界空气环境不足以支持呼吸功能,需要佩戴呼吸用具,保证正常的生命循环。呼吸护具种类众多,按防护用途分为防毒、防尘和供氧三类;按作用原理分为隔绝式、净化式两类。呼吸防护用品是预防尘肺病和职业中毒等职业病的重要用具,主要产品有过滤式防毒面具、医用口罩、自吸过滤式防尘口罩、动力送风过滤式呼吸器、自救器、长管呼吸器、氧气呼吸器、空气呼吸器、防微粒口罩、自给闭路式压缩氧气呼吸器等。

6. 保护眼(面)

眼(面)直接暴露于外界环境中,需要使用眼(面)防护用具加以保护,以防止电池辐射、酸碱溶液、异物、紫外光的伤害。眼(面)防护用具有炉窑护目镜和面具、防微波眼镜、焊接护目镜和面具、防尘眼镜、防 X 射线眼镜、防冲击眼护具、防化学(酸碱)眼罩等。

7. 保护听力

在有噪声污染的环境中，听力护具是降低噪声保护听力的有效用具。听力防护用具主要有耳罩、耳塞和防噪声帽等产品。

8. 保护皮肤

在一些作业环境中，有害因素会作用于皮肤，如果不使用皮肤防护用具，有可能对皮肤和人体造成不可逆转的伤害。护肤用品用于保护劳动者裸露的皮肤。这类产品有护肤膏和洗涤剂。前者在整个劳动过程中使用，后者在皮肤受到污染后使用。

9. 防坠落

在进行高处作业时，防坠落防护用具可防止高处作业人员坠落事故的发生。这类护具主要有安全网和安全带两类。安全网产品分为平网、立网两类。其他防坠落用品还有速差自控器、缓降装置、自锁器等。安全带产品分为悬挂安全带、桅杆作业安全带和攀登安全带三类。

技能点 2　常见防护用品

1. 安全帽

在生产作业中，高处坠落物伤及人体的事故时有发生。坠落物对人体的伤害主要是由加速度冲击力引起。一旦发生冲击事故，受伤部位概率最大的首先是头部。头部是人体神经中枢所在，其头盖骨最薄处仅 2 mm 左右。头部一旦受外力冲击，就可能引起脑震荡、颅内出血、脑膜挫伤、颅骨损伤等严重伤害，从而造成人体机能障碍，轻则致残，重则危及生命。所以，对作业场所内工作人员的头部必须加以保护。而头部防护的重要用品就是安全帽。安全帽按性能分为普通型（P）和特殊型（T）。普通型安全帽是用于一般作业场所，具备基本防护性能的安全帽产品；特殊型安全帽是除具备基本防护性能外，还具备一项或多项特殊性能的安全帽产品，适用于与其性能相应的特殊作业场所。带有电绝缘性能的特殊型安全帽按耐受电压大小分为 G 级和 E 级。G 级电绝缘测试电压为 2 200 V，E 级电绝缘测试电压为 20 000 V。

安全帽的防护作用在于：当作业人员受到坠落物、硬质物体的冲击或挤压时，安全帽可起到减轻冲击力的防护作用，消除或减轻其对人体头部的伤害。在冲击过程中，即从坠落物接触头部开始的瞬间，到坠落物脱离开帽壳，安全帽的各个部件（帽壳、帽衬、插口、拴绳、缓冲垫等）首先将冲击力分解，然后通过各个部分的弹性变形、塑性变形和合理破坏吸收大部分冲击力，使最终作用在人体头部的冲击力小于 4 900 N（人体颈椎骨最大受力），从而起到保护作用。安全帽的这一性能叫冲击吸收性，是判定安全帽合格与否的重要指标之一。

1）安全帽的结构

安全帽主要由帽壳和帽衬两大部分组成。帽壳多采用椭圆或半圆拱形结构，表面连续光滑，可使物体坠落到帽壳上后易滑脱。顶部一般设有加强筋，以提高抗冲击强度。冲击过程中允许帽壳产生少量变形，但不能触及头顶。帽壳外形不宜采用平顶形式。平顶不易使坠落物滑脱，冲击过程中顶部变形大，易产生触顶。具体结构如下图 6-2 所示。

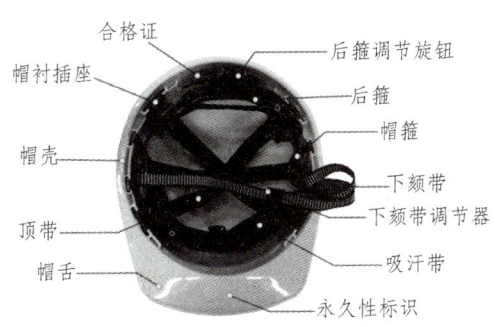

图 6-2　安全帽结构

2）安全帽的技术性能要求

技术性能是指安全帽的预防性能，这是判定安全帽产品合格与否的重要指标。国家标准《头部防护　安全帽》（GB 2811—2019）中规定了安全帽产品应达到的基本技术性能要求和特殊性能要求。这些性能要求是产品必须达到的指标，无论是生产者、使用者还是营销者，都应以此为依据判定安全帽是否可以生产、使用和销售。

（1）冲击吸收性能。冲击吸收性能是指安全帽在受到坠落物冲击时对冲击能量的吸收能力。较好的安全帽在冲击吸收过程中能将所承受的冲击力吸收 80%～90%，使作用到人体上的冲击力降到最低，以达到最佳的保护效果。冲击吸收指标的制定是以人体颈椎面能够承受的最大冲击力为依据的。世界各国包括国际标准对冲击吸收性能的要求是一致的，均规定 5 kg 钢锤自 1 m 高度自由落下，冲击到戴在木制头模上的安全帽顶部，冲击力应小于 4 900 N。在没有吸收的情况下冲击力一般在 22 246 N 左右，这就要求安全帽具有足够的强度和良好的缓冲效果。具体检验方法可查阅《安全帽测试方法》（GB/T 2812—2006）国家标准。

（2）耐穿刺性能。耐穿刺性能是指安全帽受到带尖角坠落物冲击时的抗穿透能力。这是对帽壳强度的检验。这就要求帽壳材料具有较高的强度和韧性，使安全帽在受到尖锐坠落物冲击时不会因帽壳太软而穿透，也不会因帽壳太脆而破裂，以防坠落物扎伤人体头部。该性能一般采用 3 kg 的钢锥从 1 m 高度自由或加导向下落穿刺安全帽的方法来进行测试，以钢锥不与头模接触者为合格。具体检验方法同样可依据《安全帽试验方法》（GB/T 2812—2006）。

对一般作业安全帽而言，在其尺寸、质量、标识等方面均达到国家标准要求的前提下，冲击吸收性能和耐穿刺性能两项都合格者判为合格产品，两项之中有一项不合格则判为不合格产品。

（3）特殊技术性能要求。在某些特殊环境中进行生产作业时，除符合上述两项性能要求外，安全帽根据不同作业场所的要求还应具备相应的防护性能。如电力作业要求电绝缘性能，有火源作业场所需要阻燃性能，坑道及森林采伐作业场所需要侧向刚性，易燃易爆作业场所需要抗静电性能等。这些性能的检验方法在《安全帽试验方法》

标准中也都有具体规定。特殊作业场所使用的安全帽在达到基本技术性能要求的条件下，特殊技术性能也符合要求者判为合格产品，否则为不合格。

（4）安全帽的尺寸和质量要求。安全帽的尺寸要求有 10 项，分别为帽壳内部尺寸、帽舌、帽檐、帽箍、垂直间距、佩戴高度和水平间距等。其中垂直间距和佩戴高度是安全帽的两个重要尺寸。垂直间距是安全帽佩戴时头顶与帽顶之间的垂直距离。塑料衬为 25～50 mm，棉织或化纤带衬为 30～50 mm。佩戴高度是安全帽在佩戴时，帽箍底边至头顶部的垂直距离，应为 80～90 mm。垂直间距太小，直接影响安全帽的冲击吸收性能，佩戴高度太大直接影响安全帽佩戴的稳定性。任何一项不符合要求，都将直接影响安全帽的防护作用。安全帽的整体质量在保护良好的技术性能的前提下越轻越好，以减轻佩戴者头颈部的负担。小沿、中沿和卷沿安全帽的总质量不应超过 430 g，大沿安全帽不应超过 460 g，防寒帽不应超过 690 g（均不包括附件）。

（5）安全帽的外观和颜色要求。安全帽的外观应平整、光滑，无毛刺、飞边，式样美观。安全帽的颜色可以根据不同工种和不同作业场所的背景环境（包括机器、设备等）需要，分别采用醒目的白、红、黄等颜色，便于引起高空作业人员及其他在场作业人员的注意和识别。

3）安全帽的佩戴

安全帽的佩戴使用要符合规定，如果佩戴和使用不正确，就起不到充分的防护作用。因此，在使用过程中一般应注意下列事项：

（1）使用安全帽时，首先要选择与自己头型适合的安全帽。

（2）佩戴安全帽前，要仔细检查合格证、使用说明、使用期限。

（3）帽衬顶端与帽壳内顶之间必须保持 20～50 mm 的空间，至少不要小于 32 mm 为好。有了这个空间，才能形成一个能量吸收系统，使遭受的冲击力分布在头盖骨的整个面积上，减轻对头部的伤害。

（4）安全帽不能放置在有酸、碱、高温、日晒、潮湿或有化学试剂的场所，以免其老化或变质。

（5）不能私自在安全帽上打孔，不要随意碰撞安全帽，不要将安全帽当板凳坐，以免影响其强度。

（6）必须戴正安全帽，方能发挥安全帽整体的防护性，减轻对头部的伤害。

（7）不能随意对安全帽进行拆卸或添加附件，以免影响其原有的防护性能。佩戴一定要戴正、戴牢，不能晃动，调节好后箍，以防安全帽脱落。

（8）安全帽如果较长时间不用，则须存放在干燥通风的地方，远离热源，不受日光的直射。

（9）安全帽的使用期限：塑料的不超过两年半；玻璃钢的不超过三年，具体使用期限参考产品使用说明。到期的安全帽要进行检验测试，符合要求方能继续使用，或淘汰更新。

（10）安全帽只要受过一次强力的撞击，就无法再次有效吸收外力，有时尽管外表上看不到任何损伤，但是内部已经遭到损伤，不能继续使用。

（11）安全帽在使用过程中会逐渐损坏或老化，要经常进行外观检查。如果发现帽壳与帽衬有异常损伤、裂痕等现象，或水平垂直间距达不到标准要求的，就不能再使用，而应当更换新的安全帽。

（12）必须系好下颊带。当发生坠落或物体打击时，保证安全帽始终佩戴稳固，达到最佳保护效果。

2. 工作帽

工作帽又叫护发帽，主要是对头部，特别是对头发起到保护作用。它可以保护头发不受灰尘、油烟和其他环境因素的污染，也可以避免头发被卷入到转动的传动带或滚轴里，还可以起到防止异物进入颈部的作用。

3. 防护头罩

防护头罩是使头部免受火焰、腐蚀性烟雾、粉尘以及恶劣气候伤害头部的个人防护装备，如图 6-3 所示。

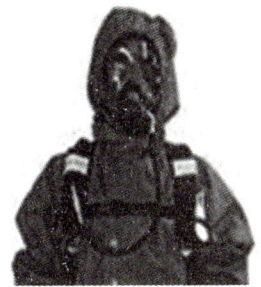 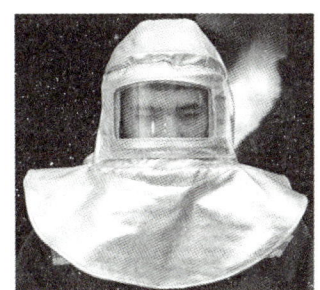

（a）防化头罩　　　　　　　（b）耐高温头罩

图 6-3　防护头罩

4. 自给式空气呼吸器

根据供气方式不同，空气呼吸器分为动力型和定量型（又称恒量型）。动力型是以肺部呼吸能力供给所需空气量，而定量型是在单位时间内定量地供给空气。定量型空气呼吸器又有两种产品，一是适用于气态的环境，另一种是适用于液态的环境。

《自给闭路式压缩氧气呼吸器》（GB 23394—2009）中就空气呼吸器的气密性、面罩性能、报警器性能、流量、呼吸阻力、耐高温性、耐低温性、结构、材料等方面进行了严格的技术规定。

自给式正压空气呼吸器（SCBA）主要用于应急人员执行长期暴露于有毒环境任务时，例如营救燃烧建筑中的人员，或处理化学泄漏事故。处理化学泄漏事故时，应急人员要通过关闭切断阀来防止泄漏，如果这种操作不能遥控，就必须出一组应急人员穿戴呼吸器到阀门处进行人工切断。同样，储罐破裂，有毒物质泄漏，有时需进行堵漏，也要求呼吸器等防护设备。除了自持性呼吸器，这些操作还要求应急人员穿戴全身防护服以防止化学物质通过皮肤进入身体。应急人员使用呼吸器需要接受训练。呼吸器在逃生时特别重要，应该储藏在专门场所，如控制室、应急指挥中心、消防站、特殊设施和应急供应仓库。此外，还应对呼吸器进行定期检查、维修保养和使用。

1）正压式空气呼吸器的组成

如图 6-4 所示，正压式空气呼吸器包括供气阀组件、压力显示组件、减压器组件、面罩组件、背架组件、气瓶和瓶阀组件、高压及中压软管组件。

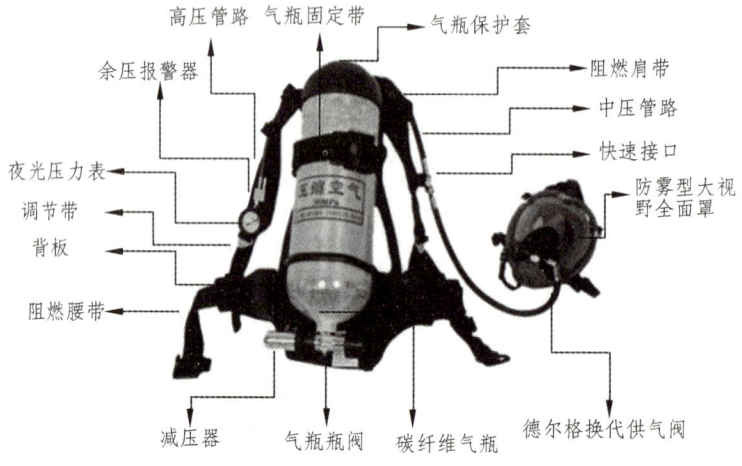

图 6-4　正压式空气呼吸器

（1）供气阀组件。供气阀必须与安装有呼吸阀的面罩密封连接，以保证面罩内的绝对压力，供气阀有倾斜、隔膜的平衡系统，对面罩内的压力变化起反作用，以调节面罩内的气体流量，保证面罩内压力高于周围环境压力，即自给正压式供气。其特点是设计紧凑，呼吸阻力低，性能极好，可保证大流量的供气要求。黑色橡胶重置按钮可保证使用者关闭供气阀的输出气量，在测试过程中或任务完成后取下面罩而不使气瓶内的气体泄出。供气阀进气端的红色旋钮是旁通阀的开关，逆时针旋转为打开，反之则为关闭，正常输出的流量为 120 L/min 左右。旁通阀主要用于辅助供气，如排放掉系统内余气压，气刷除雾或第二种方式的恒流供气（在供气阀出现不正常的供气故障时）。

（2）压力显示组件。压力显示组件主要由压力表和报警气哨组成。压力表是用于指示气瓶内的气体压力，该压力表表盘有荧光，使用者在暗处也可观察表的压力指示。表壳由聚碳酸酯材料制成，耐磨且抗冲击，压力表外还设有橡胶护套。当气瓶压力为 5±0.5 MPa 时报警哨会发出 90 分贝以上的报警声响，警示使用者撤离险区。

（3）减压器组件。减压器的作用是将气瓶内的高压气体减压为中压，保证供气阀的正常工作。在气瓶压力为 2～30 MPa 时输出的中压值范围为 0.5～1.1 MPa。活塞上内置安全泄压阀，当中压值大于 1.1 MPa 时可安全泄压，保证中压系统不会超压。

（4）面罩组件。面罩为双折边密封；面罩内设有与口鼻相贴合的小口鼻罩，可最大限度地减小面罩内的实际有害空间；口鼻罩上设有两个单向通气活门，气刷自动除雾；在面罩的下颚处设有呼气阀和发话传声器；面罩的眼窗目镜是由透明聚碳酸酯材料制成，清晰明亮；目镜上涂有防刮伤的保护层，抗冲击、耐磨损；面罩配有网状或胶质快速着装系带，可以全面调整，以适应不同尺寸的头型。

（5）背架组件。背架组件主要包括背板、背带、腰带、气瓶固定带等，背板的结构形状符合人体功效学，即采用了适合人体背部和臀部的生理结构、特性、形状，使呼吸器的重量主要分布于臀部，可使佩戴者活动灵活，减少疲劳；背板采用高强度复合材料制成，特点是强度高、耐冲撞、不易变形，并防静电和隔热；背带和腰带采用阻燃的聚酯织带制成，并配有高强度抗腐蚀的扣件；气瓶固定带有凸轮锁扣与插销封闭，以防意外打开。

（6）气瓶和瓶阀组件。气瓶是储存和压缩空气的高压容器，最高工作压力为30 MPa；气瓶上设有气瓶阀，阀开关手轮逆时针旋转为开启，反之则为关闭。

（7）高压及中压软管组件。与压力显示组件相连接的是高压软管，与供气阀相连接的是中压软管。

2）正压式空气呼吸器组件的安全使用

正压式空气呼吸器属于精密型设备，根据组成特点，要安全、正确地使用，发挥较好的使用效果，主要是确保气瓶、减压器和各类阀门的正确操作使用。

（1）气瓶的安全使用。不必用太大的劲关闭瓶阀，因为这样会使瓶阀的密封表面受损。

① 警告：碳纤气瓶的寿命为制造日起15年；必须按气瓶上的规定时间到有资质的机构做法定检测；充气压力不得超过气瓶的额定工作压力；作业时不得有锐利角划伤气瓶表面；气瓶的碳纤维受损时不得继续使用；不要让充满气的气瓶在阳光下暴晒。

② 充气质量：（须达到以下标准之一）ISO8573.1 的 1 级空气质量标准；欧洲EN12021/或德国 DIN3188；美国 CGA D/E 级标准。

（2）减压器的安全使用。减压器将瓶中的高压气源减压至大约 7 bar 的中压，通过中压管送到供气阀经过再次减压后供使用者呼吸；减压器上设有压力报警装置，当气瓶内压力降到 55±5 bar 时会发出不小于 90 分贝的声响报警信号；即使是在高湿度的空气或喷淋水中，甚至在较低温度下也不会丧失功能；减压器上还设置有安全压力释放阀，其数值设置在 11 bar 左右，万一发生故障，压力升高，它会打开阀门，将压力释放，保证供气阀的正常工作。

警告：一旦减压器的安全压力释放阀有排气现象，请立即撤离工作现场，并停止使用此呼吸器，送生产厂家；待故障排除后，才能继续使用；可以调整减压器的报警压力，但需专人并经培训合格；减压器报警哨上的喷嘴口在使用时的方向是向下的，不可自行调整此方向，以免影响正常报警功能；不得自行调整输出压力；出现故障时，应送回生产厂家修理，不得自行拆装；更换高压接口上的 O 形密封圈时不要弄伤密封表面。

（3）供气阀的安全使用。供气阀的红色按钮是开关，它有三种状态：① 待机。这种状态下的红色按钮处于关闭，7 bar 的中压气被主阀阻止，只要使用者吸气，红色按钮就会被弹出。② 吸气和呼气。使用者首次吸气时，红色按钮就会被弹出，这种状态下处于正常的吸气和呼气。③ 关闭和排气。使用完毕后要将系统内的压缩空气排尽时，只需将红色按钮往里压,供气阀就会将残余气体排出。此状态还有一特殊功能,若供气阀万一发出故障吸不到气时,按下红色按钮可强制通气,称为旁通供气功能。

警告:万一出现供气阀吸不到气,必须立即按下红色按钮,立即离开现场到安全场所;供气阀没有连接到面罩上时,请不要从阀口处吸气;假如供气阀的红色按钮按下,仍不能将供气阀关闭,请用手掌心把阀口挡住,再按红色按钮。

3)正压式呼吸器的操作使用

呼吸器的操作使用如图 6-5 所示。

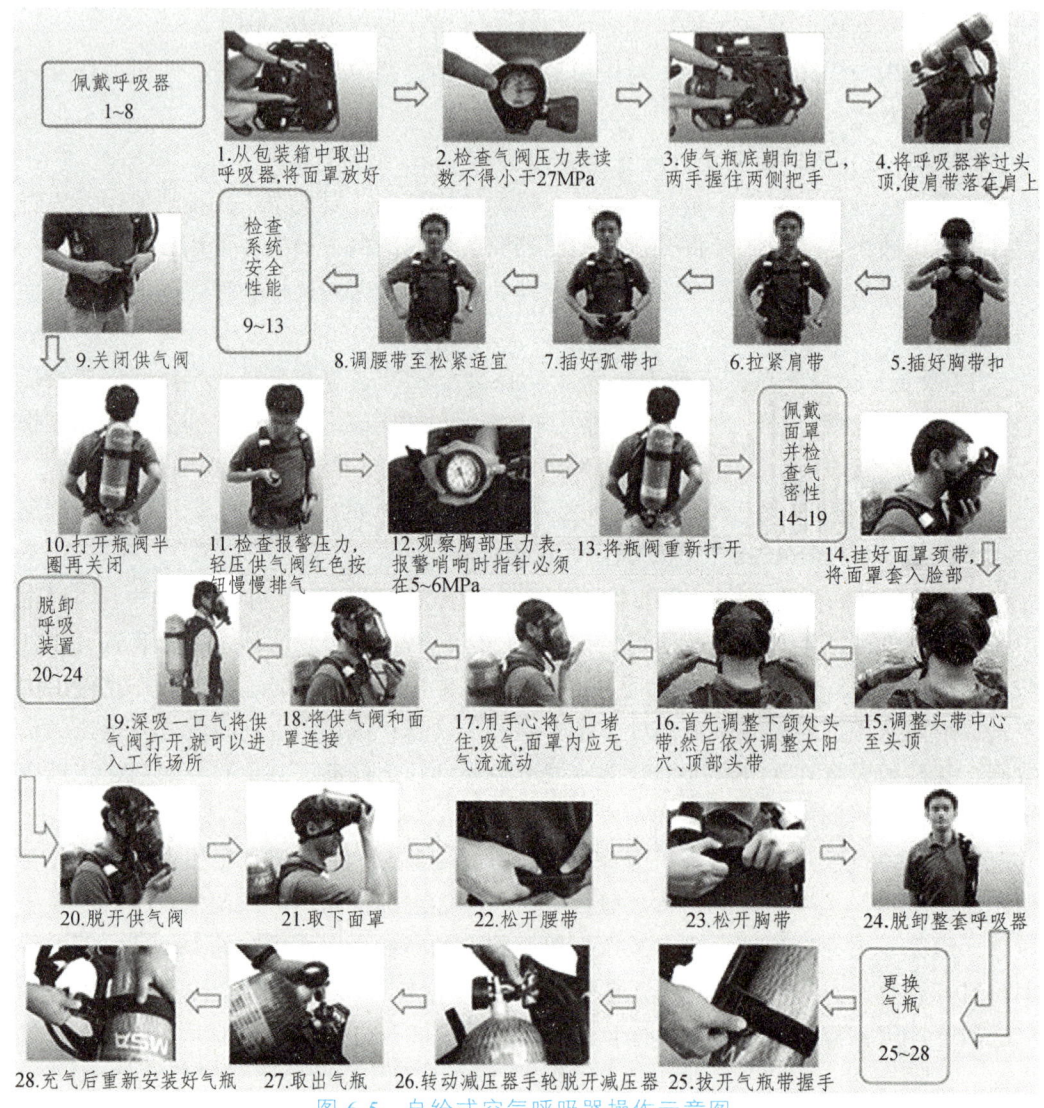

图 6-5 自给式空气呼吸器操作示意图

4)使用前检查项目

为了确保紧急情况下呼吸器使用的可靠性,需要对呼吸器的气密性、气瓶压力值、报警装置等参数和组成进行完好性检查。

（1）目视检查减压阀的阀口及O形圈、面罩、肩带、腰带是否完好无损。

（2）空气瓶固定牢靠，检查各连接是否完好。

（3）按压供气阀顶部的红色按钮（激活阀），稍微打开气瓶阀，放出少量气体后立即关闭气瓶阀，检测激活阀是否完好：压力值是否稳定、无泄漏声；观测气压值，标准为>220 bar（22 MPa）以上。

（4）哨子报警装置测试：卸下面罩，关闭气瓶阀。用手掌盖住吸气阀出口，按压供气阀并慢慢抬起手掌，使系统排气（维持压力慢慢下降），当压力逐步下降到预定值60 bar（6 MPa）时发出报警哨声。

5）使用操作步骤概述

呼吸器因结构复杂，需要经过专门培训，掌握其操作使用方法，方能使用，操作主要过程概述如下：

（1）展开肩带与腰带，背上设备，扣上腰带并固定好（空气瓶手阀方向朝下）。

（2）向下拉肩带，直到感觉舒适，将肩带的端部卷起在腰带内。

（3）张开面罩头部固定带，从头部固定具中央带拆下颈带。拉开胶皮带，将面罩罩在下颌上，使固定具中央放在头的后面，均匀拉紧上下面的固定带。

（4）由于正负压原理，在第一次呼吸时，吸气阀就自动被激活，吸气时自动进气，呼气时停止供气，听不到泄漏声表明密封良好。

（5）呼出的空气会自动从呼吸阀流出。深呼吸几次，呼气和吸气均舒畅，无不适感觉。

（6）如无法实现自动供停气，有泄漏声，说明面罩未密闭，调整收紧固定带扣，直至吸气阀自动工作。

正压式呼吸器佩戴顺口溜：一看压力，二听哨，三背气瓶，四戴罩；瓶阀朝下，底朝上；面罩松紧要正好；开总阀、插气管，呼吸顺畅抢分秒。

6）使用时的注意事项

为了确保使用过程中的安全，呼吸器有严格的使用要求，根据具体使用场景，需注意以下事项：

（1）呼吸器及配件避免接触明火、高温，呼吸器严禁沾染油脂。

（2）使用前必须检查气瓶压力，低于20 MPa时不宜使用。

（3）本气瓶是碳纤维复合材料气瓶，使用过程中要轻拿轻放，切勿强烈碰撞。瓶内高压压缩空气突然释放是非常危险的。

（4）如果面罩和脸部不密封，必须重新调整至密封后才能继续使用，胡须会影响气密性，头发夹在面罩中也会影响气密性；不必将面罩头带拉得太紧，这会使人感到不适；天气较冷时，面罩刚带上可能有气雾在透镜上，只要将供气阀连接上呼吸，气雾则会消失。

（5）进入危险区域作业，必须两人以上相互照应。如有条件，再有一人监护最好。工作过程中时刻关注压力表变化，当气瓶压力下降至5~6 MPa时，残气报警器发出90分贝的连续声响，提醒使用人员气源将用完，应立即撤出危险区域。警报响起后预计可以使用5~8 min。

（6）使用中如果感觉呼吸阻力增大、呼吸困难、头晕等不适现象，以及其他不明原因时应及时撤离现场。

（7）在危险区域内，任何情况下严禁摘下面罩。在危险区域或未到达安全区域时，不能卸下设备（取下面罩）。

5. 防毒面具

防毒面具用于逃生，一般有两种类型。第一种类似自持性呼吸器，但它提供空气的时间很有限（通常是 5 min），可使人员到达安全处所或逃到无污染区。这种呼吸器由头部面罩或头盔以及气瓶组成，用皮带携带比较方便。第二种防毒面具是一种空气净化装置，依赖于过滤或吸收罐提供可呼吸空气。它与军事中的防毒面具类似，只针对专门气体才有效，要求环境中有足够的氧气供应急人员呼吸（极限情况为 16%）。这种装置只有在氧气浓度至少为 19.5%、有毒浓度为 0.1%～2%时才适用。此外，这种防毒面具在过滤器的活化物质吸收饱和时就失效了，而且过滤器中的活化物质会由于长时间放置而失效，因此要求定期保养维修。这种防毒面具的优点是穿戴时间短、简便。防毒面具如图 6-6 所示。

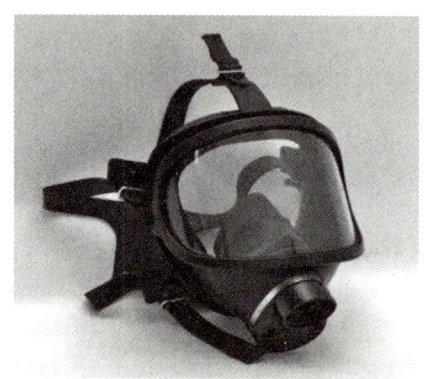 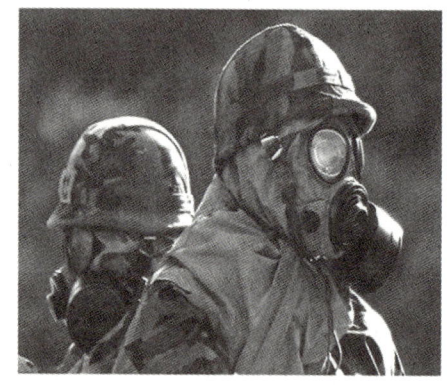

图 6-6　防毒面具

1）防毒面具构造

防毒面具主要由面具、导气管、滤毒罐等组成。

（1）橡胶面具：橡胶全面罩，用于保护眼睛、皮肤免除各种刺激性毒气伤害，一般有 1～4 等型号。

（2）导气管：连接面罩和滤毒罐的呼吸软管，内径 30 mm，长约 50 cm。

（3）滤毒罐：各型滤毒罐中间充填物均为特制的活性炭，上下两端分别为干燥剂、纱布、隔板、弹簧。其滤毒作用主要是各种有毒气体进入罐内被活性炭吸附，使有毒气体净化为清净气体后吸入人体，唯独 5 型防一氧化碳的滤毒罐中间为催化剂（氧化剂），其他构造相同。

（4）专用背包：放置滤毒罐和面具的专用包，底下有通气孔及纱层，可防止粉尘等堵塞滤毒罐而使吸气阻力增大。

2）防毒面具的使用方法

防毒面具的使用，关键是气密性和使用场景的判定。

（1）连接防毒面具：旋下罐盖，将滤毒罐接在面罩下面，取下滤毒罐底部进气孔的橡皮塞。

（2）使用前要先检查全套面具的气密性。方法是，将面罩和滤毒罐连接好，戴好防毒面具，用手或橡皮塞堵住滤毒罐进气孔，深呼吸，如没有空气进入，则此套面具气密性较好，可以使用。否则应修理或更换。

（3）佩戴时如闻到毒气的微弱气味，应立即离开有毒区域。

（4）有毒区域的氧气占体积的18%以下、有毒气体占总体积2%以上的地方，各型滤毒罐都不能起到防护作用。滤毒罐分大、中、小三种形式，分别适用于毒气体积浓度不大于2%、1%和0.5%的场合。当浓度小于0.3%时，也可选用滤毒盒。无论哪种滤毒罐，都必须在氧气含量大于18%的时候才能使用。因此，在阴沟、地窖、井下或车间内进行化学救援作业时，都必须使用专用的长管送风面具、隔绝式空气面具或空气（氧气）呼吸器。防毒口罩则只能用于毒云传播区的人员疏散。

（5）每次使用后应将滤毒罐上部的螺帽盖拧上，并塞上橡皮塞后储存，以免内部受潮。

（6）滤毒罐应储存于干燥、清洁、空气流通的库房环境，严防潮湿、过热，有效期为5年，超过5年应重新鉴定。

3）使用注意事项

防毒面具使用过程中，需注意以下事项：

（1）根据产品的要求进行组装，保持连接部位密闭不漏气，使用时根据头型的大小选择合适的面罩。

（2）佩戴时必须先将滤毒罐底部的进气口打开使呼吸畅通，否则会出现窒息事故，威胁人身安全，使用中应注意滤毒罐是否失效，如闻到异样气味（毒剂味），发现滤毒罐增重或作业时间过长，应引起警惕。

（3）检查气密性，简便的方法是，使用者佩戴好面具，用手将滤毒罐进气口堵住，做几次深呼吸，如感觉憋气、呼吸困难，说明这套面具气密性良好。

（4）在进入毒区前，必须弄清楚作业现场毒剂性质和浓度，否则禁止使用。滤毒罐只适用于氧含量为19.5%～23.5%、有毒气体浓度小于2%的场所。

（5）各种型号的滤毒罐只能防护与其相适应的各种有毒气体和蒸气，使用时务必要对号作用并控制使用时间，千万不可粗心大意（有的公司规定：滤毒罐自出厂之日起，使用保管期为4年，超过4年为失效）。

（6）过滤式防毒面具由于受到氧含量、有毒气体浓度的限制出现泄漏、环境污染事故，不能迅速准确及时地测出氧含量、有毒气体浓度，更不能佩戴此面具去抢救中毒病人，因此要求事故柜内的过滤式防毒面具只限于在发现泄漏、污染环境事故时逃生使用，不得用于抢救中毒病人、抢险、抢修、处置装置泄漏作业。

6. 防护服（躯干防护用品）

用来保护躯干的防护用品就是防护服。根据防护功能，防护服分为一般防护服和特殊作业防护服，如耐酸碱服、防水服、防砸背心、阻燃服、防静电服、防毒服、防电磁辐射服、防油服、防昆虫服、防寒服、防高温服、水上救生衣、防风沙服等共14类，每一类又可根据具体防护要求或材料分为不同品种。下面以防化服和防火服为例。

1）防化服

消防防化服（Fire-fighting Anti-chemical Clothes）是消防员防护服装之一，它是消防员在有危险性化学物品和腐蚀性物质的火场和事故现场进行灭火战斗和抢险救援时，防护服装化学防护服通用技术要求为保护自身免遭化学危险品或腐蚀性物质的侵害而穿着的防护服装。有关国家标准和行业标准包括：《消防员化学防护服装》（XF 770—2008）《防护服装 化学防护服通用技术要求》（GB 24539—2009）《防护服装 酸碱类化学品防护服》（GB 24540—2009）；军用标准包括：《隔绝式防毒衣通用规范》（GJB 2063—94）《FFY03 型防毒衣规范》（GJB 1971—94）《含炭透气防毒服通用规范》（GJB 1750—93）。

（1）半封闭防化服（轻型防化服、简易防化服）。利用特殊研制的纤维制造，既可以防护各种化学物质，又能提供阻燃性，足以维持甚至改善热防护服的效用，适用于防护危险化学品并且已经通过相应的 CE 标准和渗透喷溅（类型 4）的测试，符合防静电 EN1149.1 标准。通常应用在：炼钢厂、石油化工厂、电信、航空、紧急医疗部门、化工厂。

轻型防化服由于织物的独特性，是防护性、耐用性及舒适性最完美的组合；材料本身具有防护性，而并非通过覆膜，覆膜产品的防护性容易由于刮擦被破坏掉；防化服低脱屑，防静电；可以防护有害物质，保护工人；并且可以保护敏感产品和生产过程，避免遭受来自人体的污染。

（2）全密封防化服。该类防化服是消防员进入化学危险物品或腐蚀性物品火灾或事故现场，以及有毒、有害气体或事故现场，寻找火源或事故点，抢救遇难人员，进行灭火战斗和抢险救援时穿着的防护服装。

防酸渗透性能（80% H_2SO_4、60% HNO_3、30% HCl）：60 min 不渗透。

防碱渗透性能（6.1 mol/L NaOH）：60 min 不渗透。

阻燃性能：有焰燃烧时间≤2 s；无焰燃烧时间≤10 s；损毁长度≤10 cm（无熔融、滴落现象）。

（3）重型防化服。消防防化服采用经阻燃层处理的锦丝绸布，双面涂覆阻燃防化面胶，以遇火只产生炭化，不产生溶滴，又能保持良好强度的胶布作为主材，经贴合—缝制—贴条工艺制成服装主体和手套，并配以阻燃、防化、耐电压、抗刺穿靴。

使用前，检查以确保内置呼吸器正常工作。将防化服完全打开，固定并调整内置呼吸器。先穿底部，再穿袖子，接着穿头部。然后调整面罩，将内置呼吸器软管连于面罩连接器，并打开阀门。最后确认将防护服完全关闭（头部和背部）。

2）防火服

防火服也称为防火工作服，是消防员及高温作业人员近火作业时穿着的防护服装，用来对其上下躯干、头部、手部和脚部进行隔热防护，包括防火上衣、防火裤、防火头套、防火手套以及防火脚套。具有防火、隔热、耐磨、耐折、阻燃、反辐射热等特性，反辐射热温度高达1 000 ℃。

防火服由阻燃纤维织物与真空镀铝膜的复合材料制作而成，不含石棉，具有比重轻、强度高、阻燃、耐高温、抗热辐射、防水、耐磨、耐折、对人体无害等优点，能有效地保障消防队员、高温场所作业人员接近热源而不被酷热、火焰、蒸气灼伤。

防火服是由外层、隔热层、舒适层等多层织物复合而成，这种组合部分的材料可允许制成单层或多层。隔热服外层应采用具有反射辐射热的金属铝箔表面材料，并能满足基本服装制作工艺要求和辅料相对应标准的性能要求。

防火工作服分7类，包括消防战斗服、抢险救援服、消防防蜂服、防电弧阻燃服、消防防化服、消防隔热服、消防避火服。每类的功用完全不一样，在出警过程中，救援人员将根据不同类型的险情，选择功能不同的作战服实施救援。如银白色的"消防隔热服"，主要用于扑救辐射热较强的石油火灾，可以隔绝高达800 ℃的高温；而军绿色的"消防避火服"，主要是隔绝火焰，利于队员在短时间内进入火焰燃烧区域救人。此外，还有用于防化、绝缘及摘取蜂窝时所穿戴的各式作战服。

7. 带电作业用绝缘手套

这是作业人员在交流电压10 kV及以下电气设备（或相应电压等级的直流电气设备）上进行带电作业时，戴在手上起电气绝缘作用的一种绝缘手套。其产品型号、外形尺寸和技术要求应符合国标《带电作业用绝缘手套通用技术条件》（GB/T 17622—2008）的规定。该类手套按照在不同电压等级的电气设备上使用，又可分为1、2、3型三种型号，其中1型用于3 kV及以下电气设备上工作，2型用于6 kV及以下电气设备上工作，3型用于10 kV及以下电气设备上工作。电绝缘手套的最重要技术要求是其绝缘特性。对1型，交流试验电压为10 kV，最低耐受电压为20 kV；对2型，交流试验电压为20 kV，最低耐受电压为30 kV；对3型，交流试验电压为30 kV，最低耐受电压为40 kV。绝缘手套如图6-7所示。

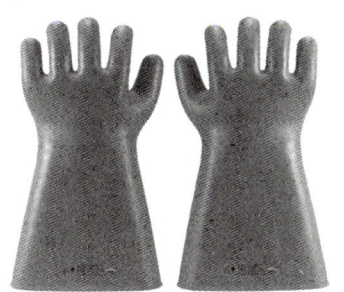
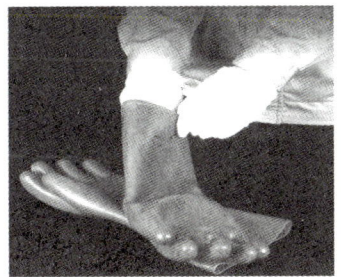

图6-7 绝缘手套

8. 足部防护用品

足部防护用品是防止生产作业过程中有害物质和能量损伤劳动者足部的护具，通常称为劳动防护鞋。足部防护用品按照防护功能分为防酸碱鞋、防烫脚鞋、防尘鞋、防水鞋、防寒鞋、防静电鞋、防高温鞋、防油鞋、防滑鞋、防足趾鞋、防刺穿鞋、电绝缘鞋、防震鞋13类，每类鞋根据材质不同又能分为许多种，在此不再赘述。

任务 2　劳动防护用品的选择

个人防护装备的门类品种繁多，涉及面广，正确选用劳动防护用品是保证作业人员安全、健康的前提。首先应根据工作环境和性质确定作业类别，并详细了解作业过程中可能出现的职业性危害因素，根据国家标准《个体防护装备配备规范 第 1 部分：总则》（GB 39800.1—2020），同时结合生产厂家提供的产品性能数据等来选用个人防护用具。

1. 防护用品配备原则

根据《中华人民共和国安全生产法》《中华人民共和国职业病防治法》，为劳动者个人配备防护用品，是企业应尽义务，职工个人应接受培训并正确使用个人防护用品，《个体防护装备配备规范 第 1 部分：总则》（GB 39800.1—2020）对企业选择和配备防护用品作了如下规定：

（1）用人单位配备个体防护装备时，应在保证有效防护的基础上，兼顾舒适性。

（2）用人单位应在本部分基础上，结合所在行业个体防护装备配备国家标准进行个体防护装备的配备及管理；无所在行业个体防护装备配备国家标准时，应按照本部分要求进行个体防护装备的配备及管理。

（3）作业场所中存在职业性危害因素和危害风险时，用人单位应为作业人员配备符合国家标准或行业标准的个体防护装备。

（4）需要同时配备多种个体防护装备时，应考虑使用的兼容性和功能替代性，确保防护有效。

（5）用人单位应对其使用的劳务派遣工、临时聘用人员、接纳的实习生和允许进入作业地点的其他外来人员进行个体防护装备的配备及管理。

（6）用人单位为作业人员配备的个体防护装备应与作业场所的环境状况、作业状况、存在的危害因素和危害程度相适应，与作业人员相适合，且个体防护装备本身不应导致其他额外的风险。

企业及个人选择、配备个人防护用品除满足以上原则要求外，还应从经济性角度、地区及企业实际情况作出选择。

2. 个体防护装备配备程序

合法合规、准确地为职工配备防护装备，是企业安全管理的重要环节，在进行防护装备选择和配备前，首先应进行危险因素的辨识和评估，并按照如图 6-8 所示流程进行防护装备的配备。

模块 6　个体防护

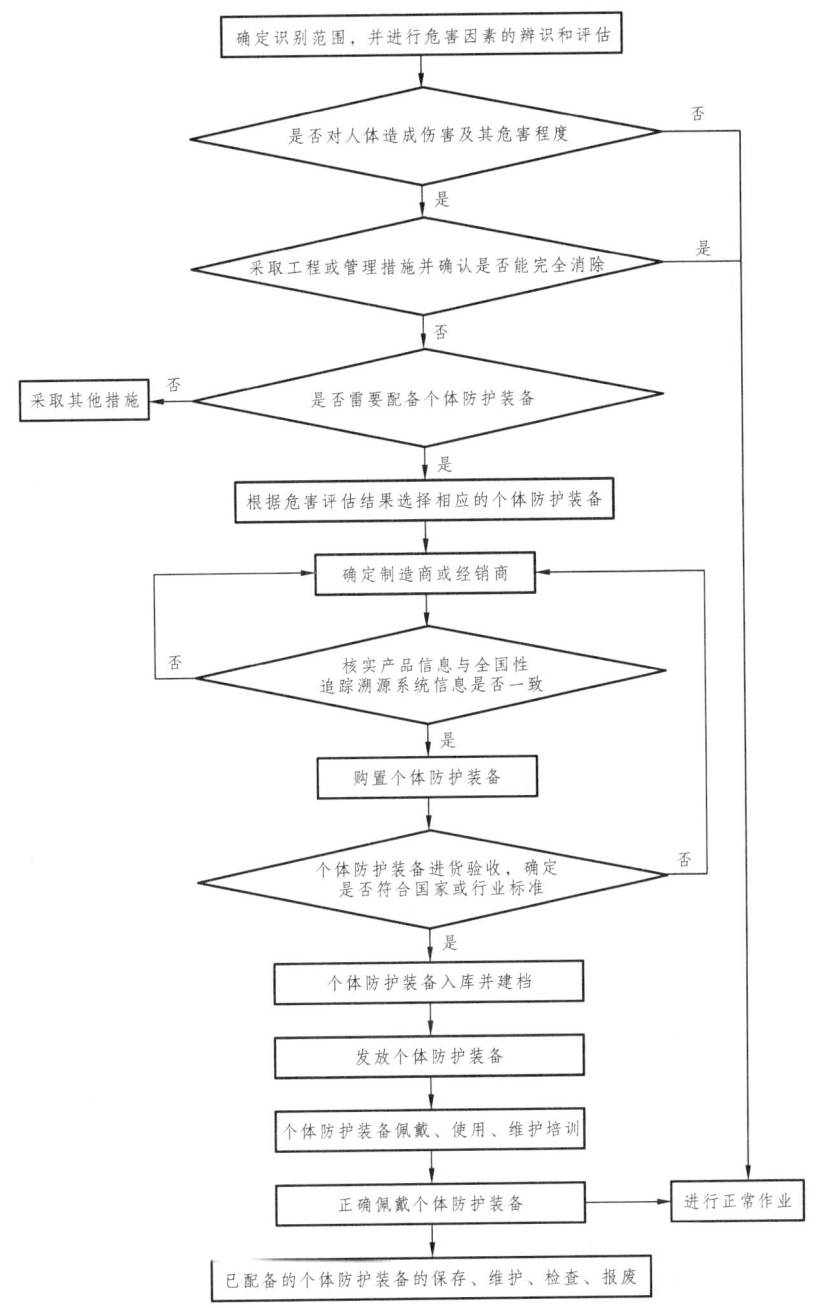

图 6-8　个体防护装备的配备流程

子任务 1　劳动防护用品的分类及选择

技能点 1　防护用品的分类

防护用品种类众多,可按照不同标准进行分类。

1. 按照用途分类

（1）以防止伤亡事故为目的的安全护品。主要包括：

① 防寒用品，如防寒服、鞋、帽、手套等。
② 防冲击用品，如安全帽、防冲击护目镜等。
③ 防水用品，如胶制工作服、雨衣、雨鞋和雨靴、防水保险手套等。
④ 防机械外伤用品，如防刺、割、绞碾、磨损用的防护服、鞋、手套等。
⑤ 耐油用品，如耐油防护服、鞋和靴等。
⑥ 防酸碱用品，如耐酸碱手套、防护服和靴等。
⑦ 防触电用品，如绝缘服、绝缘鞋、等电位工作服等。
⑧ 防坠落用品，如安全带、安全绳、缓冲器、水平生命线装置、速差自控器、登杆脚扣、挂点装置、自锁器、连接器、缓降装置等。

（2）以预防职业病为目的的劳动卫生护品。主要包括：

① 防噪声用品，如耳塞、耳罩、耳帽等。
② 防热辐射用品，如隔热防火服、防辐射隔热面罩、电焊手套、有机防护眼镜等。
③ 防放射性用品，如防放射性服、铅玻璃眼镜等。
④ 防毒用品，如防毒面具、防毒服等。
⑤ 防尘用品，如防尘口罩、防尘服等。

2. 以人体防护部位分类

（1）呼吸防护：长管呼吸器、动力送风过滤式呼吸器、自给闭路式压缩氧气呼吸器、自给闭路式氧气逃生呼吸器、自给开路式压缩空气呼吸器、自吸过滤式防毒面具、自给开路式压缩空气逃生呼吸器、自吸过滤式防颗粒物呼吸器等。

（2）足部防护：安全鞋、防化学品鞋等。

（3）听力防护：如耳塞、耳罩等。

（4）手部防护：带电作业用绝缘手套、防寒手套、防化学品手套、防静电手套、防热伤害手套、电离辐射及放射性污染物防护手套、焊工防护手套、机械危害防护手套等。

（5）躯干防护：防电弧服、防静电服、职业用防雨服、高可视性警示服、隔热服、焊接服、化学防护服、抗油易去污防静电防护服、冷环境防护服、熔融金属飞溅防护服、微波辐射防护服、阻燃服等。

（6）头部防护：如安全帽、防静电工作帽等。

（7）眼面防护：如焊接眼护具、激光防护镜、强光源防护镜、职业眼面防护镜等。

（8）坠落防护：如安全带、安全网、安全绳、缓冲器、水平生命线装置、速差自控器、登杆脚扣、挂点装置、自锁器、连接器、缓降装置等。

3. 根据国家许可制度分类

（1）一般防护用品。这类劳动防护用品是目前未纳入工业生产许可证的范围和不实行安全标志管理的劳动防护用品的总称。

（2）特种劳动防护用品。这类劳动防护用品必须经过质量认证，实行工业生产许可证和安全标志的管理。凡列入工业生产许可证或安全标志管理目录的产品，称为特种劳动防护用品。这类产品包括：安全帽、防冲击眼具、焊接眼面护具、防尘口罩、过滤式防毒面具、自给式空气呼吸器、长管呼吸器、保护足趾安全鞋、胶面防砸安全靴、防刺穿安全鞋、耐酸碱皮鞋、耐酸碱胶靴、耐酸碱塑料模压靴、电绝缘鞋、导电鞋、防静电鞋、防酸工作服、防静电工作服、阻燃工作服、安全带、安全网、密目式安全立网。以上特种劳动防护用品，企业在选用时必须查验是否有工业生产许可证或安全标志（有※的产品只发安全标志，无※的产品须有两证）；两证是否在有效期年限内。

市场经济体制下，防护用品种类及生产厂家琳琅满目，国家制定了《特种劳动防护用品产品生产许可证实施细则（安全帽产品部分）》[（X）XK02-001]，对于特种防护装备，国家实行生产许可证制度，这些产品的生产没有许可证不得生产，而且必须在产品上贴有"安全鉴定证"，在生产、流通、使用等环节进行严格监管。

4. 其他防护用品

其他防护用品主要在特殊环境或场合用来保护人们免受危害。有水上救生圈、救生衣、作业防雨服、高可视性警示服等。

防护用品种类众多，每一种防护用品都有特定作用、国家有其严格技术标准要求，用人单位及个人应在结合岗位危险因素、经济、适用等原则下，选择符合国家、行业标准，有生产许可证、产品合格证和安全鉴定证的防护用品。

技能点 2　防护用品的选择

对于生产经营单位来说，如何选择防护用品，关系到企业安全成本支出及合规性问题，对于从业者个人来说，正确合适的防护用品关系自身身心健康。因此，防护用品的选择从各个层面来说都应审慎对待。

1. 防护用品选择原则

劳动防护用品应按照以下原则进行选择和使用：

（1）适应性原则：根据工作场所的实际情况和劳动者的工作特点，选择和使用适合的劳动防护用品。不同工作环境和不同的劳动任务所需要的防护用品可能有所不同，需要根据实际情况进行选择。

（2）安全性原则：劳动防护用品必须符合国家相关标准和法规规定，确保产品质量安全合格。选用具有安全性能的劳动防护用品，可以减少劳动者受到伤害的风险。

（3）舒适性原则：劳动防护用品的选择应考虑到劳动者的舒适感和工作效率。例如，在防护口罩的选择上，应选用适合呼吸的材质，以确保劳动者在长时间工作时感到舒适。

（4）稳定性原则：劳动防护用品应具有良好的稳定性能，能够抵御外界环境的影响。例如，耐高温、耐化学品腐蚀的手套，可以保护劳动者的手部免受高温和化学品的伤害。

（5）合理性原则：劳动防护用品的选择应基于风险评估和工作任务的特点，合理使用劳动防护用品。不应盲目增加防护用品的数量，而应根据实际需要进行选择和配置。

（6）维护性原则：劳动防护用品在使用过程中需要进行维护和保养，以保证其良好的使用效果。例如，安全鞋应定期擦洗，以保持其防滑和抗压性能。

（7）效益性原则：劳动防护用品需要在一定程度上提高工作效率，同时减少劳动者与工作环境发生接触的机会，防止事故的发生。例如，佩戴好防护眼镜可以防止化学溅到眼睛，提高工作效率。

总之，劳动防护用品的选择和使用应考虑各个方面的因素，包括适应性、安全性、舒适性、稳定性、合理性、维护性和效益性。只有遵循这些原则，才能为劳动者提供有效的防护，保证其身体健康和安全。

2. 防护用品的选择

防护用品的选择应符合《中华人民共和国安全生产法》《中华人民共和国职业病防治法》《个体防护装备配备规范 第1部分：总则》（GB 39800.1—2020）及各地方、各行业法律法规的精神及技术要求，同时还应满足《工作场所有害因素职业接触限值 第1部分：化学有害因素》（GBZ 2.1—2019）关于有害因素的屏蔽或隔离作用。具体按照如图6-9的流程进行选择。

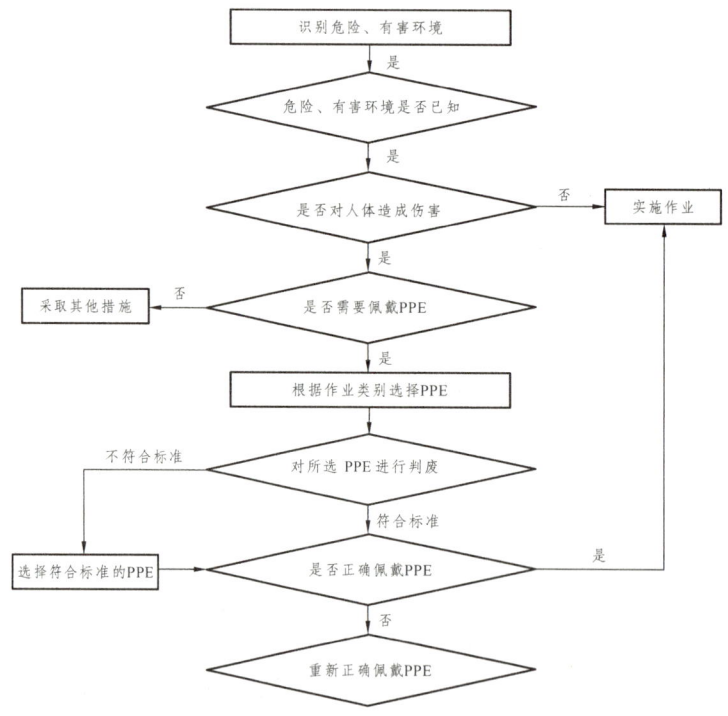

图6-9 个体防护装备选用程序

以上法律法规从各个层面规定了防护用品的配备和选择，因此，选择防护用品时满足以上要求即可，具体可以按照以下方法进行选择。

1）根据工作场所有害因素进行选用

（1）物理有害因素。工作场所物理有害因素包括电离辐射暴露限值、高温作业分级、激光、局部振动、煤矿井下采掘作业地点气象条件，体力劳动强度分级标准，体力作业时心率和能量消耗的生理限值及紫外辐射、红外辐射、噪声级限值等在 GBZ 2.1—2019 和 GBZ2.2—2007 中都有规定。针对不同的有害因素，可选用相应的防护用品，如防紫外红外辐射伤害的护目镜和面具、焊接护目镜产品应符合 GB/T 3609.1—2008 焊接眼面防护具的要求；高温辐射场所选用阻燃防护服应符合 GB 8965.1—2020 的要求。有静电和电危害的作业场所应选用防静电工作服和防静电鞋，产品应符合 GB 12014—2019 的要求和 GB 39800.6—2020（2025 年 1 月 1 日开始实施 GB 39800.6—2023）的要求；防止电危害应选用带电作用屏蔽服或高压静电防护服以及电绝缘鞋（靴）、电绝缘手套等防护用品，其产品应符合 DL/T 320—2019、GB/T 31421—2015、GB/T 6568—2008 和 GB 17622—1998 等标准要求。有机械、打击、切割伤害的作业场所，应选用安全帽、安全鞋和防护手套、护目镜等防护用品，并符合国家标准要求。

（2）生物性有害因素。如接触皮毛、动物引起的炭疽杆菌感染、布氏杆菌感染、森林采伐引起的脑炎病菌感染，医护人员接触患者引起细菌、病毒性感染。在这些场所选用呼吸防护品时，产品应符合 GB 28881—2012（2025 年 1 月 1 日开始实施 GB 28881—2023）、GB 19083—2010（2025 年 1 月 1 日开始实施 GB 19083—2023）的医用防护口罩技术要求；选用防护服产品应符合 GB 19082—2009（2025 年 1 月 1 日开始实施 GB 19082—2023）的医用一次性防护服技术要求。

（3）粉尘有害因素。在《工作场所有害因素职业接触限值 第 1 部分：化学有害因素》（GBZ 2.1—2019）中规定有 47 种粉尘，这些粉尘都是对人体健康有损害的，工作场所环境空气中粉尘超过限值，应采用防颗粒物的呼吸器，其中自吸过滤式防颗粒物呼吸器，产品应符合 GB 2626—2019 标准要求。送风过滤式产品应符合 GB 30864—2014 送风过滤式防尘呼吸器通用技术条件等标准。

（4）化学性有害因素。在《工作场所有害因素职业接触限值 第 1 部分：化学有害因素》（GBZ 2.1—2019）中规定有毒物质有 358 种，凡是作业场所超过限值，除采取防毒工程技术措施外，还应提供个人防护用品。这些防毒呼吸用品，应符合过滤式防毒面具通用技术条件 GB 2890—2022 等要求；供气式防毒用品应符合 GB/T 31975—2015 自给式压缩空气呼吸器标准要求。

2）根据工作场所有害因素的测定值选用

不同工作场所有害因素不同，在具体工作场所中，某种有害因素可能是导致职业伤害的主要因素。国家主要从职业病预防角度规定了不同作业场所有害因素的限值水平，生产环境中的有害因素通过劳动者使用防护用品过滤、隔离等作用，满足限值要求，因此防护用品可以根据有害因素的测定值和限值进行选择。如果工作场所粉尘浓度较低，选用随弃式防颗粒物呼吸器级别 KN95 即可；如粉尘属石棉纤维，则应选用 KN100 的呼吸器（可更换式半面罩或全面罩）；如工作场所的有害物质是缺氧（空气中氧含量低于 19.5%）或剧毒品，当浓度很高危及生命时，则应选用隔离式空气呼吸器或氧气呼吸器等防护用品。

3）根据人体尺寸进行选用

个人使用的防护用品只有与个人尺寸相匹配才能发挥最好的防护功能，因此，在选用个人防护用品时应有不同型号供使用者选用。

劳动防护用品不是可有可无的物品，它是保障从业人员安全和健康的最后一道防线，用人单位应遵循国家法规，为从业人员配发劳动防护用品，选用有工业生产许可证和安全标志的产品，选用符合国家标准或行业标准要求的产品。

4）根据有害物对人体作用部位进行选用

如果有害物会伤害头部、耳、眼、面、呼吸、手臂、皮肤、足部等部位，应根据不同部位进行相对应防护用品的选用。

子任务 2　劳动防护用品的使用管理

技能点 1　防护用品的使用管理制度

在《个体防护装备配备规范 第 1 部分：总则》（GB 39800.1—2020）中对用人个人防护装备管理作出了基本要求，用人单位应建立健全个体防护装备管理制度，至少应包括采购、验收、保管、选择、发放、使用、报废、培训等内容，并应建立健全个体防护装备管理档案及相关制度。

用人单位应在入库前对个体防护装备进行进货验收，确定产品是否符合国家或行业标准；对国家规定应进行定期强制检验的个体防护装备，用人单位应按相关规定，委托具有检测资质的检验检测机构进行定期检验。

在实际使用过程中，用人单位及个人应根据本企业和岗位实际情况，建立确实可行的防护用品管理、使用制度。

1. 计划、采购制度

生产企业应根据《中华人民共和国安全生产法》《中华人民共和国职业病防治法》等法规要求，将劳动者个人防护用品采购费用支出列入企业年度预算，确保安全管理资金足额落实，根据《个体防护装备配备规范 第 1 部分：总则》（GB 39800.1—2020）《工作场所有害因素职业接触限值 第一部分：化学有害因素》（GBZ 2.1—2019）等技术标准要求，列出符合本企业和岗位要求的防护用品采购计划。生产企业应保证本企业用防护用品种类全、数量足，在使用过程如有损耗，应及时进行补充。

2. 验收制度

生产防护用品的企业众多，为了确保防护用品质量确实可靠，对于特种防护用品，国家实行了许可制度和安全鉴定制度。经营单位在采购防护用品时应购买具有国家许可证、产品合格证、安全鉴定证的防护用品，只有经过严格验收，满足国家相应技术标准和监督要求，方能将防护用品发放给劳动者个人使用。

3. 保管维护制度

一个生产经营企业涉及的作业类别较多，防护用品种类和数量也较多，为了保证防护用品发挥保护作用，必须确保防护用品正常使用寿命和使用效能。防护用品应由企业安全部门专门负责保管，并按照国家有关技术要求，送有资质条件的第三方定期检验维护。个别特殊防护用品对储存条件也有具体要求，只有在满足产品物理储存条件下才能确保产品使用质量。因此，管理部门还应使用专门场所保管防护用品。企业安全管理部门应建立防护用品保管清单和技术维护档案，做到本企业防护用品准用、能用、善用的良好保管使用循环。

4. 发放、使用制度

为了确保从业人员人人得到有效职业防护，生产经营企业应制定防护用品实名登记领用制度，根据不同部门、不同岗位的职业要求，领用相应防护用品，做到员工入职时即领用，做到人人、时时防护。职工个人在工作时段和场所应正确使用防护用品，严禁防护用品用作他用或恶意损坏，严格按照安全防护产品使用规范进行使用。用人单位应做好职工佩戴使用防护用品的监督和发放、使用记录工作。

5. 报废、培训制度

个体防护用品有一定的使用期限，国家相关技术标准也规定了部分防护用品的使用期限，具体可根据不同作业工种对产品的磨蚀、产品使用过程中防护功能的降低受损以及耐用情况确定。当符合下述条件之一时，个人防护装备应予报废，不得继续作为个人防护装备使用：不符合国家标准、行业标准或地方标准；未达到上级安全生产监督管理机构根据有关标准和规程所规定的功能指标；在使用或保管期内遭到损坏或超过有效使用期，经检验未达到原规定的有效防护功能最低指标。生产经营企业应根据使用情况和产品技术要求，及时将失效、不合格产品进行报废处理，严禁失效、无效、超期检验防护用品投入使用。对于新入职职工或首次投入使用的防护用品，用人单位还应将防护用品的使用目的、使用要求、使用方法、使用注意事项等安全知识告知劳动者，将防护用品的正确使用纳入安全培训管理工作中，并做好职工防护用品使用的培训、考核工作。

技能点 2　防护用品的使用和维护

前面的知识中已经介绍了常见几种防护用品的结构及使用方法，在日常作业过程中，应结合作业环境特点和防护目的及产品使用说明正确使用各类防护用品，确保防护用品对职工的安全保护作用，同时还应注意以下事项。

1. 防护用品佩戴、使用原则

个人防护用品佩戴、使用原则是为了保护个人免受潜在危害因素的伤害。在工作场所或某些特定环境中，个人防护用品可能是唯一的防护措施。以下是个人防护用品佩戴、使用的基本原则和要求。

（1）个人防护用品能消除或减轻职业病危害因素对劳动者健康的影响，因此个人防护用品使用地点应该是需要佩戴、使用的作业场所，不得挪作他用。

（2）个人防护用品佩戴、使用最基本的原则是必须在不影响完成正常巡检（看、听、摸等）和操作及在保证安全生产的前提下规范正确使用。

（3）个人防护用品必须符合防治职业病或减少事故伤害要求；不符合要求的，不得使用。

（4）个人防护用品领用实行实名制，从而保证劳动者配备与其岗位的职业病危害因素相适应的个人防护用品的权利，同时劳动者应规范正确佩戴并履行接受监督的义务。

（5）熟悉用品：在佩戴和使用个人防护用品之前，必须熟悉该用品的类型、功能和正确使用方法。应该阅读用品的说明书并接受相应的培训。

（6）适应性和合适性：个人防护用品必须适应使用者的身体特征和个人需求。头盔、口罩、耳塞等的大小、形状等应适合佩戴者，以确保有效的防护。

（7）正确佩戴位置：根据用品的类型和使用要求，正确佩戴个人防护用品至关重要。例如，头盔应紧密贴合头部，口罩应覆盖口鼻部分，手套应紧贴手部。

（8）正确佩戴方法：确保使用正确的佩戴方法，以确保用品的功能和防护效果。例如，口罩需要正确系好绳带或调整鼻夹，防护眼镜需要正确调整和固定。

（9）定期检查使用：个人防护用品应经常检查，特别是在使用前和使用过程中。检查用品的完整性、损坏或磨损程度，并及时更换或修复。

（10）功能性保证：确保个人防护用品符合相关国家或行业标准，并具有所需的功能和性能。应选择符合质量要求和可靠性的用品。

（11）避免共用：个人防护用品通常不应共用，因为使用者之间可能存在交叉感染的风险。每个人应有自己的个人防护用品。

（12）储存和清洁：个人防护用品应保存在干燥、洁净和适当的环境中，以确保其性能和耐用性。清洁用品时应按照制造商的说明进行，避免使用对用品产生损害的清洁剂。

（13）舒适性考虑：个人防护用品的舒适性对长时间佩戴非常重要，以确保使用者能够保持正常的工作效率和舒适度。应选择适合佩戴者的，柔软、轻便和通风的个人防护用品。

（14）效果检测：个人防护用品的效果需定期检测和评估。通过使用个人防护用品后的工作环境监测、使用者的反馈和健康状况等，可以对用品的防护效果进行评价。

（15）强制性使用：在某些情况下，个人防护用品的使用可能是强制性的，并且违反规定可能会受到相应处罚。工作人员和企业都应该遵守相关的法律法规和标准，确保使用个人防护用品。

总之，个人防护用品的佩戴、使用原则涉及选择适当的用品、正确佩戴、定期检查和维护等方面。这些原则对于确保个人防护用品的功能和性能，以及最大程度地保护使用者免受伤害至关重要。

2. 呼吸防护用具的使用和维护

1）呼吸防护用具的使用

无论使用何种呼吸用具，应按照以下要求使用。

（1）供气式呼吸防护用具使用前应检查供气气源的质量，气源不应缺氧，空气污染浓度不应超过国家有关的职业卫生标准或有关的供气空气质量标准；供气管接头不允许与作业场所其他气体导管接头通用；应避免供气管与作业现场其他移动物体相互干扰，不允许碾压供气管。

（2）呼吸防护用具在使用前应检查其完整性、过滤元件的适用性、电池电量、气瓶气量等，符合有关规定才允许使用。

（3）不允许单独使用逃生型呼吸器进入有害环境。而当所处的有害环境有逃生型呼吸器时，可戴上它用于逃生离开，进入灾区环境应佩戴专业救援型呼吸器。

（4）在缺氧危险作业中使用呼吸防护装备，应符合国标《缺氧危险作业安全规程》的规定。

（5）除通用部件外，在未得到产品制造商认可的前提下，不应将不同品牌的呼吸防护用具的部件拼装或组合使用。

（6）若呼吸防护用具同时使用数个过滤元件（如双过滤盒），应同时更换；若新过滤元件在某种场合迅速失效，应考虑所用过滤元件是否适用。

（7）在低温环境下使用时，全面罩镜片应具有防雾或防霜的能力；供气式呼吸器或携气式呼吸器使用的压缩空气或氧气应干燥；使用携气式呼吸器应了解低温环境下的操作注意事项。

（8）进入有害环境前，应先佩戴好呼吸防护用具。对于密合型面罩，使用者应做佩戴气密性检查，以确认气密性。

2）呼吸防护用具的维护

为了呼吸防护用具功能的正常发挥，在日常使用过程中，需加以有效维护。

（1）在每次使用呼吸防护用具时，使用密合性面罩的人员应首先进行佩戴气密性检查，以确认使用人员面部与面罩之间有良好的密合性；若检查不合格，不允许进入有害环境。

（2）使用者不得自行重新装填过滤式呼吸防护用具的滤毒罐或滤毒盒内的吸附过滤材料，也不得采取任何方法自行延长已经失效的过滤元件的使用寿命。

（3）对携气式呼吸器，使用后应立即更换用完的或部分使用的气瓶或呼吸气体发生器，并更换过滤部件。更换气瓶时不允许将空气瓶与氧气瓶互换。

（4）呼吸防护用具应储存在清洁、干燥、无油污、无阳光直射和无腐蚀性气体的地方；若不经常使用，应将其放入密封袋内储存。储存时应避免面罩变形，且防毒过滤元件不应敞口储存。

（5）若需使用广谱清洗剂消毒，在选用消毒剂时，特别是需要预防特殊病菌传播的情形，应先咨询呼吸防护装备生产者和工业卫生专家。应特别注意消毒剂生产者的使用说明。

（6）不应清洗过滤元件，对可更换过滤元件的过滤式呼吸防护用具，清洗前应取下过滤元件。

（7）所有紧急情况和救援使用的呼吸防护用具应保持待用状态，并置于管理、取用方便的地方，不得随意变更存放地点。

（8）个人专用的呼吸防护用具应定期清洗和消毒。非个人使用的呼吸防护用具，每次用后都应清洗和消毒，防止生物交叉感染。

3. 眼、面部和听觉器官防护装备的使用

1）眼部防护用具

眼部的防护主要用防护眼镜，它有防异物的安全护目镜和防光的护目镜两种。前者是防御有害物伤害眼睛的产品，如防冲击眼护目镜和防化学药剂护目镜等；后者是防御有害辐射线伤害的产品，如焊接护目镜和炉窑护目镜、防激光护目镜和防微波护目镜等。

各类眼部防护用具有关规范对其视野、规格、结构、材料、镜片强度、光学性能等多方面进行了严格的技术要求。

2）面部防护用具

面部防护主要用防护面罩，有安全型和遮光型两种。前者是防御固态的或液态的有害物体伤害眼面的产品，如钢化玻璃面罩、有机玻璃面罩、金属丝网面罩等；后者是防御有害辐射线伤害眼面的产品，如电焊面罩、炉窑面罩等。《个人用眼护具技术要求（GB14866-2006）》（2025年1月1日开始实施GB 14866—2023）对面罩种类、结构形式、材料、结构、质量及规格、滤光片和保护屏、材料阻燃性能等方面作了具体规定。

3）听觉器官防护用品

听觉器官的防护主要用护耳器，它是避免噪声过度刺激人耳的器件。听力保护用品最常见的有耳塞和耳罩两类。不论是耳塞还是耳罩，都应符合以下技术要求：与耳部的密合要好；能有效地过滤噪声；使用起来简便；与其他防护用品，如安全帽、口罩、头盔等能良好地配合使用；佩戴舒适，使用方便，外形美观，不影响通话，不遮掩危险声信号且经济耐用；必须经国家指定的监督检验部门进行检验，取得合格证后，方可批量生产。听觉器官防护用品如图6-10所示。

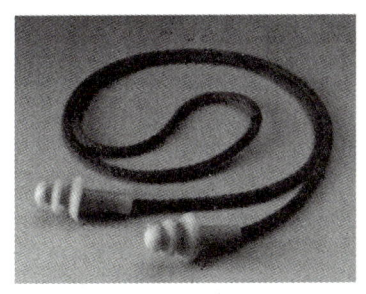
耳塞

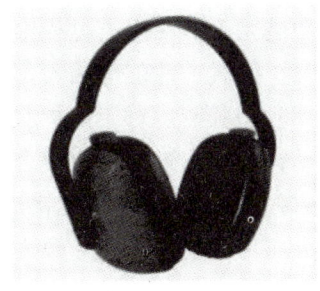
耳罩

图 6-10　听觉防护用品

4. 躯体防护用品的使用

躯体的防护主要采用防护服。它可分为特殊作业防护服和一般作业防护服两种。特种防护服是指在直接危及劳动者安全健康的作业环境中穿用的各类能避免和减轻职业危害的防护服，其专用性较强，如防静电工作服、阻燃防护服等。一般防护服是指在作业过程中为防污、防机械磨损、防绞碾等伤害而穿用的服装。

防护服装的功能首先取决于所选用的面料。任何一种具有特定用途的防护服装，都要求面料具有与特定用途相应的性能，甚至还要求具有与此相关的特殊性能。作为防护服的面料，第一是应具备防护性能，第二是应具备能作为服装用性能，两者兼备才能起到防护作用。

防护性能是指服装面料对危害因素的抗御能力及这种能力的持久性。它随危害性质的不同而又具体体现在若干个项目的指标要求上。比如，用于防酸碱腐蚀介质的防护服装面料，首先要耐酸碱介质，而同时又要求抗渗透，为保证其防护性能，对此类面料规定了浸酸碱强力下降率、拒酸碱效率指数、抗渗透时间、耐酸压、耐碱压等项目的指标限值。又如抗静电工作服的面料，不仅对表面电荷密度、表面电阻等项目规定限值，对影响其性能的介质试验也有要求。此外，面料的防护性能，还应包括强力、耐磨、耐洗、耐温、耐晒及不霉不蛀等内容。这关系到面料的使用寿命，如果其中某一项较差，就会影响到整个防护效果和使用寿命。因此，面料的防护性能涉及多种因素，是综合性的指标。

服装用性能是指材料制作服装的可能性和穿着、使用过程中所表现出的特征。如透气性面料（各类织物）的吸湿性、透气性、保暖性、抗熔融性、尺寸稳定性、褶线保持性等；不透气性面料（各种橡胶布、塑料布、涂层布等）的柔软性、抗熔融性、可穿性等。透气性面料制作的防护服装，由于穿用工作时间长，要求具有良好的透气及吸湿性能，以调节和保持人体的热平衡，不致让穿用人员过多地失热或蓄热，从而达到一定的舒适性能。而不透气性面料制作的防护服装，舒适性较差，体热不能散发，易产生蓄热，引起人的不适，只能短期穿着，用于特殊环境中的防护。另外，作为防护服的面料，在可能条件下，尽量做到色泽大方，手感良好。

防护服装是人们在生产过程中抵抗环境中各种有害因素的一道屏障。因此，防护服装的型号、款式、性能等因素都将成为影响其安全性能的重要环节。所以，要科学合理地选用防护服装。对于防护服而言，安全的概念不仅指服装的功能，而且指防护服的款式结构在工作过程中应符合安全要求，即尽量避免有松散的部分，以防产生钩、挂、绞等现象。有些防护服款式就是因为缝制成蝙蝠式宽松袖子、过多的兜袋装饰等，造成机械外露部分的钩挂，导致人身伤害。防护服的袖口与下摆，都应为紧口式，以免在操作中被机械卷入，袖口周围不应有易被机械钩挂的扣、带。口袋的位置应注意选择或不要口袋，一是可以避免机械钩挂，二是防止在发生事故时手刚巧放在口袋内不能更好地保护自己。防护服型号的选择应本着穿着美观、合体，并与工作过程中的灵活、安全性科学地结合起来，在安全的前提下，增加防护服的美感。我国《劳动防护服号型》（GB/T 13640—2008）标准的制订，对各厂家生产服装的型号进行了统一和完善，推动了我国防护服向标准化、科学化方向发展。

1）防静电工作服使用要求

防静电工作服的使用主要防止静电的产生。

（1）穿用一段时间后，应对防静电服进行检验，若防静电性能不符合标准要求，则不能再作为防静电服使用。

（2）防静电服应保持清洁，保持防静电性能，使用后用软毛刷、软布蘸中性洗涤剂刷洗，不可损伤服料纤维。

（3）穿用防静电服时，还应与防静电鞋配套使用，同时地面也应是导电地板。

（4）禁止在防静电服上附加或佩戴任何金属物件。

（5）禁止在易燃易爆场所穿脱防静电服。

（6）凡是在正常情况下，爆炸性气体混合物连续地、短时间频繁地出现或长时间存在的场所及爆炸性气体混合物有可能出现的场所，可燃物的最小点燃能量在 0.25 mJ 以下时，应穿用防静电服。

2）防酸工作服使用要求

防酸工作服应注意破损和存放环境适宜。

（1）应定期对防酸性能进行检验，达不到防护要求的应进行及时更换。

（2）合成纤维类防酸工作服不宜用热水洗涤、熨烫，避免接触明火；用后清洗晾干，避免暴晒。

（3）橡胶和塑料制成的防酸服存放时应注意避免接触高温，长期保存应撒上滑石粉以防粘连。

（4）穿用时应避免接触锐器，防止受到机械损伤。

（5）使用防酸工作服前应检查是否破损，并且只能在规定的酸作业环境中作为辅助用具使用。

躯干防护用品因种类众多，在此不作一一介绍，在具体使用时，可根据具体环境要求，结合厂家产品参数和使用说明及培训要求进行使用。

5. 手足部防护用品的使用

手（臂）的防护用品按防护部位分为防护手套和防护袖套两类。防护手套主要用来保护肘以下（主要是腕部以下）手部免受伤害。按使用特性可分为带电作业用绝缘手套、耐酸（碱）手套、焊工手套、橡胶耐油手套、防 X 射线手套、防水手套、防机械伤害手套、防震手套、防静电手套、防热辐射手套、电热手套、防微波手套和防切割手套等。防护袖套用以保护前臂或全臂免遭伤害，按其使用特性可分为防辐射热袖套和防酸碱袖套。

足部防护用品主要为防护鞋，其中对应用场所危害因素有较大的防护作用的鞋统一称为特种防护鞋；对危害因素不显现的防护鞋统称为常规防护鞋。防护鞋按防护功能可分为工业用防护鞋、林业安全鞋、铸造及类似热作业用安全鞋、建筑等高处作业用安全鞋、搬运和修理工等工种用的安全鞋、采矿鞋等。

6. 其他防护用品的使用

1）安全带的使用和维护

安全带使用过程中需注意以下事项：

（1）安全带在使用前要检查各部位是否完好无损。安全带在使用后，要注意维护和保管。要经常检查安全带缝制部分和挂钩部分，必须详细检查捻线是否发生裂断和残损等。

（2）安全带严禁擅自接长使用。如果使用 3 m 及以上的长绳时必须要加缓冲器，各部件不得任意拆除。

（3）严禁高挂低用。

（4）安全带要拴挂在牢固的构件或物体上，要防止摆动或碰撞，绳子不能打结使用，钩子要挂在连接环上。

（5）安全带绳保护套要保持完好，以防绳被磨损。若发现保护套损坏或脱落，必须加上新套后再使用。

（6）高处作业如安全带无固定挂处，应采用适当强度的钢丝绳或采取其他方法。禁止把安全带挂在移动或带尖锐棱角或不牢固的物体上。

（7）安全带使用前应检查绳带有无变质、卡环是否有裂纹、卡簧弹跳性是否良好。

（8）安全带不使用时要妥善保管，不可接触高温、明火、强酸、强碱或尖锐物体，不要存放在潮湿的仓库中保管。

（9）安全带每 12 月检查一次；6 月未使用，在使用之前需检查；有效使用后需更换。

2）皮肤防护膜

皮肤防护膜，又称隐形手套。这种皮肤防护膜附着于皮肤表面，能阻止有害物对皮肤的刺激和吸收作用。同时有些配方能对有机溶剂、清漆、树脂胶类引起的皮炎有一定预防作用，但不能防酸碱类溶液。

作 业

1. 何为个人防护用品，为什么要佩戴个人防护用品？
2. 佩戴、使用个人防护用品应遵循哪些原则？
3. 防护用品有哪些种类，其作用有哪些？
4. 正压式呼吸器由哪几部分构成？
5. 简述正压式呼吸器的佩戴步骤及操作要领。
6. 使用防毒面具有哪些注意事项？
7. 个体防护装备选用程序有哪些？
8. 如何选择个人防护用品？
9. 防护用品的使用管理有哪些制度？
10. 我国在职业健康防护方面有哪些法律法规，有哪些规定？

模块 7　职业心理健康

职业心理健康是职业卫生与健康不可割舍的重要部分。在职业活动中，用人单位可采取合理的措施，对其职业环境中存在的职业心理健康风险进行防护，以保障其从业人员的职业心理健康。同时，从业人员也应加强个人在职业活动中的心理健康训练，不断增强自身心理的韧性，确保以一个积极健康的心理状态迎接每一天的工作和生活。

知识目标

1. 了解职业心理健康的内涵和重要性。
2. 了解职业心理健康的标准。
3. 掌握职业心理健康的影响因素。
4. 掌握日常的职业心理健康建设的方法。
5. 掌握保持积极的职业心理健康状态的方法。

能力目标

1. 能够识别工作中存在的职业心理健康风险因素。
2. 能够在工作中合理调节自我状态，保证心理健康。

素质目标

1. 保持积极向上的工作和生活心态。
2. 树立正确的职业观和职业心态。

任务 1　职业心理健康概述

随着科技的进步、全球化的趋势、公司政策的不稳定以及工作负荷过重等，越来越多的人患上了各种心理疾病，抑郁症的发病率逐年递增。除工作负荷、工作环境等客观因素外，理想与现实的差距产生的挫败感是导致职业人群焦虑的重要因素。此外，社会竞争加剧、生活节奏加快、生存成本增加等因素成为职业人群频现焦虑、抑郁和忙碌的现实诱因。

职业健康开始日益关注个体的心理因素。职业心理健康是从业人员在职场（工作单位）维持情绪稳定、社会人格稳定、人际关系和谐、工作保质保量、劳动行为安全、身体机能健康等的重要保障。因此，认识职业心理健康的内涵和标志，识别职业活动中的心理健康风险因素,加强对职业心理健康的重视,对于工作和生活具有重要意义。

子任务 1　认识职业心理健康

技能点 1　职业心理健康的含义

1. 健康的含义

健康是指一个人在身体、精神和社会等方面都处于良好的状态。健康包括两个方面的内容:一是主要脏器无疾病,身体形态发育良好,体形均匀,人体各系统具有良好的生理功能,有较强的身体活动能力和劳动能力,这是对健康最基本的要求;二是对疾病的抵抗能力较强,能够适应环境变化、各种生理刺激以及致病因素对身体的作用。传统的健康观是"无病即健康",现代人的健康观是整体健康。现代健康的含义是多元的、广泛的,世界卫生组织提出,"健康不仅是躯体没有疾病,还要具备心理健康、社会适应良好和有道德"。健康是人的基本权利,健康是人生的第一财富。

2. 心理健康的含义

心理健康是指心理的各个方面及活动过程处于一种良好或正常的状态。世界卫生组织认为,心理健康包含两个方面,一方面不存在心理疾病或变态,另一方面指个体人格完善,适应社会良好且发挥心理潜能。也就是说个体对自我拥有清晰且积极的认知,能够良好地处理人际关系及控制自身情绪,正视且总结过去,积极且恰当地规划未来,正确地面对现实。心理健康的理想状态是保持性格完好、智力正常、认知正确、情感适当、意志合理、态度积极、行为恰当、适应良好的状态。

3. 职业心理健康的含义

职业心理健康是指从业人员在参与职业活动时,心理过程呈现出一种良好状态,即从业人员在个人的职业活动中不断地适应工作环境,对自身的心理健康状况进行调节,在工作中表现出一种积极健康的心理状态。

技能点 2　职业心理健康的标准

职业心理健康的标准和心理健康标准在实质上是一样的,特殊之处在于职业心理健康偏重从业人员在工作中受到各项与工作相关的因素而表现出的心理状态,主要包括以下八个方面的内容。

(1)智力正常。从业人员应具有适度的敏感性,能够真实感知内外世界、思维逻辑正常、具有全面且独立的认知,以及良好的联想能力。有强烈的求知欲和浓厚的探索兴趣;智力结构中各要素在其认识活动和实践活动中都能积极协调地参与,并能正常发挥作用,乐于工作。

(2)情绪健康。情绪健康的主要标志是情绪稳定和心情愉快。包括从业人员愉快情绪多于不愉快情绪,乐观开朗、充满热情、富有朝气、满怀自信、善于自得其乐、对生活充满希望；情绪较稳定，善于控制和调节自己的情绪，既能克制约束，又能适度宣泄，不过分压抑，使情绪的表达既符合社会的要求也符合自身的需要，在不同的时间和场合能恰如其分地表达情绪；情绪反应与环境相适应，而且具有良好的心理承受能力、心理康复能力以及情绪管理能力，能够面对组织及任务的压力而担负起责任。

（3）意志健全。意志是人在完成一种有目的的活动时，所进行的选择、决定与执行的心理过程。从业人员在行动的自觉性、果断性、顽强性和自制力等方面都表现出较高的水平。在各种活动中都有自觉的目的性，能适时地作出决定并运用切实有准备的方式解决所遇到的问题，在困难和挫折面前，能采取合理的反应方式，能在行动中控制情绪，既不顽固执拗、轻率鲁莽、言行冲动，也不意志薄弱、优柔寡断、害怕困难。

（4）人格完整。人格指的是个体比较稳定的心理特征的总和。从业人员有健全统一的人格，即个人的所想、所说、所做都是协调一致的，具有正确的自我意识，不产生自我同一性混乱；以积极进取的人生观作为人格的核心，并以此为中心把自己的需要、目标和行动统一起来。

（5）自我评价正确。从业人员能够经常自省，自我观察、自我认定、自我判断和自我评价，做到自知，恰如其分地认识自己，摆正自己的位置，既不以自己在某些方面高于别人而自傲，也不以在某些方面低于别人而自惭，能够自我悦纳，喜欢自己，接受自己，自尊、自强、自制、自爱、适度，正视现实，积极进取。

（6）人际关系和谐。从业人员能够乐于与人交往，既有广泛而深厚的人际关系，又有知心朋友；在交往中保持独立而完整的人格，有自知之明，不卑不亢；能客观评价别人和自己，善于取人之长，补己之短，宽以待人，乐于助人，积极的交往态度多于消极态度，交往动机端正。

（7）社会适应正常。较强的适应能力是心理健康的重要特征，使个体与客观现实环境保持良好秩序。在认清社会发展趋势的基础上，主动适应社会发展的要求，以有效的办法对应环境中的各种困难，不逃避现实，不妄自尊大、一意孤行与社会需要背道而驰，而是根据环境的特点和自我意识的情况努力进行协调，改造自我适应环境。如：知晓、肯定并欣赏企业文化，感受自己同企业文化的一致性，并有改进和建设企业文化的强烈愿望。

（8）心理行为符合年龄特征。从业人员应具有与年龄与角色相应的心理行为特征。

子任务 2　影响职业心理健康的因素

人的心理活动是一个极为复杂的动态过程，心理问题的产生往往是多方面原因共同导致的，如：家庭成员间的矛盾、身体不适、事情发展不如所愿等诸多因素都会引发负向情绪。影响从业人员职业心理健康的主要因素既包括个体自身的主观因素，也有外界环境因素的影响。本书将影响职业心理健康的因素分为内在因素和外在因素。

技能点 1　影响职业心理健康的内在因素

影响职业心理健康的内在因素主要包括生理因素和心理因素。

1. 影响职业心理健康的生理因素

生理因素主要包括人的身体和神经系统等方面。研究发现，生理方面的问题是引发心理问题的重要因素。生理因素主要有：

（1）遗传因素。越来越多的研究结果表明，某些心理和精神疾病具有遗传性，尤其是在精神分裂症、躁狂抑郁症等的发病因素中，遗传因素占据着重要的位置。

（2）大脑的器质性病变和损伤。心理是大脑的机能。临床观察和研究分析结果显示，有外伤、中毒、先天发育不良、器质性病变等状况的脑组织会损害人的认知能力，同时也会对情绪、意志行为的产生和控制等造成影响，可能会引起心理的各种异常表现，严重者甚至会导致精神障碍。

（3）神经系统发育状况。若神经系统发育不健全，如大脑皮层的兴奋和抑制过程的协调作用出现障碍，将会导致个体心理出现偏差。

（4）内分泌系统紊乱。内分泌系统是人体除神经系统外调节心理和行为的另一个重要系统。内分泌会影响个体的心理发展和情绪、行为表现。如，甲状腺分泌不足会使人出现反应迟钝、记忆力减退、易疲劳等症状。

2. 影响职业心理健康的心理因素

个体的心理因素是影响和制约从业人员职业心理健康的主要内在因素，可大致分为认知因素、情绪因素、意志因素和个性因素。需要注意的是，各因素之间并不是割裂的，而是密切联系、相互影响的。

（1）认知因素。每个人的成长路径、知识储备不同，对于一些知识储备不够丰富的从业人员，在观察和分析事物时难免会出现主观化、绝对化和片面化等问题，在对自我的认知、对人际关系的认知和对社会的认知上，容易产生各种非理性化的认知和信念，从而导致焦虑、抑郁、恐惧等情绪的出现。

（2）情绪因素。情绪是人心理健康的重要反映。心理健康的人感受到的情绪多是轻松、愉快的积极情绪；而心理不健康的人则时常会感受到焦虑、抑郁、紧张等消极情绪。

（3）意志因素。如果从业人员自我控制和管理能力较差，工作效率低下，抗挫折能力的不足，都会导致不良情绪的产生。意志品质上的缺陷极易导致从业人员产生挫败感、自卑感等消极情绪，进而影响他们的职业心理健康。

（4）个性因素。面对相同的环境、相同的挫折，不同的个体有着不同的反应模式，这与人的个性有着直接关系。个性的形成受先天因素的影响，同时也受后天环境的影响。常见的个性缺陷有内向、孤僻、沉郁、压抑、过度自卑或自负、偏执、多疑、以自我为中心等，这些都是不利于职业心理健康的。

技能点 2　影响职业心理健康的外在因素

影响职业心理健康的外在因素分为家庭因素和职业环境因素。

模块 7　职业心理健康

1. 影响职业心理健康的家庭因素

原生家庭对个人的成长、性格形成、价值观和行为模式等方面有着深远的影响，同时工作家庭冲突对从业人员的职业倦怠产生了心理压力。当个体在工作和家庭之间无法平衡时，他们可能会感到无助和困惑。努力满足工作和家庭的需求可能导致员工长时间工作、缺乏休息和娱乐时间，这将加重员工的疲劳和倦怠感。

2. 影响职业心理健康的职业环境因素

（1）制度环境。制度环境主要指我国从业人员的就业形势受到相关政策的影响。尤其现在的劳动力市场是灵活的、具有流动性的，从业人员面临各种新的机遇与挑战，择业和心理上都受到一定的影响。

（2）行业环境。行业的发展前景直接影响该行业从业人员的职业心理和行为。行业的优劣势总是随着社会发展而变化，对相关从业人员的心理造成一定的影响。

（3）社会环境。任何一种职业都离不开社会因素的影响。在社会环境中，文化环境和价值观念是影响职业心理健康的重要因素。

（4）物理环境。主要是指从业人员的作业环境，作业环境的特征要与作业人员的生理、心理、能力水平相匹配。比如工作地点是室内还是室外，空气湿度、温度的变化都会对作业人员的心理健康产生影响。

（5）组织环境。组织的构成、性质、特色、人力资源状况、财务、工资、营销、管理情况、发展目标及发展形态等都是影响职业心理健康的因素。

（6）人际环境。人际关系的好坏直接影响职业心理健康。从业人员在工作中很少有单打独斗的情况，处理上下级关系和同事关系是工作中不可避免的部分。

（7）职业选择与匹配。正确合适的职业选择对于一个人的一生非常重要，只有职业选择与职业信念、价值观、兴趣、个性、能力相匹配，职业心理健康才能得到保障。

（8）职业发展与规划。职业发展规划是人们在不同阶段的职业期望，主要包括立业、守成、卸任 3 个阶段，其主要任务是职业适应，影响着从业人员的认知、情感、行为等。

（9）职业安全与健康。从业人员在职业活动过程中可能发生各种伤亡事故，也会有过劳症、职业损伤等生理健康问题，对于职业心理健康也会造成负面影响。

（10）职业生涯管理。个人职业生涯管理是从业人员对自身职业生涯探索、规划、行动以及评价的全过程，是个人建立自我概念和自尊感的主要来源，因此对从业人员的心理健康存在较大影响。

（11）工作内容与节奏。单调重复、不系统或无意义、未熟练掌握工作技巧、工作时长不合理、工作决策参与度低等工作体验都容易造成不健康的职业心理健康状态。

在职业活动中，用人单位可采取合理的措施，对其职业环境中存在的职业心理健康风险进行防护，以保障其从业人员的职业心理健康。同时，从业人员也应加强个人在职业活动中的心理健康训练，不断增强从业者自身心理的韧性，确保他们以一个积极健康的心理状态迎接每一天的工作和生活。

任务2　职业心理健康管理

子任务1　树立正确的职业心态

"一种积极的心态，比一百种智慧都更有力量。"每个人的潜力都是无限的，有什么样的心态，就会有什么样的人生。积极向上的工作和生活心态，是对当下和未来抱有的美好希望，是一种踏实肯干的精神，是一种迎难而上的勇气。对于从事职业活动的人员来说，更是如此。在现实生活和工作中，保持一种积极向上的心态，有助于从业人员依靠自己勤劳的双手努力拼搏以迎接美好事业和甜美生活。

技能点1　树立正确的职业观

树立正确的职业观念，是决定人生品质的基础，是职业健康、个人发展的根本。正确的职业观念有助于从业人员以积极的心态处理工作任务，并提高职业心理的韧性；正确积极的职业观念也能够感染身边的同事，营造和谐向上的工作氛围。

（1）个人价值的正确认知。个人价值体现在从业人员能够为用人单位带来什么价值。

（2）注重学习转化能力。一个优秀的从业人员，既要做到博学、善学、恒学，更要做到勤练、活用、笃行，要把知识转化为技能、行动、实实在在的成果。

（3）避免以自我为中心。除去自我之外，工作过程中内部有完成工作的领导者、协助者、支持者、配合者、相关者，外部有产品或服务的购买者、消费者、受益者，要善于站在对方的角度去完成工作。

（4）重视工作效果。职场上有一部分人只强调自己有良好的出发点与愿望，而忽视应该呈现出的结果与效果。还有人付出了应有的努力，却仍未达到预期的效果。因此，要分析原因，端正态度，不能因为没有达到预期效果就懈怠，而应认真对待工作，关注细节、承担责任，将饱满的热情投入工作中，这样就能显著提升工作效果。（5）相信团队的力量。一个优秀的从业人员，必须实现从个人意识向团队意识的转变。要将个人目标融入团队总目标，要在团队中有自己独特的技能并发挥互补的作用，要有善于与团队成员密切合作、敢于对团队高度负责的优秀品质与精神。

正确的职业观从根本上说就是为人民服务的职业观。择业要以国家需要为重，以人民需要为重。追求美好的生活、理想的职业和个人的前程是正常的个人需求，但要清楚地认识到美好的生活来自奋斗，个人理想和前途基于国家的前途、人民的事业。因此，个人择业，首先要服从国家和社会的需要，要充分考虑国民经济和社会发展的需要，把择业同民族的振兴、祖国的富强联系起来，并以此为己任。同时，在市场经济的条件下，劳动是谋生的手段。就业是在劳动力市场上出卖自己的劳动能力，劳动力是有价格的，就业需要讲报酬。要树立为人民服务、为社会奉献、敬业爱岗的精神，同时也要认识到依照法律，从业人员者与用人单位确立劳动关系，需要明确双方的权利义务，也要按照按劳分配的原则获得报酬。一个具有无私奉献精神，又有才能的人，必然是一切用人单位欢迎的人，也是获得丰厚报酬的人。

技能点 2　树立正确的职业心态

正确的职业心态内涵非常丰富，下面主要从忠诚心态、敬业心态、责任心态、进取心态四个方面作介绍。

1. 忠诚心态

忠诚是一切社会规则存在的基石，更是企业赖以生存和发展竞争的盾牌。员工无论具有何种能力，都必须忠诚于企业、忠诚于职业、忠诚于领导和团队。

（1）对企业的忠诚。对企业的忠诚表现为员工对所在企业的认同感和归属感，愿意为企业的长期发展贡献力量，在工作中积极维护企业的利益和声誉。例如，在面对外部诱惑时，依然坚守岗位，不轻易跳槽到竞争对手企业，即使企业遇到困难，也愿意与企业共患难，不离不弃。

（2）对职业的忠诚。对职业的忠诚意味着员工对自身所从事职业的热爱和专注，员工要致力于在自己的专业领域内不断深耕，追求卓越，不为短期利益而轻易改变职业方向。比如一位医生，始终坚守在医疗岗位上，不断提升医术，救死扶伤，无论遇到何种困难和挑战，都保持对医生这一职业的忠诚。

（3）对领导和团队的忠诚。对领导和团队的忠诚体现在员工对上级领导的信任和支持，以及与团队成员之间的紧密合作和相互信任上。要听从领导的合理安排，积极配合团队的工作，为实现团队目标而共同努力，在团队中发挥积极的作用，不搞小动作，不背后拆台。

忠诚并不意味着员工要无条件地服从和盲目跟从，职场中的忠诚心态应与独立思考相结合，员工应在忠诚于企业和职业的基础上，不断提升自己的专业素养和综合能力，对工作中的问题和决策进行独立思考和分析，提出建设性的意见和建议，为企业的发展贡献更有价值的智慧和力量。有职业原则的忠诚对于企业和员工的发展，是大有裨益的。

第一，有利于促进企业稳定发展。员工的忠诚有助于减少企业的人员流动，降低招聘和培训成本。忠诚的员工更熟悉企业的文化、流程和业务，能够更高效地工作，为企业创造稳定的价值。他们会将个人的发展与企业的命运紧密相连，积极为企业的发展出谋划策，推动企业不断前进。

第二，有利于增强团队凝聚力。在一个团队中，成员之间的忠诚能够建立起深厚的信任和良好的合作关系。大家相互支持、相互配合，能够更好地发挥团队的优势，提高工作效率和质量，共同应对各种挑战，实现团队目标。忠诚的心态还能够促进团队文化的形成，营造积极向上、团结协作的工作氛围。

第三，有利于助力个人职业成长。保持忠诚心态的员工往往更容易获得企业的认可和信任，从而得到更多的晋升机会和职业发展空间。他们在专注于一项工作或一个领域的过程中，能够积累丰富的经验和专业知识，提升自己的核心竞争力，为个人的职业发展打下坚实的基础。

第四，有利于维护良好的职业声誉。忠诚是一种优秀的职业品质，在职场中拥有忠诚心态的人更容易赢得他人的尊重和赞誉，树立良好的个人品牌和职业声誉。这不仅有助于他们在当前企业中获得更好的发展，也为他们未来的职业发展创造了有利条件。

2. 敬业心态

敬业心态是企业最为关心的问题。敬业的动机是提高自己的业务能力，放眼于未来的发展。

肯干才有机会，年轻人要能吃苦、沉住气，同时必须注意效率，注意工作方法。善于想办法提高自己的工作效率才是真正的敬业。

3. 责任心态

员工是岗位的主人，要有主人翁精神，要对自己负责、对职业负责、对团队负责、对公司负责。

（1）冲锋在前，做一个职场战斗员。准时准点或者早到是一个重要法则。此外，应一切从团体的利益出发而不是为个人利益斤斤计较。

（2）巧用时间，做一个职场计划员。制订计划、分清主次、利用间歇时间、应对计划外来访、快乐工作、追求完美。

（3）自我激励，做一个职场管理员。员工应该明白，每一个人都是经营者。总经理在经营一家企业，而每个员工都在经营自己的职位。一个不能经营好自己的职位的人，又如何能经营好一个部门、一个企业呢？

（4）公私分明，做一个职场清白人。

4. 进取心态

做个"敬业乐群"的上班族，"敬业"就是要尊敬自己的工作，"乐群"则是与同事间关系良好。

（1）以正直的心态待人。心态正确，人心正则关系正。

（2）树立良好的职业观念。在工作中磨炼自己，树立良好的职业观念。想成为一名优秀的员工，必须树立良好的职业观念，干一行，像一行。

（3）充满自信。真正的自信源自深刻的自我认知与自我肯定。当员工对自身的能力、价值及信念深信不疑时，将会赋予自己独特的魅力，使自己在生活的舞台上熠熠生辉。秉持"昂首挺胸以立世，勤勉俯身以行事"的原则，方能自信地展现自我，赢得他人的尊重与信赖。这种内在的光芒将自然而然地外溢，影响并感染周围的人。人们会因这份坚定与从容而更愿意接近你并与你合作，共同追求更高的目标。

（4）不断进取。在激烈的现代社会，突破现状、不断进取是事业成功的必备条件，更是时代的必然要求。因此，员工要时刻让自己保持不断向前冲和敢于挑战的心态。

子任务 2　职业心理健康的自我调适

在现代社会中，我们面临着各种各样的压力和挑战，这些都会对从业人员的职业心理健康产生影响，而学会自我调适则成为了维护和促进心理健康的重要手段。

技能点 1　职业心理健康风险防护

职业健康心理防护需要个人和用人单位共同努力。个人应关注自身心理健康，注重职业心理健康建设，学会寻求支持和疏导；用人单位则应提供良好的工作环境和制度保障，关注员工的心理健康需求。

1. 日常的职业心理健康建设

日常的职业心理健康建设可按照以下措施开展。

（1）重视日常职业心理训练。职业压力、职业倦怠都可能源自从业人员对自身工作任务的不适应，通过心理讲座、心理咨询等一些形式的职业心理训练可以帮助其增强对于工作的熟悉感和亲切感。日常的职业心理训练可以很好地帮助其加强对于自己职业的使命感与责任感，从而正视自己的职业，减少对职业的不适应，并降低职业倦怠或其他心理疾病的风险。

（2）加强同事间心理支持。同事之间对于工作有更多的共同话题，也更容易理解彼此的心理状态和情绪。同事之间的心理支持是帮助从业人员获得健康职业心理状态的关键。同事之间的心理安慰与共鸣，具有自发性、义务性、亲和性、友善性、简便性和有效性。同事之间可以组建心理健康交流社团，以微信群或者茶话会等线上交流、线下聚会的形式交流自己的心中所想，包括对待工作的看法、工作中遇到的问题或者更多生活中的事情。

（3）保障良好的工作环境和条件。工作环境的优劣是影响工作满意度的重要因素，会进一步影响从业人员的职业选择、个人发展、工作态度、工作效率等。优良的工作环境一般体现在物理环境和人文环境两个层面。用人单位也要努力提高从业人员的工作条件，例如劳保用具要做到数量充足、佩戴体验舒适、工作设备人性化等。

（4）充实业余休闲活动和设施。人性化的用人单位往往更重视从业人员在工作之余的休闲生活，适当的休闲活动和集体活动可以优化同事之间的人际关系，也可以帮助从业人员减轻工作压力。充实自己的业余活动、适当的放松有助于使从业者更高效地投入工作。

2. 职业心理健康风险防护体系建设

可按照以下方式建设职业心理健康风险防护体系。

（1）组织内部的有力领导。用人单位可成立职业心理健康领导小组，对从业人员的心理健康状况负责。领导小组要深入工作一线，倾听员工心声，发现他们的困境和问题，发挥带头作用鼓舞员工积极工作。切实为员工解决实际问题，让其感受到组织的关怀并培养对组织的信任，从而减轻职业心理健康风险。

（2）科学的风险防护机制。一个规范的职业心理健康风险防护体系应该明确组织内人员责任划分情况，对心理健康风险的预警以及处理的规则流程等信息。组织对于从业人员的职业心理健康风险防范工作需要全面化、规范化、系统化。

（3）完善的风险过程监测。职业心理健康问题的出现一般不是一个突然发生的随机事件，心理健康问题的康复也不是一个"药到病除"的极快扭转过程，完善职业心理健康风险过程监测是保障从业人员心理健康风险防护工作的有效基础。建立员工心理健康档案可以帮助用人单位的心理健康风险过程监测系统化、制度化。心理健康档案可以直观反映员工的心理发展变化、心理健康咨询情况、心理测验结果，为组织对其心理健康问题进行干预提供依据。

（4）社会的有效支持。从业人员如果发现自己有职业心理健康问题，除了向所在单位内部管理组织提出自身问题及需求外，还可以通过去医院挂号等方式寻求专业支持。

3. 心理健康疾病的预防和治疗

从业人员在长期的工作过程中可采取以下预防措施应对心理疾病。

（1）加强修养，遇事泰然处之。养成乐观、豁达的个性，适当调整自己的生活和工作节奏，主动避免生理变化或周围事件对心理造成的冲击。

（2）合理安排生活，培养多种兴趣。充实的生活可改善人的抑郁情绪，培养多种兴趣可使生活变得丰富多彩，驱散不健康的情绪，增强生命活力。

（3）尽力寻找情绪体验的机会。学会在工作上时常创新，力争上游，做出新成绩，更上一个台阶；学会关心他人，与亲朋、同事同甘共苦、共诉心声；多参加公益活动，乐善好施，助人为乐。

（4）适当变换环境。变换新的环境，接受具有挑战性的工作、生活，可激发潜能与活力，进而变换心境，使自己始终保持健康向上的状态，避免心理失衡。

（5）正确认识自己与社会的关系。根据社会的要求，随时调整自己的意识和行为，使之更符合社会规范。要摆正个人与集体、个人与社会的关系，正确对待个人得失、成功与失败，减少心理失衡。

一旦诊断患有某种心理疾病，可通过心理、药物、物理等方式进行治疗。心理治疗一般有认知行为疗法、叙事疗法、精神动力学治疗等相关技术，旨在帮助患者改善内心的体验，从而达到治疗的目的。药物治疗主要通过药物改善大脑内神经递质的变化达到治疗效果。物理治疗则是协助医生进行辅助治疗，包括电休克治疗、多参数生物反馈治疗等。

技能点 2　积极职业心理健康管理

1. 参与职业健康教育培训

职业健康教育培训是提高职业健康素养的重要措施。职业健康素养是指从业人员获得职业健康基本知识，践行健康工作方式和生活方式，防范职业病和工作相关疾病发生风险，维护和促进自身健康的意识和能力。

职业健康教育不仅仅是在知识储备层面能够充实从业人员的职业健康素养，与工作实际结合紧密的职业健康教育培训可以帮助从业人员熟悉自己的工作内容和工作环境，从心理上对工作产生熟悉的亲切感和掌控感，减少职业压力和其他职业心理健康风险。

以职业心理健康为主题的教育培训更能体现用人单位的人性化管理与人道主义关怀，良好的心理健康状态会使从业人员受益终身。

2. 融入职业心理健康建设

职业心理健康建设离不开从业人员的积极参与，从业人员在职业心理健康建设工作中既是承担风险的当事人，又是心理健康风险中的重要组成部分。

（1）实际工作中，心理风险源的暴露需要从从业人员的角度去观察。以便用人单位有针对性地认识职业心理健康风险并作出分析，进而切实解决好从业人员真实面临的问题。

（2）从业人员对于工作的需求表达是用人单位职业心理健康保障工作的动力。通过吸取反馈意见，用人单位才能更高效地完成从业人员的心理保健及干预工作，有效保障职业心理风险治理效果，为提升从业人员职业心理健康发力。

（3）职业心理健康积极的从业人员可以作为其他人员的正向激励，促进整个工作氛围的积极健康。同事之间也可以互为对方的"心理医生"，发挥朋辈心理互助作用，润物细无声地化解职业心理健康风险。

技能点 3 常见职业心理问题及健康调适

人都是感情动物，容易产生心理波动，这会给工作和生活带来一定的负面影响。从业者需要保持平和、沉着、冷静的心态才能游刃有余地应对职场中的现象和问题，这也是一个真正职场人应该具备的成熟心态。从业者应懂得打破心理的界限，不受他人和环境的影响，做自己的主人。对自身产生的不良情绪应懂得消除或调适。

1. 职业压力的调试

职业压力，也称为工作压力，是当个体感到工作要求超出其内外部应对资源时产生的一种适应性反应。它体现了个体与工作环境之间的交互作用，这种作用会引起个体生理、心理和行为上的变化。

压力源是引起压力的刺激、事件或环境，可以是外界的物质环境、个体的内环境，也可以是社会心理环境。主要包括职业压力和生活压力源两个部分，并通过主观感知影响个体身心健康。职业压力源主要有物理环境脏乱差、个人性格过于强硬、工作负荷过大、生活变化的困扰、群体关系不和谐、种族或性别歧视、家庭婚姻内部矛盾、角色冲突、权利晋升欲望和组织结构。

从业人员可以通过以下方式应对职业压力：

（1）通过兴趣爱好分散压力。感兴趣的事情往往使人更加专注且心情愉悦，如电影、音乐、游戏、运动等，有利于调节心情。

（2）保持积极心态和信心。工作中遇到困难和挑战，如果保持积极心态并充满信心，困难在坚持下或许会迎刃而解，即使失败了也会得到认可。

（3）调节作息时间。保障充分的睡眠时间，确保有足够的精力工作。

（4）倾诉和宣泄。倾诉是释放压力和获取帮助的良好途径，能从中获得安慰和鼓励，以及解决问题的策略。例如，可以通过运动、呐喊等方式进行宣泄和自我鼓励。

2. 职业挫折的调试

职业挫折是指在职业活动中，因遇到外界环境中的阻碍或干扰，需求得不到满足、目标未能达到时的情绪状态，是职业生涯中难以避免的一种较普遍的社会心理问题。职业挫折主要与人际关系、人职不匹配、管理制度、劳动强度与环境等相关，主要的预防和应对方式如下所述。

（1）恰当定位职业生涯目标。恰当的职业生涯目标定位能够帮助员工寻找到比较匹配的工作环境，从而减少职业挫折带来的负面情绪。

（2）人际关系协调。通过增强沟通、改变环境、提高人际技巧等方面改善人际关系，为自己建立良好工作氛围。

（3）正确对待职业挫折，坚持原则和价值观，是应对职业挫折的重要手段。

（4）用良好的心理方法进行自我排解。当在工作中遇到挫折时，会产生各种不良情绪，可以通过转移注意力、独处并安静思考、自行宣泄等合理的心理方法及时调节不良情绪。

3. 工作家庭冲突的调试

工作家庭冲突是一种角色间冲突，是指工作和家庭两个方面的角色压力在某种程度上的不协调，一个角色的参与会因另一个角色的要求变得很难实现。工作家庭冲突主要有时间冲突、压力冲突、行为冲突三个维度，会对健康、满意度和绩效造成不良影响，导致生理状况方面的头晕、肌肉酸痛、食欲下降等，也包括心理方面的沮丧、压抑甚至是抑郁，个体的主观幸福感会明显降低。

从业人员可以通过自己的努力来实现工作与家庭的平衡，具体包括：

（1）角色的再定义。角色的再定义是让人们重新认识自己对家庭和工作应负的责任，通过自我认知减少冲突带来的影响。

（2）关注问题。当冲突发生后，个人要更多地关注问题本身，避免顺从和回避，采取措施尽快解决或缓解冲突。

（3）寻求帮助。当冲突发生时，个人可以与自己的家人、朋友和同事进行良好的沟通，增进各方的理解，并寻求他们的帮助。

（4）提高自我效能感。自我效能感是工作家庭冲突的调节变量，也是前因变量。树立实现工作家庭平衡的信心，使冲突发生后，能积极地采取措施解决冲突。

4. 职业倦怠的调试

长期的职业压力得不到有效缓解，就比较容易形成慢性的应激过程，长期持续则会导致职业倦怠。职业倦怠是一种心理上的综合病症，包括3个方面的表现：心理资源的损耗；从业人员产生对工作的一种消极、冷漠、与工作极度分离的反应；自我效能比较低，缺乏成就感和创造力。

从业人员可以通过一些放松训练、社交训练、归因训练等干预职业倦怠，这里主要介绍由美国医师艾德蒙·雅各布森发明的渐进式放松训练。这一训练方法主要是通过逐步调动全身肌肉群来达到消除身体紧张状态、缓解焦虑情绪的效果。渐进式放松训练的关键在于，要按照全身肌肉群循序渐进地运动，主要方式是先用力收紧某处的肌肉群，再放松下来，重复几次后转向下一处肌肉群。这样做主要是因为切身体验过肌肉的收缩和松弛后，更能明显感觉到由之产生的放松感。

渐进式放松法的具体步骤如下：

锻炼时一般按照"紧张，放松，更紧张，更放松，最紧张，最放松"的原则，由上至下进行放松，可以试试采用以下步骤牵动头痛部位：

选择一个不受干扰的地方，或坐或躺，保持脊背舒展。

做几个深呼吸，用鼻子慢慢吸气，再用嘴慢慢呼气，由此重复几遍。

抬起眉毛，向上挤压前额肌肉，或者用力皱眉，再缓慢松开，由此重复几遍。

紧闭双眼，再慢慢睁开。

大笑，然后慢慢停下。

紧咬下颚，然后放松。

舌头抵住上颚，然后慢慢放下。

紧闭双唇，再慢慢放松。

用头顶住地板或椅背，继而放松。

耸肩膀，让肩膀尽量接近耳朵，然后放下，重复几次。

时间充裕的话，继续向下活动到脚趾，进行全身放松训练，放松时要注意深呼吸。

渐进式放松训练通常的建议顺序是：头、双眼、脸部、脖颈、肩膀、上臂、前臂、双手、背部、胸部、躯干、后腰、臀部、大腿、膝盖、小腿、脚踝、双足。不过这并非固定要求，也可以倒过来从脚开始。很多人喜欢从头开始，是因为锻炼头部和眼部可以使他们彻底进入放松状态。

5. 嫉妒心的调试

嫉妒是面对他人在某一方面取得的成绩或相对自己取得的进步而心中产生的不愉快的情感，是对别人的优势以心怀不满为特征的一种不悦、自惭、怨恨、恼怒甚至带有破坏性的负面感情。积极的一面是能激发起一个人奋发图强的精神；消极的一面是会对对方表示不满甚至加以损害。

如何理智地调整嫉妒心理，可以从以下方面努力：

（1）学会客观地评价和激励自己。找出自己的差距和不足，公正地评价自己。善于发现自己长于别人之处，达到平衡，把嫉妒化为前进的动力。

（2）培养达观的人生态度。胸怀大度，换位思考，站在对方角度思考，接纳对方而非对抗。善于从日常工作、生活中寻找快乐。

（3）转移注意力。参加各种有益活动或转移环境，使自己充实而无暇嫉妒。多和亲友交流，把困扰和不满宣泄掉。

6. 忧郁的调试

现代人生活步调快，得失变得鲜明无比，情绪的震荡常让一些上班族难以适应。加上人际竞争的复杂化，若稍有心理调适不当或外在支持无法配合，极易落入情绪忧郁的恶性循环中。

缓解忧郁心理，应做好相应的减压工作。修正不合时宜的自我特质，如易焦虑、紧张、要求完美、缺乏弹性等。加强和重视自我训练，设定"合理"的工作及人生目标，要求完美大多只会失败。以开阔、弹性的视觉来看待人生中的挑战和危机。建立自己足够的身心备转容量以备不时之需，把压力说出来、唱出来、写下来。

7. 心理疲劳的调试

随着竞争加剧、压力加大、身体疲劳，发展瓶颈等情况不断出现，从业者很容易变得倦怠，原本积极向上的职业心态在工作中逐渐被消磨破坏而变得疲劳，主要表现为：厌倦工作、不愿起床、上班迟到次数增多、处理公务时心情烦躁、注意力涣散、思维迟钝、反应迟缓、遗忘率增加等。女性更容易出现心理疲劳。

如何缓解心理疲劳呢呢？首先，可以关注自己的形象。通过改变造型和穿搭，可以转换自己的心情。其次，忙里偷闲。在工作繁忙、感到巨大压力时，适当休闲可以释放压力。再次，学会退一步，张弛有度，劳逸结合。最后，可以布置一个好环境，通过向他人倾诉来缓解自己的情绪。

作 业

1. 你认为职业心理健康是怎样的，影响因素有哪些？
2. 职业心理健康的标准有哪些？
3. 假如你在工作中产生了职业压力或职业倦怠，该如何应对？
4. 你认为的正确的职业观念是什么？
5. 你认为正确的职业心态应该是怎样的？
6. 假如你在工作中产生了职业心理健康问题，可以怎样解决？

附录1 中华人民共和国职业病防治法

（2001年10月27日第九届全国人民代表大会常务委员会第二十四次会议通过 根据2011年12月31日第十一届全国人民代表大会常务委员会第二十四次会议《关于修改〈中华人民共和国职业病防治法〉的决定》第一次修正 根据2016年7月2日第十二届全国人民代表大会常务委员会第二十一次会议《关于修改〈中华人民共和国节约能源法〉等六部法律的决定》第二次修正 根据2017年11月4日第十二届全国人民代表大会常务委员会第三十次会议《关于修改〈中华人民共和国会计法〉等十一部法律的决定》第三次修正 根据2018年12月29日第十三届全国人民代表大会常务委员会第七次会议《关于修改〈中华人民共和国劳动法〉等七部法律的决定》第四次修正）

目　录

第一章　总则
第二章　前期预防
第三章　劳动过程中的防护与管理
第四章　职业病诊断与职业病病人保障
第五章　监督检查
第六章　法律责任
第七章　附则

第一章　总　则

第一条　为了预防、控制和消除职业病危害，防治职业病，保护劳动者健康及其相关权益，促进经济社会发展，根据宪法，制定本法。

第二条　本法适用于中华人民共和国领域内的职业病防治活动。

本法所称职业病，是指企业、事业单位和个体经济组织等用人单位的劳动者在职业活动中，因接触粉尘、放射性物质和其他有毒、有害因素而引起的疾病。

职业病的分类和目录由国务院卫生行政部门会同国务院劳动保障行政部门制定、调整并公布。

第三条　职业病防治工作坚持预防为主、防治结合的方针，建立用人单位负责、行政机关监管、行业自律、职工参与和社会监督的机制，实行分类管理、综合治理。

第四条　劳动者依法享有职业卫生保护的权利。

---

① 资料来源于国家法律法规数据库官网，https://flk.npc.gov.cn/detail2.html?ZmY4MDgwODE2ZjEzNWY0NjAxNmYyMTJlYTIwYTE3Zjg%3D。

用人单位应当为劳动者创造符合国家职业卫生标准和卫生要求的工作环境和条件，并采取措施保障劳动者获得职业卫生保护。

工会组织依法对职业病防治工作进行监督，维护劳动者的合法权益。用人单位制定或者修改有关职业病防治的规章制度，应当听取工会组织的意见。

第五条　用人单位应当建立、健全职业病防治责任制，加强对职业病防治的管理，提高职业病防治水平，对本单位产生的职业病危害承担责任。

第六条　用人单位的主要负责人对本单位的职业病防治工作全面负责。

第七条　用人单位必须依法参加工伤保险。

国务院和县级以上地方人民政府劳动保障行政部门应当加强对工伤保险的监督管理，确保劳动者依法享受工伤保险待遇。

第八条　国家鼓励和支持研制、开发、推广、应用有利于职业病防治和保护劳动者健康的新技术、新工艺、新设备、新材料，加强对职业病的机理和发生规律的基础研究，提高职业病防治科学技术水平；积极采用有效的职业病防治技术、工艺、设备、材料；限制使用或者淘汰职业病危害严重的技术、工艺、设备、材料。

国家鼓励和支持职业病医疗康复机构的建设。

第九条　国家实行职业卫生监督制度。

国务院卫生行政部门、劳动保障行政部门依照本法和国务院确定的职责，负责全国职业病防治的监督管理工作。国务院有关部门在各自的职责范围内负责职业病防治的有关监督管理工作。

县级以上地方人民政府卫生行政部门、劳动保障行政部门依据各自职责，负责本行政区域内职业病防治的监督管理工作。县级以上地方人民政府有关部门在各自的职责范围内负责职业病防治的有关监督管理工作。

县级以上人民政府卫生行政部门、劳动保障行政部门（以下统称职业卫生监督管理部门）应当加强沟通，密切配合，按照各自职责分工，依法行使职权，承担责任。

第十条　国务院和县级以上地方人民政府应当制定职业病防治规划，将其纳入国民经济和社会发展计划，并组织实施。

县级以上地方人民政府统一负责、领导、组织、协调本行政区域的职业病防治工作，建立健全职业病防治工作体制、机制，统一领导、指挥职业卫生突发事件应对工作；加强职业病防治能力建设和服务体系建设，完善、落实职业病防治工作责任制。

乡、民族乡、镇的人民政府应当认真执行本法，支持职业卫生监督管理部门依法履行职责。

第十一条　县级以上人民政府职业卫生监督管理部门应当加强对职业病防治的宣传教育，普及职业病防治的知识，增强用人单位的职业病防治观念，提高劳动者的职业健康意识、自我保护意识和行使职业卫生保护权利的能力。

第十二条　有关防治职业病的国家职业卫生标准，由国务院卫生行政部门组织制定并公布。

国务院卫生行政部门应当组织开展重点职业病监测和专项调查，对职业健康风险进行评估，为制定职业卫生标准和职业病防治政策提供科学依据。

县级以上地方人民政府卫生行政部门应当定期对本行政区域的职业病防治情况进行统计和调查分析。

第十三条　任何单位和个人有权对违反本法的行为进行检举和控告。有关部门收到相关的检举和控告后，应当及时处理。

对防治职业病成绩显著的单位和个人，给予奖励。

第二章　前期预防

第十四条　用人单位应当依照法律、法规要求，严格遵守国家职业卫生标准，落实职业病预防措施，从源头上控制和消除职业病危害。

第十五条　产生职业病危害的用人单位的设立除应当符合法律、行政法规规定的设立条件外，其工作场所还应当符合下列职业卫生要求：

（一）职业病危害因素的强度或者浓度符合国家职业卫生标准；

（二）有与职业病危害防护相适应的设施；

（三）生产布局合理，符合有害与无害作业分开的原则；

（四）有配套的更衣间、洗浴间、孕妇休息间等卫生设施；

（五）设备、工具、用具等设施符合保护劳动者生理、心理健康的要求；

（六）法律、行政法规和国务院卫生行政部门关于保护劳动者健康的其他要求。

第十六条　国家建立职业病危害项目申报制度。

用人单位工作场所存在职业病目录所列职业病的危害因素的，应当及时、如实向所在地卫生行政部门申报危害项目，接受监督。

职业病危害因素分类目录由国务院卫生行政部门制定、调整并公布。职业病危害项目申报的具体办法由国务院卫生行政部门制定。

第十七条　新建、扩建、改建建设项目和技术改造、技术引进项目（以下统称建设项目）可能产生职业病危害的，建设单位在可行性论证阶段应当进行职业病危害预评价。

医疗机构建设项目可能产生放射性职业病危害的，建设单位应当向卫生行政部门提交放射性职业病危害预评价报告。卫生行政部门应当自收到预评价报告之日起三十日内，作出审核决定并书面通知建设单位。未提交预评价报告或者预评价报告未经卫生行政部门审核同意的，不得开工建设。

职业病危害预评价报告应当对建设项目可能产生的职业病危害因素及其对工作场所和劳动者健康的影响作出评价，确定危害类别和职业病防护措施。

建设项目职业病危害分类管理办法由国务院卫生行政部门制定。

第十八条　建设项目的职业病防护设施所需费用应当纳入建设项目工程预算，并与主体工程同时设计，同时施工，同时投入生产和使用。

建设项目的职业病防护设施设计应当符合国家职业卫生标准和卫生要求；其中，医疗机构放射性职业病危害严重的建设项目的防护设施设计，应当经卫生行政部门审查同意后，方可施工。

建设项目在竣工验收前，建设单位应当进行职业病危害控制效果评价。

医疗机构可能产生放射性职业病危害的建设项目竣工验收时，其放射性职业病防护设施经卫生行政部门验收合格后，方可投入使用；其他建设项目的职业病防护设施应当由建设单位负责依法组织验收，验收合格后，方可投入生产和使用。卫生行政部门应当加强对建设单位组织的验收活动和验收结果的监督核查。

第十九条　国家对从事放射性、高毒、高危粉尘等作业实行特殊管理。具体管理办法由国务院制定。

第三章　劳动过程中的防护与管理

第二十条　用人单位应当采取下列职业病防治管理措施：

（一）设置或者指定职业卫生管理机构或者组织，配备专职或者兼职的职业卫生管理人员，负责本单位的职业病防治工作；

（二）制定职业病防治计划和实施方案；

（三）建立、健全职业卫生管理制度和操作规程；

（四）建立、健全职业卫生档案和劳动者健康监护档案；

（五）建立、健全工作场所职业病危害因素监测及评价制度；

（六）建立、健全职业病危害事故应急救援预案。

第二十一条　用人单位应当保障职业病防治所需的资金投入，不得挤占、挪用，并对因资金投入不足导致的后果承担责任。

第二十二条　用人单位必须采用有效的职业病防护设施，并为劳动者提供个人使用的职业病防护用品。

用人单位为劳动者个人提供的职业病防护用品必须符合防治职业病的要求；不符合要求的，不得使用。

第二十三条　用人单位应当优先采用有利于防治职业病和保护劳动者健康的新技术、新工艺、新设备、新材料，逐步替代职业病危害严重的技术、工艺、设备、材料。

第二十四条　产生职业病危害的用人单位，应当在醒目位置设置公告栏，公布有关职业病防治的规章制度、操作规程、职业病危害事故应急救援措施和工作场所职业病危害因素检测结果。

对产生严重职业病危害的作业岗位，应当在其醒目位置，设置警示标识和中文警示说明。警示说明应当载明产生职业病危害的种类、后果、预防以及应急救治措施等内容。

第二十五条　对可能发生急性职业损伤的有毒、有害工作场所，用人单位应当设置报警装置，配置现场急救用品、冲洗设备、应急撤离通道和必要的泄险区。

对放射工作场所和放射性同位素的运输、贮存，用人单位必须配置防护设备和报警装置，保证接触放射线的工作人员佩戴个人剂量计。

对职业病防护设备、应急救援设施和个人使用的职业病防护用品，用人单位应当进行经常性的维护、检修，定期检测其性能和效果，确保其处于正常状态，不得擅自拆除或者停止使用。

第二十六条　用人单位应当实施由专人负责的职业病危害因素日常监测，并确保监测系统处于正常运行状态。

用人单位应当按照国务院卫生行政部门的规定，定期对工作场所进行职业病危害因素检测、评价。检测、评价结果存入用人单位职业卫生档案，定期向所在地卫生行政部门报告并向劳动者公布。

职业病危害因素检测、评价由依法设立的取得国务院卫生行政部门或者设区的市级以上地方人民政府卫生行政部门按照职责分工给予资质认可的职业卫生技术服务机构进行。职业卫生技术服务机构所作检测、评价应当客观、真实。

发现工作场所职业病危害因素不符合国家职业卫生标准和卫生要求时，用人单位应当立即采取相应治理措施，仍然达不到国家职业卫生标准和卫生要求的，必须停止存在职业病危害因素的作业；职业病危害因素经治理后，符合国家职业卫生标准和卫生要求的，方可重新作业。

第二十七条　职业卫生技术服务机构依法从事职业病危害因素检测、评价工作，接受卫生行政部门的监督检查。卫生行政部门应当依法履行监督职责。

第二十八条　向用人单位提供可能产生职业病危害的设备的，应当提供中文说明书，并在设备的醒目位置设置警示标识和中文警示说明。警示说明应当载明设备性能、可能产生的职业病危害、安全操作和维护注意事项、职业病防护以及应急救治措施等内容。

第二十九条　向用人单位提供可能产生职业病危害的化学品、放射性同位素和含有放射性物质的材料的，应当提供中文说明书。说明书应当载明产品特性、主要成份、存在的有害因素、可能产生的危害后果、安全使用注意事项、职业病防护以及应急救治措施等内容。产品包装应当有醒目的警示标识和中文警示说明。贮存上述材料的场所应当在规定的部位设置危险物品标识或者放射性警示标识。

国内首次使用或者首次进口与职业病危害有关的化学材料，使用单位或者进口单位按照国家规定经国务院有关部门批准后，应当向国务院卫生行政部门报送该化学材料的毒性鉴定以及经有关部门登记注册或者批准进口的文件等资料。

进口放射性同位素、射线装置和含有放射性物质的物品的，按照国家有关规定办理。

第三十条　任何单位和个人不得生产、经营、进口和使用国家明令禁止使用的可能产生职业病危害的设备或者材料。

第三十一条　任何单位和个人不得将产生职业病危害的作业转移给不具备职业病防护条件的单位和个人。不具备职业病防护条件的单位和个人不得接受产生职业病危害的作业。

第三十二条　用人单位对采用的技术、工艺、设备、材料，应当知悉其产生的职业病危害，对有职业病危害的技术、工艺、设备、材料隐瞒其危害而采用的，对所造成的职业病危害后果承担责任。

第三十三条　用人单位与劳动者订立劳动合同（含聘用合同，下同）时，应当将工作过程中可能产生的职业病危害及其后果、职业病防护措施和待遇等如实告知劳动者，并在劳动合同中写明，不得隐瞒或者欺骗。

劳动者在已订立劳动合同期间因工作岗位或者工作内容变更，从事与所订立劳动合同中未告知的存在职业病危害的作业时，用人单位应当依照前款规定，向劳动者履行如实告知的义务，并协商变更原劳动合同相关条款。

用人单位违反前两款规定的，劳动者有权拒绝从事存在职业病危害的作业，用人单位不得因此解除与劳动者所订立的劳动合同。

第三十四条　用人单位的主要负责人和职业卫生管理人员应当接受职业卫生培训，遵守职业病防治法律、法规，依法组织本单位的职业病防治工作。

用人单位应当对劳动者进行上岗前的职业卫生培训和在岗期间的定期职业卫生培训，普及职业卫生知识，督促劳动者遵守职业病防治法律、法规、规章和操作规程，指导劳动者正确使用职业病防护设备和个人使用的职业病防护用品。

劳动者应当学习和掌握相关的职业卫生知识，增强职业病防范意识，遵守职业病防治法律、法规、规章和操作规程，正确使用、维护职业病防护设备和个人使用的职业病防护用品，发现职业病危害事故隐患应当及时报告。

劳动者不履行前款规定义务的，用人单位应当对其进行教育。

第三十五条　对从事接触职业病危害的作业的劳动者，用人单位应当按照国务院卫生行政部门的规定组织上岗前、在岗期间和离岗时的职业健康检查，并将检查结果书面告知劳动者。职业健康检查费用由用人单位承担。

用人单位不得安排未经上岗前职业健康检查的劳动者从事接触职业病危害的作业；不得安排有职业禁忌的劳动者从事其所禁忌的作业；对在职业健康检查中发现有与所从事的职业相关的健康损害的劳动者，应当调离原工作岗位，并妥善安置；对未进行离岗前职业健康检查的劳动者不得解除或者终止与其订立的劳动合同。

职业健康检查应当由取得《医疗机构执业许可证》的医疗卫生机构承担。卫生行政部门应当加强对职业健康检查工作的规范管理，具体管理办法由国务院卫生行政部门制定。

第三十六条　用人单位应当为劳动者建立职业健康监护档案，并按照规定的期限妥善保存。

职业健康监护档案应当包括劳动者的职业史、职业病危害接触史、职业健康检查结果和职业病诊疗等有关个人健康资料。

劳动者离开用人单位时，有权索取本人职业健康监护档案复印件，用人单位应当如实、无偿提供，并在所提供的复印件上签章。

第三十七条　发生或者可能发生急性职业病危害事故时，用人单位应当立即采取应急救援和控制措施，并及时报告所在地卫生行政部门和有关部门。卫生行政部门接到报告后，应当及时会同有关部门组织调查处理；必要时，可以采取临时控制措施。卫生行政部门应当组织做好医疗救治工作。

对遭受或者可能遭受急性职业病危害的劳动者，用人单位应当及时组织救治、进行健康检查和医学观察，所需费用由用人单位承担。

第三十八条　用人单位不得安排未成年工从事接触职业病危害的作业；不得安排孕期、哺乳期的女职工从事对本人和胎儿、婴儿有危害的作业。

第三十九条　劳动者享有下列职业卫生保护权利：

（一）获得职业卫生教育、培训；

（二）获得职业健康检查、职业病诊疗、康复等职业病防治服务；

（三）了解工作场所产生或者可能产生的职业病危害因素、危害后果和应当采取的职业病防护措施；

（四）要求用人单位提供符合防治职业病要求的职业病防护设施和个人使用的职业病防护用品，改善工作条件；

（五）对违反职业病防治法律、法规以及危及生命健康的行为提出批评、检举和控告；

（六）拒绝违章指挥和强令进行没有职业病防护措施的作业；

（七）参与用人单位职业卫生工作的民主管理，对职业病防治工作提出意见和建议。

用人单位应当保障劳动者行使前款所列权利。因劳动者依法行使正当权利而降低其工资、福利等待遇或者解除、终止与其订立的劳动合同的，其行为无效。

第四十条　工会组织应当督促并协助用人单位开展职业卫生宣传教育和培训，有权对用人单位的职业病防治工作提出意见和建议，依法代表劳动者与用人单位签订劳动安全卫生专项集体合同，与用人单位就劳动者反映的有关职业病防治的问题进行协调并督促解决。

工会组织对用人单位违反职业病防治法律、法规，侵犯劳动者合法权益的行为，有权要求纠正；产生严重职业病危害时，有权要求采取防护措施，或者向政府有关部门建议采取强制性措施；发生职业病危害事故时，有权参与事故调查处理；发现危及劳动者生命健康的情形时，有权向用人单位建议组织劳动者撤离危险现场，用人单位应当立即作出处理。

第四十一条　用人单位按照职业病防治要求，用于预防和治理职业病危害、工作场所卫生检测、健康监护和职业卫生培训等费用，按照国家有关规定，在生产成本中据实列支。

第四十二条　职业卫生监督管理部门应当按照职责分工，加强对用人单位落实职业病防护管理措施情况的监督检查，依法行使职权，承担责任。

第四章　职业病诊断与职业病病人保障

第四十三条　职业病诊断应当由取得《医疗机构执业许可证》的医疗卫生机构承担。卫生行政部门应当加强对职业病诊断工作的规范管理，具体管理办法由国务院卫生行政部门制定。

承担职业病诊断的医疗卫生机构还应当具备下列条件：

（一）具有与开展职业病诊断相适应的医疗卫生技术人员；

（二）具有与开展职业病诊断相适应的仪器、设备；

（三）具有健全的职业病诊断质量管理制度。

承担职业病诊断的医疗卫生机构不得拒绝劳动者进行职业病诊断的要求。

第四十四条　劳动者可以在用人单位所在地、本人户籍所在地或者经常居住地依法承担职业病诊断的医疗卫生机构进行职业病诊断。

第四十五条　职业病诊断标准和职业病诊断、鉴定办法由国务院卫生行政部门制定。职业病伤残等级的鉴定办法由国务院劳动保障行政部门会同国务院卫生行政部门制定。

第四十六条　职业病诊断，应当综合分析下列因素：

（一）病人的职业史；

（二）职业病危害接触史和工作场所职业病危害因素情况；

（三）临床表现以及辅助检查结果等。

没有证据否定职业病危害因素与病人临床表现之间的必然联系的，应当诊断为职业病。

职业病诊断证明书应当由参与诊断的取得职业病诊断资格的执业医师签署，并经承担职业病诊断的医疗卫生机构审核盖章。

第四十七条　用人单位应当如实提供职业病诊断、鉴定所需的劳动者职业史和职业病危害接触史、工作场所职业病危害因素检测结果等资料；卫生行政部门应当监督检查和督促用人单位提供上述资料；劳动者和有关机构也应当提供与职业病诊断、鉴定有关的资料。

职业病诊断、鉴定机构需要了解工作场所职业病危害因素情况时，可以对工作场所进行现场调查，也可以向卫生行政部门提出，卫生行政部门应当在十日内组织现场调查。用人单位不得拒绝、阻挠。

第四十八条　职业病诊断、鉴定过程中，用人单位不提供工作场所职业病危害因素检测结果等资料的，诊断、鉴定机构应当结合劳动者的临床表现、辅助检查结果和劳动者的职业史、职业病危害接触史，并参考劳动者的自述、卫生行政部门提供的日常监督检查信息等，作出职业病诊断、鉴定结论。

劳动者对用人单位提供的工作场所职业病危害因素检测结果等资料有异议，或者因劳动者的用人单位解散、破产，无用人单位提供上述资料的，诊断、鉴定机构应当提请卫生行政部门进行调查，卫生行政部门应当自接到申请之日起三十日内对存在异议的资料或者工作场所职业病危害因素情况作出判定；有关部门应当配合。

第四十九条　职业病诊断、鉴定过程中，在确认劳动者职业史、职业病危害接触史时，当事人对劳动关系、工种、工作岗位或者在岗时间有争议的，可以向当地的劳动人事争议仲裁委员会申请仲裁；接到申请的劳动人事争议仲裁委员会应当受理，并在三十日内作出裁决。

当事人在仲裁过程中对自己提出的主张，有责任提供证据。劳动者无法提供由用人单位掌握管理的与仲裁主张有关的证据的，仲裁庭应当要求用人单位在指定期限内提供；用人单位在指定期限内不提供的，应当承担不利后果。

劳动者对仲裁裁决不服的，可以依法向人民法院提起诉讼。

用人单位对仲裁裁决不服的，可以在职业病诊断、鉴定程序结束之日起十五日内依法向人民法院提起诉讼；诉讼期间，劳动者的治疗费用按照职业病待遇规定的途径支付。

第五十条　用人单位和医疗卫生机构发现职业病病人或者疑似职业病病人时，应当及时向所在地卫生行政部门报告。确诊为职业病的，用人单位还应当向所在地劳动保障行政部门报告。接到报告的部门应当依法作出处理。

第五十一条　县级以上地方人民政府卫生行政部门负责本行政区域内的职业病统计报告的管理工作，并按照规定上报。

第五十二条　当事人对职业病诊断有异议的，可以向作出诊断的医疗卫生机构所在地地方人民政府卫生行政部门申请鉴定。

职业病诊断争议由设区的市级以上地方人民政府卫生行政部门根据当事人的申请，组织职业病诊断鉴定委员会进行鉴定。

当事人对设区的市级职业病诊断鉴定委员会的鉴定结论不服的，可以向省、自治区、直辖市人民政府卫生行政部门申请再鉴定。

第五十三条　职业病诊断鉴定委员会由相关专业的专家组成。

省、自治区、直辖市人民政府卫生行政部门应当设立相关的专家库，需要对职业病争议作出诊断鉴定时，由当事人或者当事人委托有关卫生行政部门从专家库中以随机抽取的方式确定参加诊断鉴定委员会的专家。

职业病诊断鉴定委员会应当按照国务院卫生行政部门颁布的职业病诊断标准和职业病诊断、鉴定办法进行职业病诊断鉴定，向当事人出具职业病诊断鉴定书。职业病诊断、鉴定费用由用人单位承担。

第五十四条　职业病诊断鉴定委员会组成人员应当遵守职业道德，客观、公正地进行诊断鉴定，并承担相应的责任。职业病诊断鉴定委员会组成人员不得私下接触当事人，不得收受当事人的财物或者其他好处，与当事人有利害关系的，应当回避。

人民法院受理有关案件需要进行职业病鉴定时，应当从省、自治区、直辖市人民政府卫生行政部门依法设立的相关的专家库中选取参加鉴定的专家。

第五十五条　医疗卫生机构发现疑似职业病病人时，应当告知劳动者本人并及时通知用人单位。

用人单位应当及时安排对疑似职业病病人进行诊断；在疑似职业病病人诊断或者医学观察期间，不得解除或者终止与其订立的劳动合同。

疑似职业病病人在诊断、医学观察期间的费用，由用人单位承担。

第五十六条　用人单位应当保障职业病病人依法享受国家规定的职业病待遇。

用人单位应当按照国家有关规定，安排职业病病人进行治疗、康复和定期检查。

用人单位对不适宜继续从事原工作的职业病病人，应当调离原岗位，并妥善安置。

用人单位对从事接触职业病危害的作业的劳动者，应当给予适当岗位津贴。

第五十七条　职业病病人的诊疗、康复费用，伤残以及丧失劳动能力的职业病病人的社会保障，按照国家有关工伤保险的规定执行。

第五十八条　职业病病人除依法享有工伤保险外，依照有关民事法律，尚有获得赔偿的权利的，有权向用人单位提出赔偿要求。

第五十九条 劳动者被诊断患有职业病,但用人单位没有依法参加工伤保险的,其医疗和生活保障由该用人单位承担。

第六十条 职业病病人变动工作单位,其依法享有的待遇不变。

用人单位在发生分立、合并、解散、破产等情形时,应当对从事接触职业病危害的作业的劳动者进行健康检查,并按照国家有关规定妥善安置职业病病人。

第六十一条 用人单位已经不存在或者无法确认劳动关系的职业病病人,可以向地方人民政府医疗保障、民政部门申请医疗救助和生活等方面的救助。

地方各级人民政府应当根据本地区的实际情况,采取其他措施,使前款规定的职业病病人获得医疗救治。

第五章 监督检查

第六十二条 县级以上人民政府职业卫生监督管理部门依照职业病防治法律、法规、国家职业卫生标准和卫生要求,依据职责划分,对职业病防治工作进行监督检查。

第六十三条 卫生行政部门履行监督检查职责时,有权采取下列措施:

(一)进入被检查单位和职业病危害现场,了解情况,调查取证;

(二)查阅或者复制与违反职业病防治法律、法规的行为有关的资料和采集样品;

(三)责令违反职业病防治法律、法规的单位和个人停止违法行为。

第六十四条 发生职业病危害事故或者有证据证明危害状态可能导致职业病危害事故发生时,卫生行政部门可以采取下列临时控制措施:

(一)责令暂停导致职业病危害事故的作业;

(二)封存造成职业病危害事故或者可能导致职业病危害事故发生的材料和设备;

(三)组织控制职业病危害事故现场。

在职业病危害事故或者危害状态得到有效控制后,卫生行政部门应当及时解除控制措施。

第六十五条 职业卫生监督执法人员依法执行职务时,应当出示监督执法证件。

职业卫生监督执法人员应当忠于职守,秉公执法,严格遵守执法规范;涉及用人单位的秘密的,应当为其保密。

第六十六条 职业卫生监督执法人员依法执行职务时,被检查单位应当接受检查并予以支持配合,不得拒绝和阻碍。

第六十七条 卫生行政部门及其职业卫生监督执法人员履行职责时,不得有下列行为:

(一)对不符合法定条件的,发给建设项目有关证明文件、资质证明文件或者予以批准;

(二)对已经取得有关证明文件的,不履行监督检查职责;

(三)发现用人单位存在职业病危害的,可能造成职业病危害事故,不及时依法采取控制措施;

（四）其他违反本法的行为。

第六十八条　职业卫生监督执法人员应当依法经过资格认定。

职业卫生监督管理部门应当加强队伍建设，提高职业卫生监督执法人员的政治、业务素质，依照本法和其他有关法律、法规的规定，建立、健全内部监督制度，对其工作人员执行法律、法规和遵守纪律的情况，进行监督检查。

第六章　法律责任

第六十九条　建设单位违反本法规定，有下列行为之一的，由卫生行政部门给予警告，责令限期改正；逾期不改正的，处十万元以上五十万元以下的罚款；情节严重的，责令停止产生职业病危害的作业，或者提请有关人民政府按照国务院规定的权限责令停建、关闭：

（一）未按照规定进行职业病危害预评价的；

（二）医疗机构可能产生放射性职业病危害的建设项目未按照规定提交放射性职业病危害预评价报告，或者放射性职业病危害预评价报告未经卫生行政部门审核同意，开工建设的；

（三）建设项目的职业病防护设施未按照规定与主体工程同时设计、同时施工、同时投入生产和使用的；

（四）建设项目的职业病防护设施设计不符合国家职业卫生标准和卫生要求，或者医疗机构放射性职业病危害严重的建设项目的防护设施设计未经卫生行政部门审查同意擅自施工的；

（五）未按照规定对职业病防护设施进行职业病危害控制效果评价的；

（六）建设项目竣工投入生产和使用前，职业病防护设施未按照规定验收合格的。

第七十条　违反本法规定，有下列行为之一的，由卫生行政部门给予警告，责令限期改正；逾期不改正的，处十万元以下的罚款：

（一）工作场所职业病危害因素检测、评价结果没有存档、上报、公布的；

（二）未采取本法第二十条规定的职业病防治管理措施的；

（三）未按照规定公布有关职业病防治的规章制度、操作规程、职业病危害事故应急救援措施的；

（四）未按照规定组织劳动者进行职业卫生培训，或者未对劳动者个人职业病防护采取指导、督促措施的；

（五）国内首次使用或者首次进口与职业病危害有关的化学材料，未按照规定报送毒性鉴定资料以及经有关部门登记注册或者批准进口的文件的。

第七十一条　用人单位违反本法规定，有下列行为之一的，由卫生行政部门责令限期改正，给予警告，可以并处五万元以上十万元以下的罚款：

（一）未按照规定及时、如实向卫生行政部门申报产生职业病危害的项目的；

（二）未实施由专人负责的职业病危害因素日常监测，或者监测系统不能正常监测的；

（三）订立或者变更劳动合同时，未告知劳动者职业病危害真实情况的；

（四）未按照规定组织职业健康检查、建立职业健康监护档案或者未将检查结果书面告知劳动者的；

（五）未依照本法规定在劳动者离开用人单位时提供职业健康监护档案复印件的。

第七十二条　用人单位违反本法规定，有下列行为之一的，由卫生行政部门给予警告，责令限期改正，逾期不改正的，处五万元以上二十万元以下的罚款；情节严重的，责令停止产生职业病危害的作业，或者提请有关人民政府按照国务院规定的权限责令关闭：

（一）工作场所职业病危害因素的强度或者浓度超过国家职业卫生标准的；

（二）未提供职业病防护设施和个人使用的职业病防护用品，或者提供的职业病防护设施和个人使用的职业病防护用品不符合国家职业卫生标准和卫生要求的；

（三）对职业病防护设备、应急救援设施和个人使用的职业病防护用品未按照规定进行维护、检修、检测，或者不能保持正常运行、使用状态的；

（四）未按照规定对工作场所职业病危害因素进行检测、评价的；

（五）工作场所职业病危害因素经治理仍然达不到国家职业卫生标准和卫生要求时，未停止存在职业病危害因素的作业的；

（六）未按照规定安排职业病病人、疑似职业病病人进行诊治的；

（七）发生或者可能发生急性职业病危害事故时，未立即采取应急救援和控制措施或者未按照规定及时报告的；

（八）未按照规定在产生严重职业病危害的作业岗位醒目位置设置警示标识和中文警示说明的；

（九）拒绝职业卫生监督管理部门监督检查的；

（十）隐瞒、伪造、篡改、毁损职业健康监护档案、工作场所职业病危害因素检测评价结果等相关资料，或者拒不提供职业病诊断、鉴定所需资料的；

（十一）未按照规定承担职业病诊断、鉴定费用和职业病病人的医疗、生活保障费用的。

第七十三条　向用人单位提供可能产生职业病危害的设备、材料，未按照规定提供中文说明书或者设置警示标识和中文警示说明的，由卫生行政部门责令限期改正，给予警告，并处五万元以上二十万元以下的罚款。

第七十四条　用人单位和医疗卫生机构未按照规定报告职业病、疑似职业病的，由有关主管部门依据职责分工责令限期改正，给予警告，可以并处一万元以下的罚款；弄虚作假的，并处二万元以上五万元以下的罚款；对直接负责的主管人员和其他直接责任人员，可以依法给予降级或者撤职的处分。

第七十五条　违反本法规定，有下列情形之一的，由卫生行政部门责令限期治理，并处五万元以上三十万元以下的罚款；情节严重的，责令停止产生职业病危害的作业，或者提请有关人民政府按照国务院规定的权限责令关闭：

（一）隐瞒技术、工艺、设备、材料所产生的职业病危害而采用的；

（二）隐瞒本单位职业卫生真实情况的；

（三）可能发生急性职业损伤的有毒、有害工作场所、放射工作场所或者放射性同位素的运输、贮存不符合本法第二十五条规定的；

（四）使用国家明令禁止使用的可能产生职业病危害的设备或者材料的；

（五）将产生职业病危害的作业转移给没有职业病防护条件的单位和个人，或者没有职业病防护条件的单位和个人接受产生职业病危害的作业的；

（六）擅自拆除、停止使用职业病防护设备或者应急救援设施的；

（七）安排未经职业健康检查的劳动者、有职业禁忌的劳动者、未成年工或者孕期、哺乳期女职工从事接触职业病危害的作业或者禁忌作业的；

（八）违章指挥和强令劳动者进行没有职业病防护措施的作业的。

第七十六条 生产、经营或者进口国家明令禁止使用的可能产生职业病危害的设备或者材料的，依照有关法律、行政法规的规定给予处罚。

第七十七条 用人单位违反本法规定，已经对劳动者生命健康造成严重损害的，由卫生行政部门责令停止产生职业病危害的作业，或者提请有关人民政府按照国务院规定的权限责令关闭，并处十万元以上五十万元以下的罚款。

第七十八条 用人单位违反本法规定，造成重大职业病危害事故或者其他严重后果，构成犯罪的，对直接负责的主管人员和其他直接责任人员，依法追究刑事责任。

第七十九条 未取得职业卫生技术服务资质认可擅自从事职业卫生技术服务的，由卫生行政部门责令立即停止违法行为，没收违法所得；违法所得五千元以上的，并处违法所得二倍以上十倍以下的罚款；没有违法所得或者违法所得不足五千元的，并处五千元以上五万元以下的罚款；情节严重的，对直接负责的主管人员和其他直接责任人员，依法给予降级、撤职或者开除的处分。

第八十条 从事职业卫生技术服务的机构和承担职业病诊断的医疗卫生机构违反本法规定，有下列行为之一的，由卫生行政部门责令立即停止违法行为，给予警告，没收违法所得；违法所得五千元以上的，并处违法所得二倍以上五倍以下的罚款；没有违法所得或者违法所得不足五千元的，并处五千元以上二万元以下的罚款；情节严重的，由原认可或者登记机关取消其相应的资格；对直接负责的主管人员和其他直接责任人员，依法给予降级、撤职或者开除的处分；构成犯罪的，依法追究刑事责任：

（一）超出资质认可或者诊疗项目登记范围从事职业卫生技术服务或者职业病诊断的；

（二）不按照本法规定履行法定职责的；

（三）出具虚假证明文件的。

第八十一条 职业病诊断鉴定委员会组成人员收受职业病诊断争议当事人的财物或者其他好处的，给予警告，没收收受的财物，可以并处三千元以上五万元以下的罚款，取消其担任职业病诊断鉴定委员会组成人员的资格，并从省、自治区、直辖市人民政府卫生行政部门设立的专家库中予以除名。

第八十二条 卫生行政部门不按照规定报告职业病和职业病危害事故的，由上一级行政部门责令改正，通报批评，给予警告；虚报、瞒报的，对单位负责人、直接负责的主管人员和其他直接责任人员依法给予降级、撤职或者开除的处分。

第八十三条　县级以上地方人民政府在职业病防治工作中未依照本法履行职责，本行政区域出现重大职业病危害事故、造成严重社会影响的，依法对直接负责的主管人员和其他直接责任人员给予记大过直至开除的处分。

县级以上人民政府职业卫生监督管理部门不履行本法规定的职责，滥用职权、玩忽职守、徇私舞弊，依法对直接负责的主管人员和其他直接责任人员给予记大过或者降级的处分；造成职业病危害事故或者其他严重后果的，依法给予撤职或者开除的处分。

第八十四条　违反本法规定，构成犯罪的，依法追究刑事责任。

第七章　附　则

第八十五条　本法下列用语的含义：

职业病危害，是指对从事职业活动的劳动者可能导致职业病的各种危害。职业病危害因素包括：职业活动中存在的各种有害的化学、物理、生物因素以及在作业过程中产生的其他职业有害因素。

职业禁忌，是指劳动者从事特定职业或者接触特定职业病危害因素时，比一般职业人群更易于遭受职业病危害和罹患职业病或者可能导致原有自身疾病病情加重，或者在从事作业过程中诱发可能导致对他人生命健康构成危险的疾病的个人特殊生理或者病理状态。

第八十六条　本法第二条规定的用人单位以外的单位，产生职业病危害的，其职业病防治活动可以参照本法执行。

劳务派遣用工单位应当履行本法规定的用人单位的义务。

中国人民解放军参照执行本法的办法，由国务院、中央军事委员会制定。

第八十七条　对医疗机构放射性职业病危害控制的监督管理，由卫生行政部门依照本法的规定实施。

第八十八条　本法自 2002 年 5 月 1 日起施行。

附录 2　职业病诊断与鉴定管理办法[1]

（2021年1月4日国家卫生健康委员会令第6号公布　自公布之日起施行）

第一章　总　则

第一条　为了规范职业病诊断与鉴定工作，加强职业病诊断与鉴定管理，根据《中华人民共和国职业病防治法》（以下简称《职业病防治法》），制定本办法。

第二条　职业病诊断与鉴定工作应当按照《职业病防治法》、本办法的有关规定及《职业病分类和目录》、国家职业病诊断标准进行，遵循科学、公正、及时、便捷的原则。

第三条　国家卫生健康委负责全国范围内职业病诊断与鉴定的监督管理工作，县级以上地方卫生健康主管部门依据职责负责本行政区域内职业病诊断与鉴定的监督管理工作。

省、自治区、直辖市卫生健康主管部门（以下简称省级卫生健康主管部门）应当结合本行政区域职业病防治工作实际和医疗卫生服务体系规划，充分利用现有医疗卫生资源，实现职业病诊断机构区域覆盖。

第四条　各地要加强职业病诊断机构能力建设，提供必要的保障条件，配备相关的人员、设备和工作经费，以满足职业病诊断工作的需要。

第五条　各地要加强职业病诊断与鉴定信息化建设，建立健全劳动者接触职业病危害、开展职业健康检查、进行职业病诊断与鉴定等全过程的信息化系统，不断提高职业病诊断与鉴定信息报告的准确性、及时性和有效性。

第六条　用人单位应当依法履行职业病诊断、鉴定的相关义务：

（一）及时安排职业病病人、疑似职业病病人进行诊治；

（二）如实提供职业病诊断、鉴定所需的资料；

（三）承担职业病诊断、鉴定的费用和疑似职业病病人在诊断、医学观察期间的费用；

（四）报告职业病和疑似职业病；

（五）《职业病防治法》规定的其他相关义务。

第二章　诊断机构

第七条　医疗卫生机构开展职业病诊断工作，应当在开展之日起十五个工作日内向省级卫生健康主管部门备案。

---

[1] 资料来源于中华人民共和国国家卫生健康委员会官网，http://www.nhc.gov.cn/wjw/c100022/202201/205d7adfc1ed43b4bf6482f389eb0126.shtml。

省级卫生健康主管部门应当自收到完整备案材料之日起十五个工作日内向社会公布备案的医疗卫生机构名单、地址、诊断项目（即《职业病分类和目录》中的职业病类别和病种）等相关信息。

第八条　医疗卫生机构开展职业病诊断工作应当具备下列条件：

（一）持有《医疗机构执业许可证》；

（二）具有相应的诊疗科目及与备案开展的诊断项目相适应的职业病诊断医师及相关医疗卫生技术人员；

（三）具有与备案开展的诊断项目相适应的场所和仪器、设备；

（四）具有健全的职业病诊断质量管理制度。

第九条　医疗卫生机构进行职业病诊断备案时，应当提交以下证明其符合本办法第八条规定条件的有关资料：

（一）《医疗机构执业许可证》原件、副本及复印件；

（二）职业病诊断医师资格等相关资料；

（三）相关的仪器设备清单；

（四）负责职业病信息报告人员名单；

（五）职业病诊断质量管理制度等相关资料。

第十条　职业病诊断机构对备案信息的真实性、准确性、合法性负责。

当备案信息发生变化时，应当自信息发生变化之日起十个工作日内向省级卫生健康主管部门提交变更信息。

第十一条　设区的市没有医疗卫生机构备案开展职业病诊断的，省级卫生健康主管部门应当根据职业病诊断工作的需要，指定符合本办法第八条规定条件的医疗卫生机构承担职业病诊断工作。

第十二条　职业病诊断机构的职责是：

（一）在备案的诊断项目范围内开展职业病诊断；

（二）及时向所在地卫生健康主管部门报告职业病；

（三）按照卫生健康主管部门要求报告职业病诊断工作情况；

（四）承担《职业病防治法》中规定的其他职责。

第十三条　职业病诊断机构依法独立行使诊断权，并对其作出的职业病诊断结论负责。

第十四条　职业病诊断机构应当建立和健全职业病诊断管理制度，加强职业病诊断医师等有关医疗卫生人员技术培训和政策、法律培训，并采取措施改善职业病诊断工作条件，提高职业病诊断服务质量和水平。

第十五条　职业病诊断机构应当公开职业病诊断程序和诊断项目范围，方便劳动者进行职业病诊断。

职业病诊断机构及其相关工作人员应当尊重、关心、爱护劳动者，保护劳动者的隐私。

第十六条　从事职业病诊断的医师应当具备下列条件，并取得省级卫生健康主管部门颁发的职业病诊断资格证书：

（一）具有医师执业证书；
（二）具有中级以上卫生专业技术职务任职资格；
（三）熟悉职业病防治法律法规和职业病诊断标准；
（四）从事职业病诊断、鉴定相关工作三年以上；
（五）按规定参加职业病诊断医师相应专业的培训，并考核合格。

省级卫生健康主管部门应当依据本办法的规定和国家卫生健康委制定的职业病诊断医师培训大纲，制定本行政区域职业病诊断医师培训考核办法并组织实施。

第十七条　职业病诊断医师应当依法在职业病诊断机构备案的诊断项目范围内从事职业病诊断工作，不得从事超出其职业病诊断资格范围的职业病诊断工作；职业病诊断医师应当按照有关规定参加职业卫生、放射卫生、职业医学等领域的继续医学教育。

第十八条　省级卫生健康主管部门应当加强本行政区域内职业病诊断机构的质量控制管理工作，组织开展职业病诊断机构质量控制评估。

职业病诊断质量控制规范和医疗卫生机构职业病报告规范另行制定。

第三章　诊　断

第十九条　劳动者可以在用人单位所在地、本人户籍所在地或者经常居住地的职业病诊断机构进行职业病诊断。

第二十条　职业病诊断应当按照《职业病防治法》、本办法的有关规定及《职业病分类和目录》、国家职业病诊断标准，依据劳动者的职业史、职业病危害接触史和工作场所职业病危害因素情况、临床表现以及辅助检查结果等，进行综合分析。材料齐全的情况下，职业病诊断机构应当在收齐材料之日起三十日内作出诊断结论。

没有证据否定职业病危害因素与病人临床表现之间的必然联系的，应当诊断为职业病。

第二十一条　职业病诊断需要以下资料：
（一）劳动者职业史和职业病危害接触史（包括在岗时间、工种、岗位、接触的职业病危害因素名称等）；
（二）劳动者职业健康检查结果；
（三）工作场所职业病危害因素检测结果；
（四）职业性放射性疾病诊断还需要个人剂量监测档案等资料。

第二十二条　劳动者依法要求进行职业病诊断的，职业病诊断机构不得拒绝劳动者进行职业病诊断的要求，并告知劳动者职业病诊断的程序和所需材料。劳动者应当填写《职业病诊断就诊登记表》，并提供本人掌握的职业病诊断有关资料。

第二十三条　职业病诊断机构进行职业病诊断时，应当书面通知劳动者所在的用人单位提供本办法第二十一条规定的职业病诊断资料，用人单位应当在接到通知后的十日内如实提供。

第二十四条　用人单位未在规定时间内提供职业病诊断所需要资料的，职业病诊断机构可以依法提请卫生健康主管部门督促用人单位提供。

第二十五条　劳动者对用人单位提供的工作场所职业病危害因素检测结果等资料有异议，或者因劳动者的用人单位解散、破产，无用人单位提供上述资料的，职业病诊断机构应当依法提请用人单位所在地卫生健康主管部门进行调查。

卫生健康主管部门应当自接到申请之日起三十日内对存在异议的资料或者工作场所职业病危害因素情况作出判定。

职业病诊断机构在卫生健康主管部门作出调查结论或者判定前应当中止职业病诊断。

第二十六条　职业病诊断机构需要了解工作场所职业病危害因素情况时，可以对工作场所进行现场调查，也可以依法提请卫生健康主管部门组织现场调查。卫生健康主管部门应当在接到申请之日起三十日内完成现场调查。

第二十七条　在确认劳动者职业史、职业病危害接触史时，当事人对劳动关系、工种、工作岗位或者在岗时间有争议的，职业病诊断机构应当告知当事人依法向用人单位所在地的劳动人事争议仲裁委员会申请仲裁。

第二十八条　经卫生健康主管部门督促，用人单位仍不提供工作场所职业病危害因素检测结果、职业健康监护档案等资料或者提供资料不全的，职业病诊断机构应当结合劳动者的临床表现、辅助检查结果和劳动者的职业史、职业病危害接触史，并参考劳动者自述或工友旁证资料、卫生健康等有关部门提供的日常监督检查信息等，作出职业病诊断结论。对于作出无职业病诊断结论的病人，可依据病人的临床表现以及辅助检查结果，作出疾病的诊断，提出相关医学意见或者建议。

第二十九条　职业病诊断机构可以根据诊断需要，聘请其他单位职业病诊断医师参加诊断。必要时，可以邀请相关专业专家提供咨询意见。

第三十条　职业病诊断机构作出职业病诊断结论后，应当出具职业病诊断证明书。职业病诊断证明书应当由参与诊断的取得职业病诊断资格的执业医师签署。

职业病诊断机构应当对职业病诊断医师签署的职业病诊断证明书进行审核，确认诊断的依据与结论符合有关法律法规、标准的要求，并在职业病诊断证明书上盖章。

职业病诊断证明书的书写应当符合相关标准的要求。

职业病诊断证明书一式五份，劳动者一份，用人单位所在地县级卫生健康主管部门一份，用人单位两份，诊断机构存档一份。

职业病诊断证明书应当于出具之日起十五日内由职业病诊断机构送达劳动者、用人单位及用人单位所在地县级卫生健康主管部门。

第三十一条　职业病诊断机构应当建立职业病诊断档案并永久保存，档案应当包括：

（一）职业病诊断证明书；

（二）职业病诊断记录；

（三）用人单位、劳动者和相关部门、机构提交的有关资料；

（四）临床检查与实验室检验等资料。

职业病诊断机构拟不再开展职业病诊断工作的，应当在拟停止开展职业病诊断工作的十五个工作日之前告知省级卫生健康主管部门和所在地县级卫生健康主管部门，妥善处理职业病诊断档案。

第三十二条 职业病诊断机构发现职业病病人或者疑似职业病病人时，应当及时向所在地县级卫生健康主管部门报告。职业病诊断机构应当在作出职业病诊断之日起十五日内通过职业病及健康危害因素监测信息系统进行信息报告，并确保报告信息的完整、真实和准确。

确诊为职业病的，职业病诊断机构可以根据需要，向卫生健康主管部门、用人单位提出专业建议；告知职业病病人依法享有的职业健康权益。

第三十三条 未承担职业病诊断工作的医疗卫生机构，在诊疗活动中发现劳动者的健康损害可能与其所从事的职业有关时，应及时告知劳动者到职业病诊断机构进行职业病诊断。

第四章 鉴 定

第三十四条 当事人对职业病诊断机构作出的职业病诊断有异议的，可以在接到职业病诊断证明书之日起三十日内，向作出诊断的职业病诊断机构所在地设区的市级卫生健康主管部门申请鉴定。

职业病诊断争议由设区的市级以上地方卫生健康主管部门根据当事人的申请组织职业病诊断鉴定委员会进行鉴定。

第三十五条 职业病鉴定实行两级鉴定制，设区的市级职业病诊断鉴定委员会负责职业病诊断争议的首次鉴定。

当事人对设区的市级职业病鉴定结论不服的，可以在接到诊断鉴定书之日起十五日内，向原鉴定组织所在地省级卫生健康主管部门申请再鉴定，省级鉴定为最终鉴定。

第三十六条 设区的市级以上地方卫生健康主管部门可以指定办事机构，具体承担职业病诊断鉴定的组织和日常性工作。职业病鉴定办事机构的职责是：

（一）接受当事人申请；

（二）组织当事人或者接受当事人委托抽取职业病诊断鉴定专家；

（三）组织职业病诊断鉴定会议，负责会议记录、职业病诊断鉴定相关文书的收发及其他事务性工作；

（四）建立并管理职业病诊断鉴定档案；

（五）报告职业病诊断鉴定相关信息；

（六）承担卫生健康主管部门委托的有关职业病诊断鉴定的工作。

职业病诊断机构不能作为职业病鉴定办事机构。

第三十七条 设区的市级以上地方卫生健康主管部门应当向社会公布本行政区域内依法承担职业病诊断鉴定工作的办事机构的名称、工作时间、地点、联系人、联系电话和鉴定工作程序。

第三十八条 省级卫生健康主管部门应当设立职业病诊断鉴定专家库（以下简称专家库），并根据实际工作需要及时调整其成员。专家库可以按照专业类别进行分组。

第三十九条　专家库应当以取得职业病诊断资格的不同专业类别的医师为主要成员，吸收临床相关学科、职业卫生、放射卫生、法律等相关专业的专家组成。专家应当具备下列条件：

（一）具有良好的业务素质和职业道德；

（二）具有相关专业的高级专业技术职务任职资格；

（三）熟悉职业病防治法律法规和职业病诊断标准；

（四）身体健康，能够胜任职业病诊断鉴定工作。

第四十条　参加职业病诊断鉴定的专家，应当由当事人或者由其委托的职业病鉴定办事机构从专家库中按照专业类别以随机抽取的方式确定。抽取的专家组成职业病诊断鉴定委员会（以下简称鉴定委员会）。

经当事人同意，职业病鉴定办事机构可以根据鉴定需要聘请本省、自治区、直辖市以外的相关专业专家作为鉴定委员会成员，并有表决权。

第四十一条　鉴定委员会人数为五人以上单数，其中相关专业职业病诊断医师应当为本次鉴定专家人数的半数以上。疑难病例应当增加鉴定委员会人数，充分听取意见。鉴定委员会设主任委员一名，由鉴定委员会成员推举产生。

职业病诊断鉴定会议由鉴定委员会主任委员主持。

第四十二条　参加职业病诊断鉴定的专家有下列情形之一的，应当回避：

（一）是职业病诊断鉴定当事人或者当事人近亲属的；

（二）已参加当事人职业病诊断或者首次鉴定的；

（三）与职业病诊断鉴定当事人有利害关系的；

（四）与职业病诊断鉴定当事人有其他关系，可能影响鉴定公正的。

第四十三条　当事人申请职业病诊断鉴定时，应当提供以下资料：

（一）职业病诊断鉴定申请书；

（二）职业病诊断证明书；

（三）申请省级鉴定的还应当提交市级职业病诊断鉴定书。

第四十四条　职业病鉴定办事机构应当自收到申请资料之日起五个工作日内完成资料审核，对资料齐全的发给受理通知书；资料不全的，应当当场或者在五个工作日内一次性告知当事人补充。资料补充齐全的，应当受理申请并组织鉴定。

职业病鉴定办事机构收到当事人鉴定申请之后，根据需要可以向原职业病诊断机构或者组织首次鉴定的办事机构调阅有关的诊断、鉴定资料。原职业病诊断机构或者组织首次鉴定的办事机构应当在接到通知之日起十日内提交。

职业病鉴定办事机构应当在受理鉴定申请之日起四十日内组织鉴定、形成鉴定结论，并出具职业病诊断鉴定书。

第四十五条　根据职业病诊断鉴定工作需要，职业病鉴定办事机构可以向有关单位调取与职业病诊断、鉴定有关的资料，有关单位应当如实、及时提供。

鉴定委员会应当听取当事人的陈述和申辩，必要时可以组织进行医学检查，医学检查应当在三十日内完成。

需要了解被鉴定人的工作场所职业病危害因素情况时，职业病鉴定办事机构根据鉴定委员会的意见可以组织对工作场所进行现场调查，或者依法提请卫生健康主管部门组织现场调查。现场调查应当在三十日内完成。

医学检查和现场调查时间不计算在职业病鉴定规定的期限内。

职业病诊断鉴定应当遵循客观、公正的原则，鉴定委员会进行职业病诊断鉴定时，可以邀请有关单位人员旁听职业病诊断鉴定会议。所有参与职业病诊断鉴定的人员应当依法保护当事人的个人隐私、商业秘密。

第四十六条　鉴定委员会应当认真审阅鉴定资料，依照有关规定和职业病诊断标准，经充分合议后，根据专业知识独立进行鉴定。在事实清楚的基础上，进行综合分析，作出鉴定结论，并制作职业病诊断鉴定书。

鉴定结论应当经鉴定委员会半数以上成员通过。

第四十七条　职业病诊断鉴定书应当包括以下内容：

（一）劳动者、用人单位的基本信息及鉴定事由；

（二）鉴定结论及其依据，鉴定为职业病的，应当注明职业病名称、程度（期别）；

（三）鉴定时间。

诊断鉴定书加盖职业病鉴定委员会印章。

首次鉴定的职业病诊断鉴定书一式五份，劳动者、用人单位、用人单位所在地市级卫生健康主管部门、原诊断机构各一份，职业病鉴定办事机构存档一份；省级鉴定的职业病诊断鉴定书一式六份，劳动者、用人单位、用人单位所在地省级卫生健康主管部门、原诊断机构、首次职业病鉴定办事机构各一份，省级职业病鉴定办事机构存档一份。

职业病诊断鉴定书的格式由国家卫生健康委员会统一规定。

第四十八条　职业病鉴定办事机构出具职业病诊断鉴定书后，应当于出具之日起十日内送达当事人，并在出具职业病诊断鉴定书后的十日内将职业病诊断鉴定书等有关信息告知原职业病诊断机构或者首次职业病鉴定办事机构，并通过职业病及健康危害因素监测信息系统报告职业病鉴定相关信息。

第四十九条　职业病鉴定结论与职业病诊断结论或者首次职业病鉴定结论不一致的，职业病鉴定办事机构应当在出具职业病诊断鉴定书后十日内向相关卫生健康主管部门报告。

第五十条　职业病鉴定办事机构应当如实记录职业病诊断鉴定过程，内容应当包括：

（一）鉴定委员会的专家组成；

（二）鉴定时间；

（三）鉴定所用资料；

（四）鉴定专家的发言及其鉴定意见；

（五）表决情况；

（六）经鉴定专家签字的鉴定结论。

有当事人陈述和申辩的，应当如实记录。

鉴定结束后，鉴定记录应当随同职业病诊断鉴定书一并由职业病鉴定办事机构存档，永久保存。

第五章　监督管理

第五十一条　县级以上地方卫生健康主管部门应当定期对职业病诊断机构进行监督检查，检查内容包括：

（一）法律法规、标准的执行情况；

（二）规章制度建立情况；

（三）备案的职业病诊断信息真实性情况；

（四）按照备案的诊断项目开展职业病诊断工作情况；

（五）开展职业病诊断质量控制、参加质量控制评估及整改情况；

（六）人员、岗位职责落实和培训情况；

（七）职业病报告情况。

第五十二条　设区的市级以上地方卫生健康主管部门应当加强对职业病鉴定办事机构的监督管理，对职业病鉴定工作程序、制度落实情况及职业病报告等相关工作情况进行监督检查。

第五十三条　县级以上地方卫生健康主管部门监督检查时，有权查阅或者复制有关资料，职业病诊断机构应当予以配合。

第六章　法律责任

第五十四条　医疗卫生机构未按照规定备案开展职业病诊断的，由县级以上地方卫生健康主管部门责令改正，给予警告，可以并处三万元以下罚款。

第五十五条　职业病诊断机构有下列行为之一的，其作出的职业病诊断无效，由县级以上地方卫生健康主管部门按照《职业病防治法》的第八十条的规定进行处理：

（一）超出诊疗项目登记范围从事职业病诊断的；

（二）不按照《职业病防治法》规定履行法定职责的；

（三）出具虚假证明文件的。

第五十六条　职业病诊断机构未按照规定报告职业病、疑似职业病的，由县级以上地方卫生健康主管部门按照《职业病防治法》第七十四条的规定进行处理。

第五十七条　职业病诊断机构违反本办法规定，有下列情形之一的，由县级以上地方卫生健康主管部门责令限期改正；逾期不改的，给予警告，并可以根据情节轻重处以三万元以下罚款：

（一）未建立职业病诊断管理制度的；

（二）未按照规定向劳动者公开职业病诊断程序的；

（三）泄露劳动者涉及个人隐私的有关信息、资料的；

（四）未按照规定参加质量控制评估，或者质量控制评估不合格且未按要求整改的；

（五）拒不配合卫生健康主管部门监督检查的。

第五十八条 职业病诊断鉴定委员会组成人员收受职业病诊断争议当事人的财物或者其他好处的，由省级卫生健康主管部门按照《职业病防治法》第八十一条的规定进行处理。

第五十九条 县级以上地方卫生健康主管部门及其工作人员未依法履行职责，按照《职业病防治法》第八十三条第二款规定进行处理。

第六十条 用人单位有下列行为之一的，由县级以上地方卫生健康主管部门按照《职业病防治法》第七十二条规定进行处理：

（一）未按照规定安排职业病病人、疑似职业病病人进行诊治的；

（二）拒不提供职业病诊断、鉴定所需资料的；

（三）未按照规定承担职业病诊断、鉴定费用。

第六十一条 用人单位未按照规定报告职业病、疑似职业病的，由县级以上地方卫生健康主管部门按照《职业病防治法》第七十四条规定进行处理。

第七章 附 则

第六十二条 本办法所称"证据"，包括疾病的证据、接触职业病危害因素的证据，以及用于判定疾病与接触职业病危害因素之间因果关系的证据。

第六十三条 本办法自公布之日起施行。原卫生部2013年2月19日公布的《职业病诊断与鉴定管理办法》同时废止。

附录3  职业病分类和目录

自 2013 年 12 月 23 日起施行

一、职业性尘肺病及其他呼吸系统疾病

（一）尘肺病

1. 矽肺
2. 煤工尘肺
3. 石墨尘肺
4. 碳黑尘肺
5. 石棉肺
6. 滑石尘肺
7. 水泥尘肺
8. 云母尘肺
9. 陶工尘肺
10. 铝尘肺
11. 电焊工尘肺
12. 铸工尘肺
13. 根据《尘肺病诊断标准》和《尘肺病理诊断标准》可以诊断的其他尘肺病

（二）其他呼吸系统疾病

1. 过敏性肺炎
2. 棉尘病
3. 哮喘
4. 金属及其化合物粉尘肺沉着病（锡、铁、锑、钡及其化合物等）
5. 刺激性化学物所致慢性阻塞性肺疾病
6. 硬金属肺病

二、职业性皮肤病

1. 接触性皮炎

---

① 资料来源于中华人民共和国国家卫生健康委员会官网，http://www.nhc.gov.cn/jkj/s5898b/201312/3abbd667050849d19b3bf6439a48b775.shtml。

2. 光接触性皮炎
3. 电光性皮炎
4. 黑变病
5. 痤疮
6. 溃疡
7. 化学性皮肤灼伤
8. 白斑
9. 根据《职业性皮肤病的诊断总则》可以诊断的其他职业性皮肤病

三、职业性眼病

1. 化学性眼部灼伤
2. 电光性眼炎
3. 白内障（含放射性白内障、三硝基甲苯白内障）

四、职业性耳鼻喉口腔疾病

1. 噪声聋
2. 铬鼻病
3. 牙酸蚀病
4. 爆震聋

五、职业性化学中毒

1. 铅及其化合物中毒（不包括四乙基铅）
2. 汞及其化合物中毒
3. 锰及其化合物中毒
4. 镉及其化合物中毒
5. 铍病
6. 铊及其化合物中毒
7. 钡及其化合物中毒
8. 钒及其化合物中毒
9. 磷及其化合物中毒
10. 砷及其化合物中毒
11. 铀及其化合物中毒
12. 砷化氢中毒
13. 氯气中毒
14. 二氧化硫中毒

15. 光气中毒
16. 氨中毒
17. 偏二甲基肼中毒
18. 氮氧化合物中毒
19. 一氧化碳中毒
20. 二硫化碳中毒
21. 硫化氢中毒
22. 磷化氢、磷化锌、磷化铝中毒
23. 氟及其无机化合物中毒
24. 氰及腈类化合物中毒
25. 四乙基铅中毒
26. 有机锡中毒
27. 羰基镍中毒
28. 苯中毒
29. 甲苯中毒
30. 二甲苯中毒
31. 正己烷中毒
32. 汽油中毒
33. 一甲胺中毒
34. 有机氟聚合物单体及其热裂解物中毒
35. 二氯乙烷中毒
36. 四氯化碳中毒
37. 氯乙烯中毒
38. 三氯乙烯中毒
39. 氯丙烯中毒
40. 氯丁二烯中毒
41. 苯的氨基及硝基化合物（不包括三硝基甲苯）中毒
42. 三硝基甲苯中毒
43. 甲醇中毒
44. 酚中毒
45. 五氯酚（钠）中毒
46. 甲醛中毒
47. 硫酸二甲酯中毒
48. 丙烯酰胺中毒
49. 二甲基甲酰胺中毒
50. 有机磷中毒
51. 氨基甲酸酯类中毒
52. 杀虫脒中毒

53. 溴甲烷中毒
54. 拟除虫菊酯类中毒
55. 铟及其化合物中毒
56. 溴丙烷中毒
57. 碘甲烷中毒
58. 氯乙酸中毒
59. 环氧乙烷中毒
60. 上述条目未提及的与职业有害因素接触之间存在直接因果联系的其他化学中毒

六、物理因素所致职业病

1. 中暑
2. 减压病
3. 高原病
4. 航空病
5. 手臂振动病
6. 激光所致眼（角膜、晶状体、视网膜）损伤
7. 冻伤

七、职业性放射性疾病

1. 外照射急性放射病
2. 外照射亚急性放射病
3. 外照射慢性放射病
4. 内照射放射病
5. 放射性皮肤疾病
6. 放射性肿瘤（含矿工高氡暴露所致肺癌）
7. 放射性骨损伤
8. 放射性甲状腺疾病
9. 放射性性腺疾病
10. 放射复合伤
11. 根据《职业性放射性疾病诊断标准（总则）》可以诊断的其他放射性损伤

八、职业性传染病

1. 炭疽
2. 森林脑炎
3. 布鲁氏菌病

4. 艾滋病（限于医疗卫生人员及人民警察）
5. 莱姆病

九、职业性肿瘤

1. 石棉所致肺癌、间皮瘤
2. 联苯胺所致膀胱癌
3. 苯所致白血病
4. 氯甲醚、双氯甲醚所致肺癌
5. 砷及其化合物所致肺癌、皮肤癌
6. 氯乙烯所致肝血管肉瘤
7. 焦炉逸散物所致肺癌
8. 六价铬化合物所致肺癌
9. 毛沸石所致肺癌、胸膜间皮瘤
10. 煤焦油、煤焦油沥青、石油沥青所致皮肤癌
11. β-萘胺所致膀胱癌

十、其他职业病

1. 金属烟热
2. 滑囊炎（限于井下工人）
3. 股静脉血栓综合征、股动脉闭塞症或淋巴管闭塞症（限于刮研作业人员）

附录4 职业病危害因素分类目录[①]

自 2015 年 11 月 17 日起施行

一、粉 尘

序号	名 称	CAS 号
1	矽尘（游离 SiO_2 含量 ≥ 10%）	14808-60-7
2	煤尘	
3	石墨粉尘	7782-42-5
4	炭黑粉尘	1333-86-4
5	石棉粉尘	1332-21-4
6	滑石粉尘	14807-96-6
7	水泥粉尘	
8	云母粉尘	12001-26-2
9	陶土粉尘	
10	铝尘	7429-90-5
11	电焊烟尘	
12	铸造粉尘	
13	白炭黑粉尘	112926-00-8
14	白云石粉尘	
15	玻璃钢粉尘	
16	玻璃棉粉尘	65997-17-3
17	茶尘	
18	大理石粉尘	1317-65-3
19	二氧化钛粉尘	13463-67-7
20	沸石粉尘	
21	谷物粉尘（游离 SiO_2 含量 <10%）	
22	硅灰石粉尘	13983-17-0
23	硅藻土粉尘（游离 SiO_2 含量 <10%）	61790-53-2
24	活性炭粉尘	64365-11-3

[①] 资料来源于中华人民共和国国家卫生健康委员会官网，http://www.nhc.gov.cn/jkj/s5898b/201511/4b286806231a42058d0111aa64053aac.shtml。

续表

序号	名 称	CAS 号
25	聚丙烯粉尘	9003-07-0
26	聚丙烯腈纤维粉尘	
27	聚氯乙烯粉尘	9002-86-2
28	聚乙烯粉尘	9002-88-4
29	矿渣棉粉尘	
30	麻尘（亚麻、黄麻和苎麻）（游离 SiO_2 含量<10%）	
31	棉尘	
32	木粉尘	
33	膨润土粉尘	1302-78-9
34	皮毛粉尘	
35	桑蚕丝尘	
36	砂轮磨尘	
37	石膏粉尘（硫酸钙）	10101-41-4
38	石灰石粉尘	1317-65-3
39	碳化硅粉尘	409-21-2
40	碳纤维粉尘	
41	稀土粉尘（游离 SiO_2 含量<10%）	
42	烟草尘	
43	岩棉粉尘	
44	萤石混合性粉尘	
45	珍珠岩粉尘	93763-70-3
46	蛭石粉尘	
47	重晶石粉尘（硫酸钡）	7727-43-7
48	锡及其化合物粉尘	7440-31-5（锡）
49	铁及其化合物粉尘	7439-89-6（铁）
50	锑及其化合物粉尘	7440-36-0（锑）
51	硬质合金粉尘	
52	以上未提及的可导致职业病的其他粉尘	

二、化学因素

序号	名　　称	CAS 号
1	铅及其化合物（不包括四乙基铅）	7439-92-1（铅）
2	汞及其化合物	7439-97-6（汞）
3	锰及其化合物	7439-96-5（锰）
4	镉及其化合物	7440-43-9（镉）
5	铍及其化合物	7440-41-7（铍）
6	铊及其化合物	7440-28-0（铊）
7	钡及其化合物	7440-39-3（钡）
8	钒及其化合物	7440-62-6（钒）
9	磷及其化合物（磷化氢、磷化锌、磷化铝、有机磷单列）	7723-14-0（磷）
10	砷及其化合物（砷化氢单列）	7440-38-2（砷）
11	铀及其化合物	7440-61-1（铀）
12	砷化氢	7784-42-1
13	氯气	7782-50-5
14	二氧化硫	7446-9-5
15	光气（碳酰氯）	75-44-5
16	氨	7664-41-7
17	偏二甲基肼（1,1-二甲基肼）	57-14-7
18	氮氧化合物	
19	一氧化碳	630-08-0
20	二硫化碳	75-15-0
21	硫化氢	7783-6-4
22	磷化氢、磷化锌、磷化铝	7803-51-2、1314-84-7、20859-73-8
23	氟及其无机化合物	7782-41-4（氟）
24	氰及其腈类化合物	460-19-5（氰）
25	四乙基铅	78-00-2
26	有机锡	
27	羰基镍	13463-39-3
28	苯	71-43-2
29	甲苯	108-88-3
30	二甲苯	1330-20-7

续表

序号	名　称	CAS 号
31	正己烷	110-54-3
32	汽油	
33	一甲胺	74-89-5
34	有机氟聚合物单体及其热裂解物	
35	二氯乙烷	1300-21-6
36	四氯化碳	56-23-5
37	氯乙烯	1975-1-4
38	三氯乙烯	1979-1-6
39	氯丙烯	107-05-1
40	氯丁二烯	126-99-8
41	苯的氨基及硝基化合物（不含三硝基甲苯）	
42	三硝基甲苯	118-96-7
43	甲醇	67-56-1
44	酚	108-95-2
45	五氯酚及其钠盐	87-86-5（五氯酚）
46	甲醛	50-00-0
47	硫酸二甲酯	77-78-1
48	丙烯酰胺	1979-6-1
49	二甲基甲酰胺	1968-12-2
50	有机磷	
51	氨基甲酸酯类	
52	杀虫脒	19750-95-9
53	溴甲烷	74-83-9
54	拟除虫菊酯	
55	铟及其化合物	7440-74-6（铟）
56	溴丙烷（1-溴丙烷；2-溴丙烷）	106-94-5；75-26-3
57	碘甲烷	74-88-4
58	氯乙酸	1979-11-8
59	环氧乙烷	75-21-8
60	氨基磺酸铵	7773-06-0
61	氯化铵烟	12125-02-9（氯化铵）
62	氯磺酸	7790-94-5

续表

序号	名　称	CAS 号
63	氢氧化铵	1336-21-6
64	碳酸铵	506-87-6
65	α-氯乙酰苯	532-27-4
66	对特丁基甲苯	98-51-1
67	二乙烯基苯	1321-74-0
68	过氧化苯甲酰	94-36-0
69	乙苯	100-41-4
70	碲化铋	1304-82-1
71	铂化物	
72	1,3-丁二烯	106-99-0
73	苯乙烯	100-42-5
74	丁烯	25167-67-3
75	二聚环戊二烯	77-73-6
76	邻氯苯乙烯（氯乙烯苯）	2039-87-4
77	乙炔	74-86-2
78	1,1-二甲基-4,4'-联吡啶鎓盐二氯化物（百草枯）	1910-42-5
79	2-N-二丁氨基乙醇	102-81-8
80	2-二乙氨基乙醇	100-37-8
81	乙醇胺（氨基乙醇）	141-43-5
82	异丙醇胺（1-氨基-2-二丙醇）	78-96-6
83	1,3-二氯-2-丙醇	96-23-1
84	苯乙醇	60-12-18
85	丙醇	71-23-8
86	丙烯醇	107-18-6
87	丁醇	71-36-3
88	环己醇	108-93-0
89	己二醇	107-41-5
90	糠醇	98-00-0
91	氯乙醇	107-07-3
92	乙二醇	107-21-1
93	异丙醇	67-63-0
94	正戊醇	71-41-0

续表

序号	名　　称	CAS 号
95	重氮甲烷	334-88-3
96	多氯萘	70776-03-3
97	蒽	120-12-7
98	六氯萘	1335-87-1
99	氯萘	90-13-1
100	萘	91-20-3
101	萘烷	91-17-8
102	硝基萘	86-57-7
103	蒽醌及其染料	84-65-1（蒽醌）
104	二苯胍	102-06-7
105	对苯二胺	106-50-3
106	对溴苯胺	106-40-1
107	卤化水杨酰苯胺（N-水杨酰苯胺）	
108	硝基萘胺	776-34-1
109	对苯二甲酸二甲酯	120-61-6
110	邻苯二甲酸二丁酯	84-74-2
111	邻苯二甲酸二甲酯	131-11-3
112	磷酸二丁基苯酯	2528-36-1
113	磷酸三邻甲苯酯	78-30-8
114	三甲苯磷酸酯	1330-78-5
115	1,2,3-苯三酚（焦棓酚）	87-66-1
116	4,6-二硝基邻苯甲酚	534-52-1
117	N,N-二甲基-3-氨基苯酚	99-07-0
118	对氨基酚	123-30-8
119	多氯酚	
120	二甲苯酚	108-68-9
121	二氯酚	120-83-2
122	二硝基苯酚	51-28-5
123	甲酚	1319-77-3
124	甲基氨基酚	55-55-0
125	间苯二酚	108-46-3
126	邻仲丁基苯酚	89-72-5

续表

序号	名　称	CAS 号
127	萘酚	1321-67-1
128	氢醌（对苯二酚）	123-31-9
129	三硝基酚（苦味酸）	88-89-1
130	氰氨化钙	156-62-7
131	碳酸钙	471-34-1
132	氧化钙	1305-78-8
133	锆及其化合物	7440-67-7（锆）
134	铬及其化合物	7440-47-3（铬）
135	钴及其氧化物	7440-48-4
136	二甲基二氯硅烷	75-78-5
137	三氯氢硅	10025-78-2
138	四氯化硅	10026-04-7
139	环氧丙烷	75-56-9
140	环氧氯丙烷	106-89-8
141	柴油	
142	焦炉逸散物	
143	煤焦油	8007-45-2
144	煤焦油沥青	65996-93-2
145	木馏油（焦油）	8001-58-9
146	石蜡烟	
147	石油沥青	8052-42-4
148	苯肼	100-63-0
149	甲基肼	60-34-4
150	肼	302-01-2
151	聚氯乙烯热解物	7647-01-0
152	锂及其化合物	7439-93-2（锂）
153	联苯胺（4,4'-二氨基联苯）	92-87-5
154	3,3-二甲基联苯胺	119-93-7
155	多氯联苯	1336-36-3
156	多溴联苯	59536-65-1
157	联苯	92-52-4
158	氯联苯（54%氯）	11097-69-1

续表

序号	名　　称	CAS 号
159	甲硫醇	74-93-1
160	乙硫醇	75-08-1
161	正丁基硫醇	109-79-5
162	二甲基亚砜	67-68-5
163	二氯化砜（磺酰氯）	7791-25-5
164	过硫酸盐（过硫酸钾、过硫酸钠、过硫酸铵等）	
165	硫酸及三氧化硫	7664-93-9
166	六氟化硫	2551-62-4
167	亚硫酸钠	7757-83-7
168	2-溴乙氧基苯	589-10-6
169	苄基氯	100-44-7
170	苄基溴（溴甲苯）	100-39-0
171	多氯苯	
172	二氯苯	106-46-7
173	氯苯	108-90-7
174	溴苯	108-86-1
175	1,1-二氯乙烯	75-35-4
176	1,2-二氯乙烯（顺式）	540-59-0
177	1,3-二氯丙烯	542-75-6
178	二氯乙炔	7572-29-4
179	六氯丁二烯	87-68-3
180	六氯环戊二烯	77-47-4
181	四氯乙烯	127-18-4
182	1,1,1-三氯乙烷	71-55-6
183	1,2,3-三氯丙烷	96-18-4
184	1,2-二氯丙烷	78-87-5
185	1,3-二氯丙烷	142-28-9
186	二氯二氟甲烷	75-71-8
187	二氯甲烷	75-09-2
188	二溴氯丙烷	35407
189	六氯乙烷	67-72-1
190	氯仿（三氯甲烷）	67-66-3

续表

序号	名　　称	CAS 号
191	氯甲烷	74-87-3
192	氯乙烷	75-00-3
193	氯乙酰氯	79-40-9
194	三氯一氟甲烷	75-69-4
195	四氯乙烷	79-34-5
196	四溴化碳	558-13-4
197	五氟氯乙烷	76-15-3
198	溴乙烷	74-96-4
199	铝酸钠	1302-42-7
200	二氧化氯	10049-04-4
201	氯化氢及盐酸	7647-01-0
202	氯酸钾	3811-04-9
203	氯酸钠	7775-09-9
204	三氟化氯	7790-91-2
205	氯甲醚	107-30-2
206	苯基醚（二苯醚）	101-84-8
207	二丙二醇甲醚	34590-94-8
208	二氯乙醚	111-44-4
209	二缩水甘油醚	
210	邻茴香胺	90-04-0
211	双氯甲醚	542-88-1
212	乙醚	60-29-7
213	正丁基缩水甘油醚	2426-08-6
214	钼酸	13462-95-8
215	钼酸铵	13106-76-8
216	钼酸钠	7631-95-0
217	三氧化钼	1313-27-5
218	氢氧化钠	1310-73-2
219	碳酸钠（纯碱）	3313-92-6
220	镍及其化合物（羰基镍单列）	
221	癸硼烷	17702-41-9
222	硼烷	

续表

序号	名　　称	CAS 号
223	三氟化硼	7637-07-2
224	三氯化硼	10294-34-5
225	乙硼烷	19287-45-7
226	2-氯苯基羟胺	10468-16-3
227	3-氯苯基羟胺	10468-17-4
228	4-氯苯基羟胺	823-86-9
229	苯基羟胺（苯胲）	100-65-2
230	巴豆醛（丁烯醛）	4170-30-3
231	丙酮醛（甲基乙二醛）	78-98-8
232	丙烯醛	107-02-8
233	丁醛	123-72-8
234	糠醛	98-01-1
235	氯乙醛	107-20-0
236	羟基香茅醛	107-75-5
23	三氯乙醛	75-87-6
238	乙醛	75-07-0
239	氢氧化铯	21351-79-1
240	氯化苄烷胺（洁尔灭）	8001-54-5
241	双-（二甲基硫代氨基甲酰基）二硫化物（秋兰姆、福美双）	137-26-8
242	α-萘硫脲（安妥）	86-88-4
243	3-（1-丙酮基苄基）-4-羟基香豆素（杀鼠灵）	81-81-2
244	酚醛树脂	9003-35-4
245	环氧树脂	38891-59-7
246	脲醛树脂	25104-55-6
247	三聚氰胺甲醛树脂	9003-08-1
248	1,2,4-苯三酸酐	552-30-7
249	邻苯二甲酸酐	85-44-9
250	马来酸酐	108-31-6
251	乙酸酐	108-24-7
252	丙酸	79-09-4
253	对苯二甲酸	100-21-0

续表

序号	名　　称	CAS 号
254	氟乙酸钠	62-74-8
255	甲基丙烯酸	79-41-4
256	甲酸	64-18-6
257	羟基乙酸	79-14-1
258	巯基乙酸	68-11-1
259	三甲基己二酸	3937-59-5
260	三氯乙酸	76-03-9
261	乙酸	64-19-7
262	正香草酸（高香草酸）	306-08-1
263	四氯化钛	7550-45-0
264	钽及其化合物	7440-25-7（钽）
265	锑及其化合物	7440-36-0（锑）
266	五羰基铁	13463-40-6
267	2-己酮	591-78-6
268	3,5,5-三甲基-2-环己烯-1-酮（异佛尔酮）	78-59-1
269	丙酮	67-64-1
270	丁酮	78-93-3
271	二乙基甲酮	96-22-0
272	二异丁基甲酮	108-83-8
273	环己酮	108-94-1
274	环戊酮	120-92-3
275	六氟丙酮	684-16-2
276	氯丙酮	78-95-5
277	双丙酮醇	123-42-2
278	乙基另戊基甲酮（5-甲基-3-庚酮）	541-85-5
279	乙基戊基甲酮	106-68-3
280	乙烯酮	463-51-4
281	异亚丙基丙酮	141-79-7
282	铜及其化合物	
283	丙烷	74-98-6
284	环己烷	110-82-7
285	甲烷	74-82-8

续表

序号	名　　称	CAS 号
286	壬烷	111-84-2
287	辛烷	111-65-9
288	正庚烷	142-82-5
289	正戊烷	109-66-0
290	2-乙氧基乙醇	110-80-5
291	甲氧基乙醇	109-86-4
292	围涎树碱	
293	二硫化硒	56093-45-9
294	硒化氢	7783-07-5
95	钨及其不溶性化合物	7740-33-7（钨）
296	硒及其化合物（六氟化硒、硒化氢单列）	7782-49-2（硒）
297	二氧化锡	1332-29-2
298	N,N-二甲基乙酰胺	127-19-5
299	N-3,4二氯苯基丙酰胺（敌稗）	709-98-8
300	氟乙酰胺	640-19-7
301	己内酰胺	105-60-2
302	环四次甲基四硝胺（奥克托今）	2691-41-0
303	环三次甲基三硝铵（黑索今）	121-82-4
304	硝化甘油	55-63-0
305	氯化锌烟	7646-85-7（氯化锌）
306	氧化锌	1314-13-2
307	氢溴酸（溴化氢）	10035-10-6
308	臭氧	10028-15-6
309	过氧化氢	7722-84-1
310	钾盐镁矾	
311	丙烯基芥子油	
312	多次甲基多苯基异氰酸酯	57029-46-6
313	二苯基甲烷二异氰酸酯	101-68-8
314	甲苯-2,4-二异氰酸酯（TDI）	584-84-9
315	六亚甲基二异氰酸酯（HDI）(1,6-己二异氰酸酯)	822-06-0
316	萘二异氰酸酯	3173-72-6
317	异佛尔酮二异氰酸酯	4098-71-9

续表

序号	名　　称	CAS 号
318	异氰酸甲酯	624-83-9
319	氧化银	20667-12-3
320	甲氧氯	72-43-5
321	2-氨基吡啶	504-29-0
322	N-乙基吗啉	100-74-3
323	吖啶	260-94-6
324	苯绕蒽酮	82-05-3
325	吡啶	110-86-1
326	二噁烷	123-91-1
327	呋喃	110-00-9
328	吗啉	110-91-8
329	四氢呋喃	109-99-9
330	茚	95-13-6
331	四氢化锗	7782-65-2
332	二乙烯二胺（哌嗪）	110-85-0
333	1,6-己二胺	124-09-4
334	二甲胺	124-40-3
335	二乙烯三胺	111-40-0
336	二异丙胺基氯乙烷	96-79-7
337	环己胺	108-91-8
338	氯乙基胺	689-98-5
339	三乙烯四胺	112-24-3
340	烯丙胺	107-11-9
341	乙胺	75-04-7
342	乙二胺	107-15-3
343	异丙胺	75-31-0
344	正丁胺	109-73-9
345	1,1-二氯-1-硝基乙烷	594-72-9
346	硝基丙烷	25322-01-4

续表

序号	名　称	CAS 号
347	三氯硝基甲烷（氯化苦）	76-06-2
348	硝基甲烷	75-52-5
349	硝基乙烷	79-24-3
350	1,3-二甲基丁基乙酸酯（乙酸仲己酯）	108-84-9
351	2-甲氧基乙基乙酸酯	110-49-6
352	2-乙氧基乙基乙酸酯	111-15-9
353	n-乳酸正丁酯	138-22-7
354	丙烯酸甲酯	96-33-3
355	丙烯酸正丁酯	141-32-2
356	甲基丙烯酸甲酯（异丁烯酸甲酯）	80-62-6
357	甲基丙烯酸缩水甘油酯	106-91-2
358	甲酸丁酯	592-84-7
359	甲酸甲酯	107-31-3
360	甲酸乙酯	109-94-4
361	氯甲酸甲酯	79-22-1
362	氯甲酸三氯甲酯（双光气）	503-38-8
363	三氟甲基次氟酸酯	
364	亚硝酸乙酯	109-95-5
365	乙二醇二硝酸酯	628-96-6
366	乙基硫代磺酸乙酯	682-91-7
367	乙酸苄酯	140-11-4
368	乙酸丙酯	109-60-4
369	乙酸丁酯	123-86-4
370	乙酸甲酯	79-20-9
371	乙酸戊酯	628-63-7
372	乙酸乙烯酯	108-05-4
373	乙酸乙酯	141-78-6
374	乙酸异丙酯	108-21-4
375	以上未提及的可导致职业病的其他化学因素	

三、物理因素

序号	名　　称
1	噪声
2	高温
3	低气压
4	高气压
5	高原低氧
6	振动
7	激光
8	低温
9	微波
10	紫外线
11	红外线
12	工频电磁场
13	高频电磁场
14	超高频电磁场
15	以上未提及的可导致职业病的其他物理因素

四、放射性因素

序号	名　　称	备　　注
1	密封放射源产生的电离辐射	主要产生 γ、中子等射线
2	非密封放射性物质	可产生 α、β、γ 射线或中子
3	X 射线装置（含 CT 机）产生的电离辐射	X 射线
4	加速器产生的电离辐射	可产生电子射线、X 射线、质子、重离子、中子以及感生放射性等
5	中子发生器产生的电离辐射	主要是中子、γ 射线等
6	氡及其短寿命子体	限于矿工高氡暴露
7	铀及其化合物	
8	以上未提及的可导致职业病的其他放射性因素	

五、生物因素

序号	名称	备注
1	艾滋病病毒	限于医疗卫生人员及人民警察
2	布鲁氏菌	
3	伯氏疏螺旋体	
4	森林脑炎病毒	
5	炭疽芽孢杆菌	
6	以上未提及的可导致职业病的其他生物因素	

六、其他因素

序号	名称	备注
1	金属烟	
2	井下不良作业条件	限于井下工人
3	刮研作业	限于手工刮研作业人员

参考文献

[1] 聂武，孙新. 中国职业病防治 70 年回顾与展望[J]. 中国职业医学，2019，46（5）：6.

[2] 陈旭，周欣. 中暑防治研究进展[J]. 中国药业，2011，20（16）：3.

[3] 佘启元. 企业劳动防护用品的选用标准[J]. 劳动保护，2006（9）：2.

[4] 马晓伟. 中华人民共和国国家卫生健康委员会令（第 5 号）[J]. 中华人民共和国国务院公报，2021（9）：37-44.

[5] 朱能，曹文静. 高温干热强辐射环境人的耐受极限探索[J]. 安全与环境学报，2022（4）：22.

[6] 陈雪冬. 我国工作场所健康促进研究现况及展望[J]. 应用预防医学，2023，29(2)：129-132.

[7] 陈舒玲. 浅析尘肺病发病原因及其防治举措[J]. 大家健康(下旬版)，2013(12)：36-36.

[8] 陈竺. 职业病诊断与鉴定管理办法[J]. 林业劳动安全，2014，27（2）：15-20.

[9] 代春丽. 尘肺病的概念及伤残等级鉴定[J]. 安全与健康（上半月版），2013（4）：33-36.

[10] 环境教育编辑部. 我国近十年大气污染防治取得积极成效[J]. 环境教育，2023（4）：5.

[11] 张健，汪灵俐，张宇，等. 浅析热闷钢渣加工生产线粉尘的控制措施[J]. 中国冶金，2014，25（7）：64-66.

[12] 孙文澜. 掌握"救命神技"心肺复苏[J]. 健康博览，2022（10）：46-47.

[13] 崔力. 基于半定量风险评估法的农药生产企业职业病危害评价研究[D]. 徐州：中国矿业大学，2021.

[14] 武珊珊. 天津市某区矽尘危害动态监测与干预效果评估[D]. 天津：天津医科大学，2014.

[15] 郝新民. 应用 Meta 分析 CT 与 X 线在尘肺病诊断的优势对比[D]. 杭州：浙江大学，2013.

[16] 伍矗. 职业性危害因素对人体机能的影响研究[D]. 武汉：中国地质大学，2024.

[17] 国家卫生健康委综合监督局，国家卫生健康委卫生健康监督中心，赵延配，等. 职业卫生监督实务[M]. 北京：人民卫生出版社，2020.

[18] 吴永会. 职业卫生与健康[M]. 哈尔滨：哈尔滨出版社，2008.

[19] 王俊治. 职业卫生与健康通用读本[M]. 北京：中国工人出版社，2012.

[20] 林大泽，韦爱勇. 职业安全卫生与健康[M]. 北京：地质出版社，2005.

[21] 人力资源社会保障部教材办公室. 职业健康与卫生[M]. 北京：中国劳动社会保障出版社，2022.

[22] 刘景良. 职业卫生[M]. 3版. 北京：化学工业出版社，2023.